U0961364

特别说明

一、书中的液体药剂或溶剂以毫升为单位计算者，每500毫升约500克，个别地方以杯为计量单位者，每杯约200毫升。若方剂中有详细说明，则以其为准。

二、本书偏方的药量，除特别说明外，一律为成人用量，老人、儿童等患者的用量宜根据具体情况有所减少。

三、本书所涉及的中药，除文中特别说明用“生”“鲜”药外，均应采用正规中药店出售的中药。因为有的毒性较大的药材，必须经过专业加工，以减少毒性，才能保证安全。

四、本书所涉及的偏方中用到的药物，若没有说明具体的做法和用法的，凡需先煎后服的药物，一般均指1日的用量。煎制的方法为：每30克药物一般加水约150毫升，煎取50毫升；第二次煎加水约100毫升，煎取30毫升，然后混合，分2~3次服。方中有矿物药如石膏等，应先煎；带有挥发性的药物如薄荷、藿香等，则应后下。服鲜汁者，应先将药物洗净，捣碎，加入少量凉开水拌匀，然后用煮沸消毒的纱布压榨取汁。凡外用药会刺激皮肤发红起疱的，以起疱为度，不可久用。

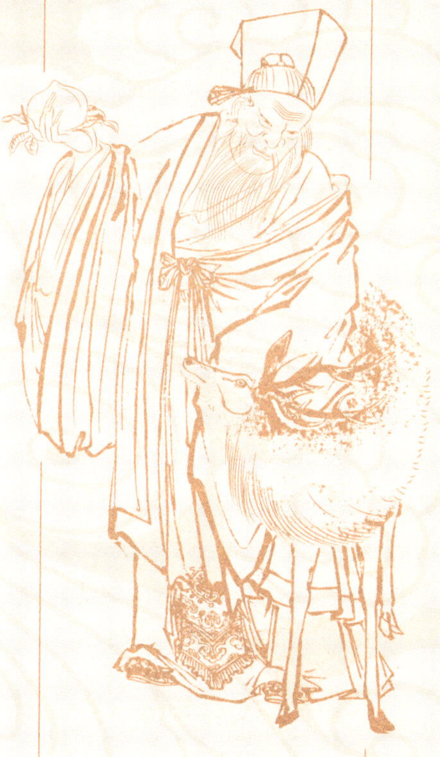

五、本书所录偏方中，过敏性患者请根据

自身条件斟酌使用。

六、对于重大疾病，本书虽收录偏方，但仍建议患者及时接受专业医师诊治，以免延误病情。

七、如腹泻、呕吐、身体部位疼痛等，本书虽然提供了偏方验方，但这些症状有可能是其他疾病的表象，出现这些症状，应及时咨询医师。

基于对读者负责任的态度，尤其需要提醒大家注意的是，本书所收偏方未必适用于所有人士，也就是说，有些偏方或许在某些人身上可以药到病除，在另外一部分人身上或许并无疗效甚至适得其反。总之，要尊重个体生理和病理的差异性，患者在使用时应咨询中医师，根据自身条件斟酌。

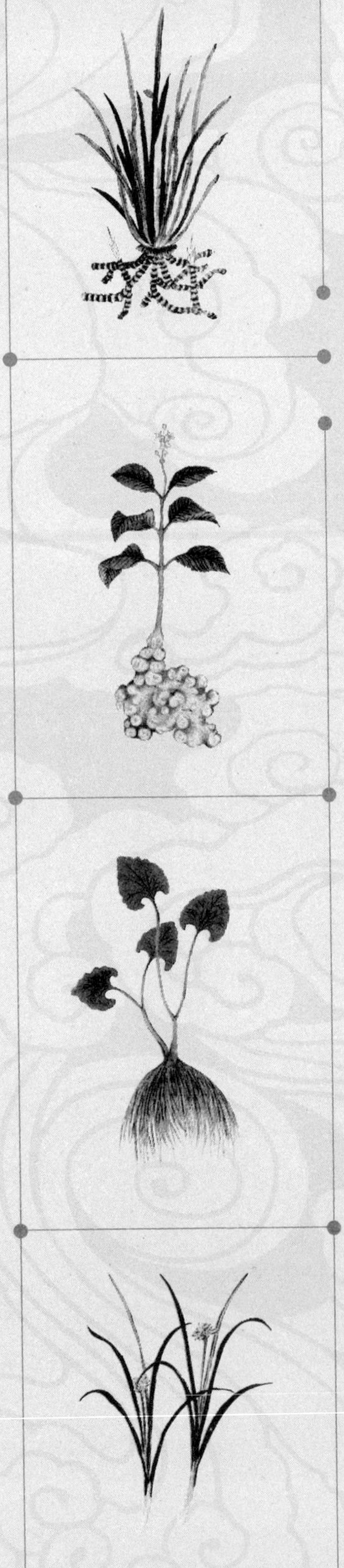

↓中西医具有互补性，在使用中医偏方时，患者也可以结合西医诊疗法，从而快速治愈病症。

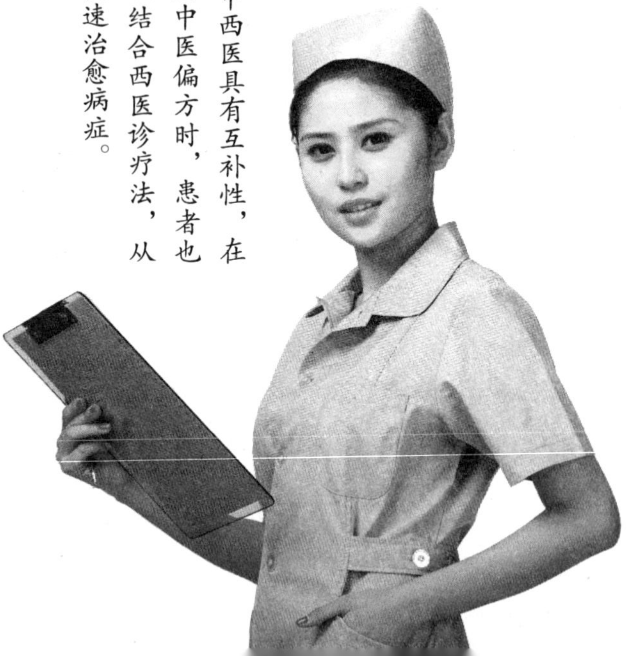

图说健康生活系列

很老很老的老偏方

上班族小病小痛一扫光

HENLAO HENLAODE LAOPIANFANG

SHANGBANZU XIAOBING XIAOTONG

YISAOGUANG

张拓伟◎编著

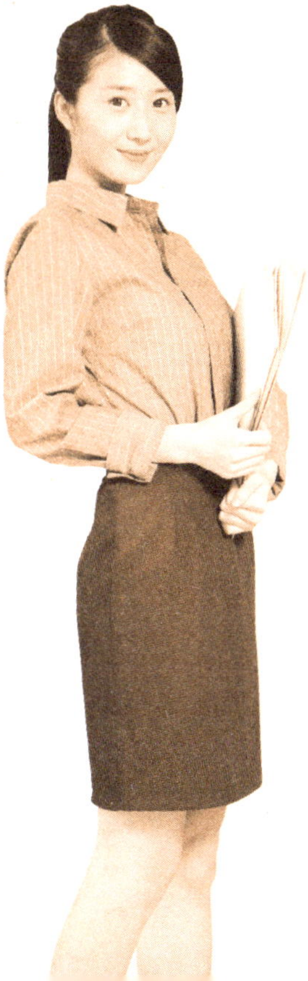

廣東省出版集團
广东科技出版社
·广州·

图书在版编目(CIP)数据

很老很老的老偏方. 上班族小病小痛一扫光 / 张拓伟编著. — 广州 : 广东科技出版社, 2014.4

（图说健康生活系列）

ISBN 978-7-5359-5842-6

Ⅰ. ①很… Ⅱ. ①张… Ⅲ. ①土方—汇编 Ⅳ. ①R289.2

中国版本图书馆CIP数据核字(2014)第021621号

责任编辑：黎青青

封面设计：王　波

责任印制：罗华之

出版发行：广东科技出版社

（广州市环市东路水荫路11号　邮政编码：510075）

http：//www.gdstp.com.cn

E-mail：gdkjyxb@gdstp.com.cn（营销中心）

E-mail：gdkjzbb@gdstp.com.cn（总编办）

经　销：广东新华发行集团股份有限公司

印　刷：北京缤索印刷有限公司

规　格：787mm × 1092mm　1/16　印张16　字数280千

版　次：2014年4月第1版

2014年4月第1次印刷

定　价：19.90元

如发现因印装质量问题影响阅读，请与承印厂联系调换。

目录 Contents

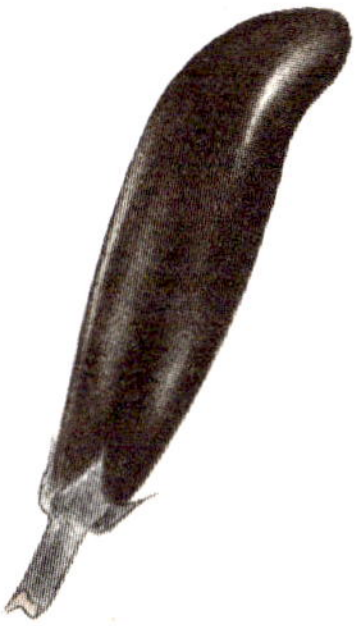

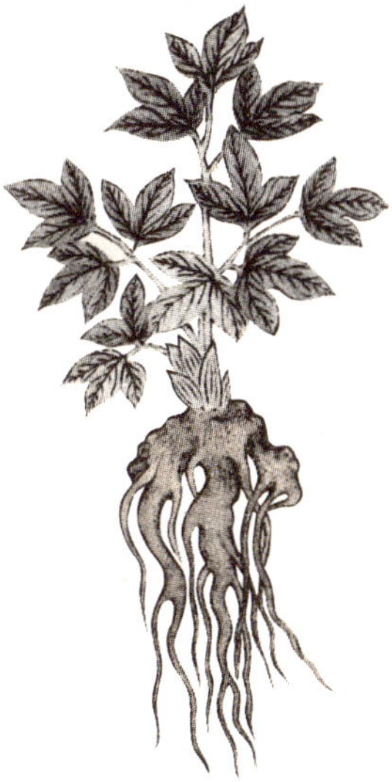

第一章 上班族常见不适症老偏方

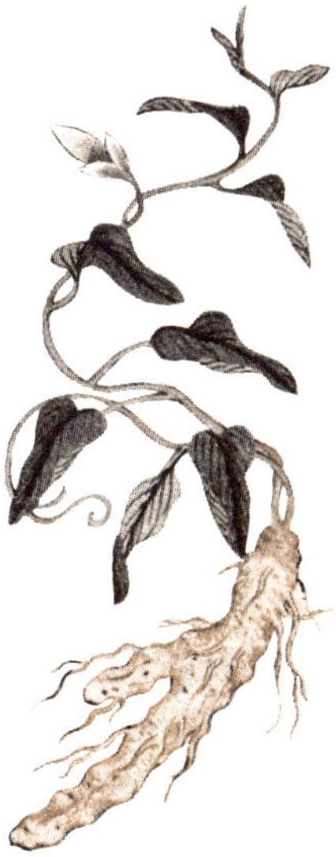

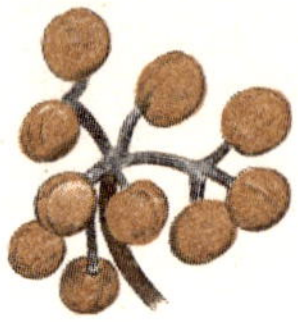

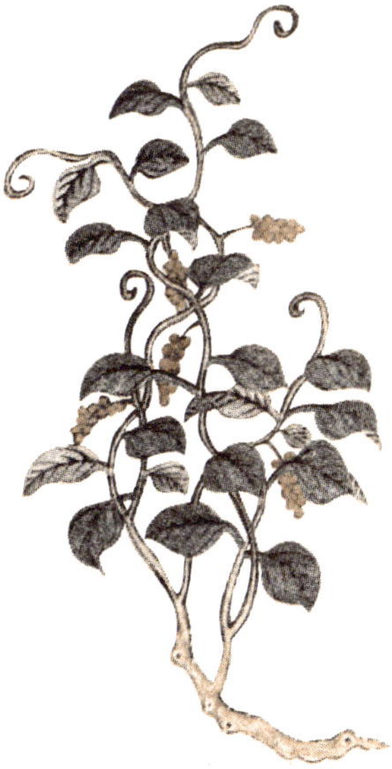

第二章 上班族常见情绪问题老偏方

第三章

长时间面对电脑，老偏方保健康

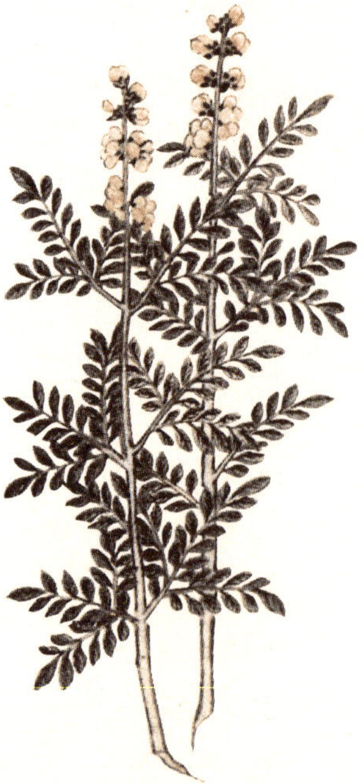

第四章 上班族常见疾病老偏方

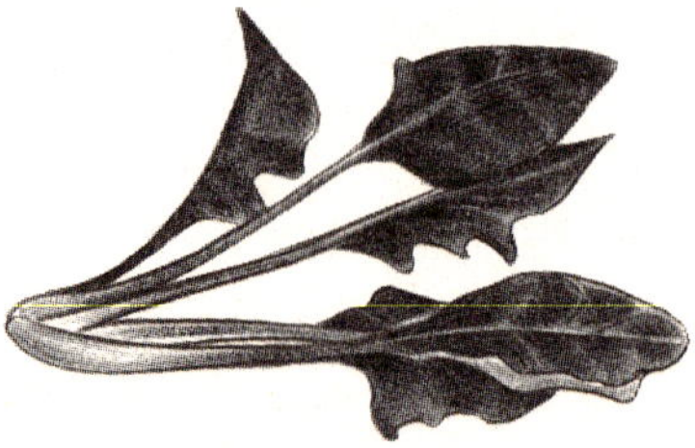

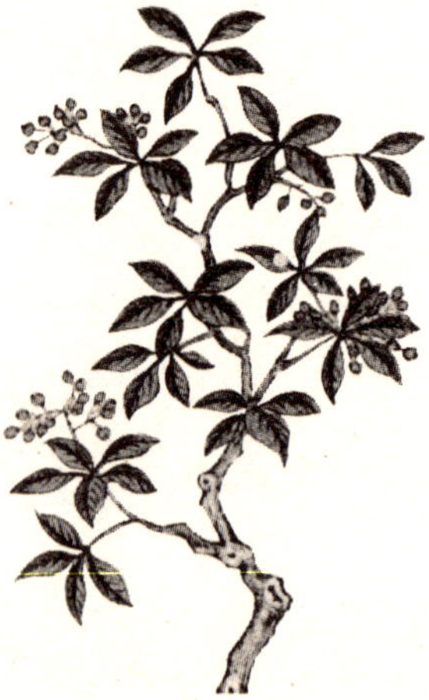

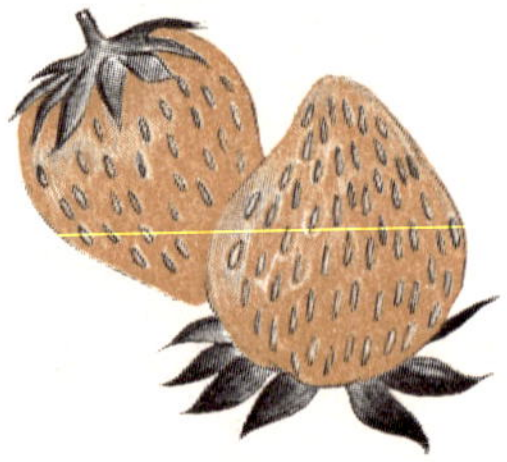

第五章 女性上班族常见病，善用老偏方才是硬道理

第六章 维持职场好形象，老偏方也能出妙招

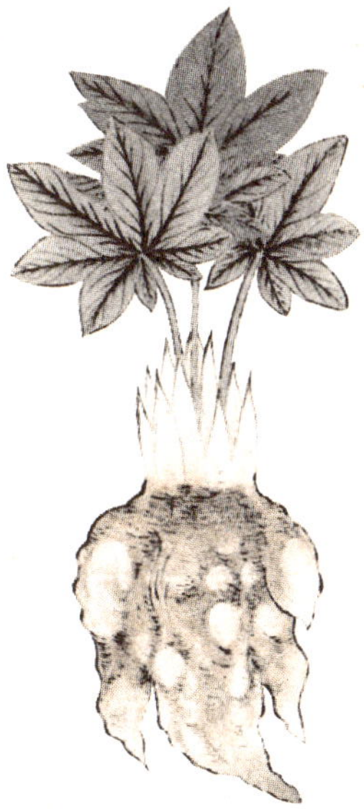

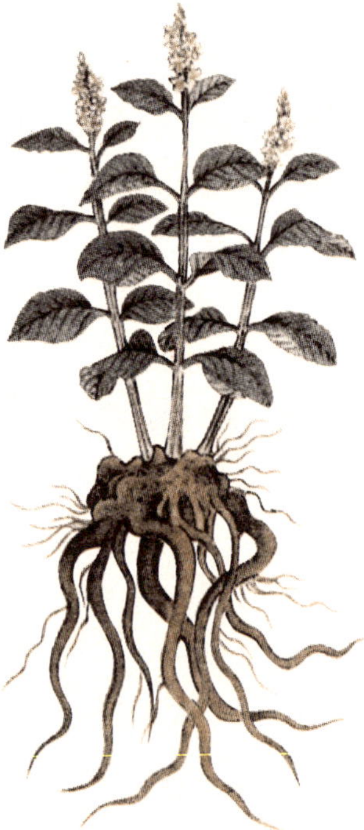

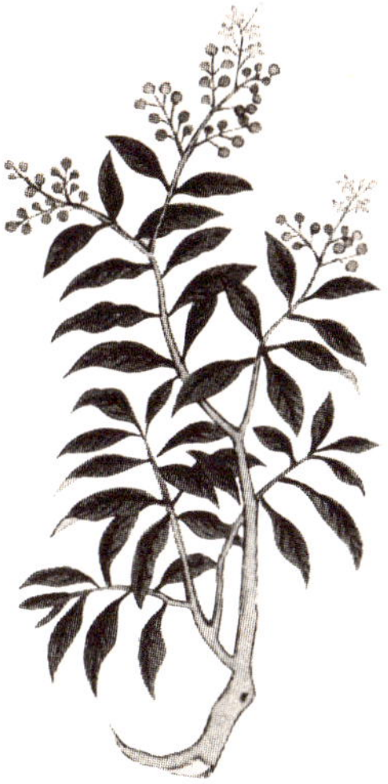

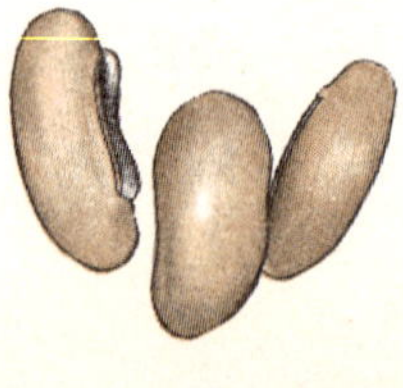

软柿子

抗疲劳

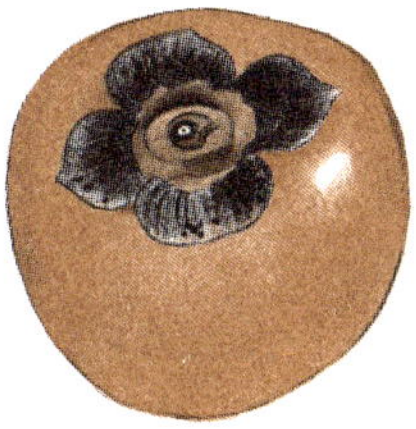

食材解码

柿子性平，味甘，性能收敛，有健脾、润肠、止咳、止血之功。

营养功效

疲惫不堪的体力劳动者多吃些大柿子很有益处。因为疲劳在多数情况下是因为缺血造成的，而柿子里含有很多铁(铁食品)元素，特别是深红色，捏起来非常软的柿子，可以刺激血红蛋白的生成，有助于抗疲劳。

橙子

减肥，清脂

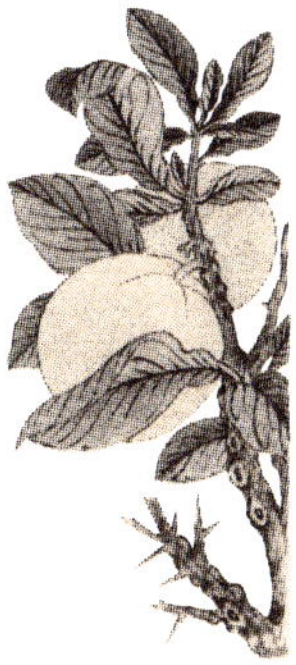

食材解码

性凉，味甘、酸。橙子酸甜可口，外观漂亮，颜色鲜艳，深受人们喜爱。它被人们称为“疗疾佳果”。

营养功效

橙子中的维生素P、维生素C能增强毛细血管韧性；果胶能帮助尽快排泄脂类及胆固醇，并减少外源性胆固醇的吸收，降血脂功效显著。

香蕉

缓和情绪

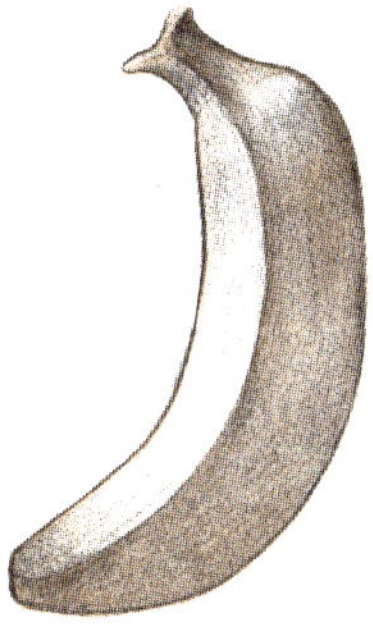

食材解码

香蕉性寒，味甘；归肺、大肠经。香蕉盛产于热带、亚热带地区， 因它能解除忧郁而被称为“快乐水果”。

营养功效

香蕉含有镁元素等成分，镁元素是具有让肌肉松弛的作用，可以有效地减轻心理压力，解除忧郁，帮助排解工作和生活上的压力。

西红柿

美白抗衰老

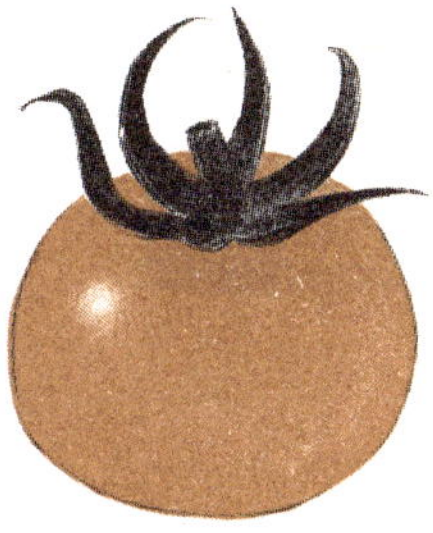

食材解码

性微寒，味甘、酸；归心、肺、胃经。西红柿颜色娇艳， 柔软多汁， 营养丰富，在国外有“金苹果”“爱情果”之美称。

营养功效

西红柿中的番茄红素具有独特的抗氧化能力，能消除自由基，对人体各器官和系统具有保护作用。另外，西红柿还可使脱氧核糖核酸及基因免遭破坏，增强人体免疫力。

菠菜

——保护视力、远离缺铁性贫血

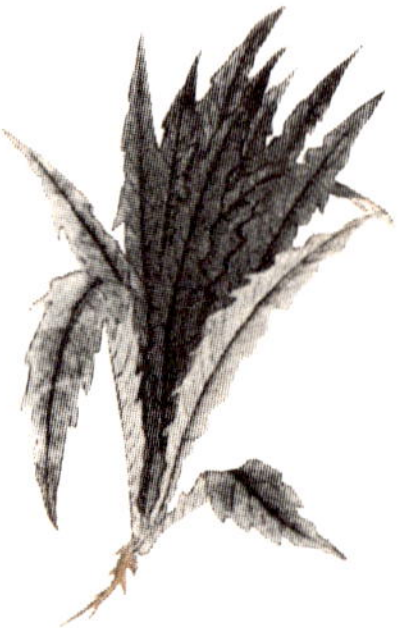

○ 食材解码

性凉，味甘；归肠、胃经。菠菜营养丰富，美国《时代》杂志曾将其列为现代人最健康十大食品中的第二位。

○ 营养功效

菠菜中富含人体造血原料——铁，常食可预防缺铁性贫血；菠菜中所含的胡萝卜素在人体内能转变成维生素A，能维护正常视力和上皮细胞的健康。

姜

——预防感冒

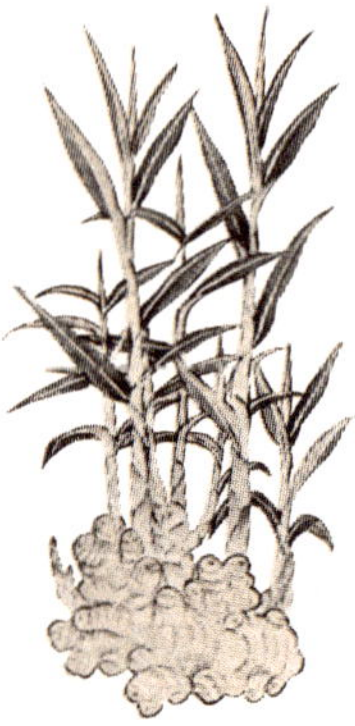

○ 食材解码

性温，味辛；归肺、胃、脾经。俗话说："冬吃萝卜夏吃姜，不劳大夫开药方。"生活中姜既是一种极为重要的调味品，也可作为蔬菜单独食用，而且还是一味重要的中药材。

○ 营养功效

姜的挥发油有杀菌解毒作用，若在炒菜时放些姜，既可调味又可解毒。姜具有祛风散寒的作用，对防治感冒效果很好。

土豆

——护脾胃

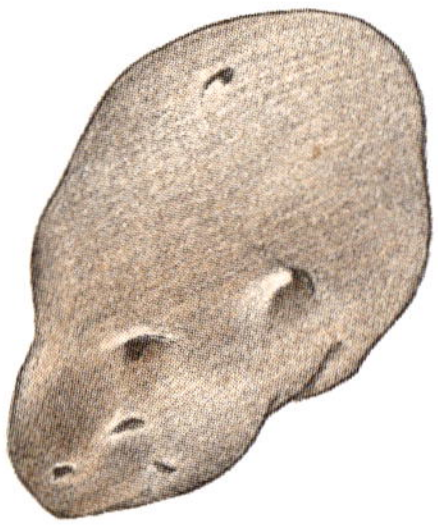

○ 食材解码

性平，味甘；归胃、大肠经。土豆营养丰富，而且易为人体所消化吸收，在欧美则享有"第二面包"的称号。

○ 营养功效

土豆含有大量淀粉以及蛋白质、B族维生素、维生素C等，能促进脾胃的消化功能。

黄豆

——增强大脑机能

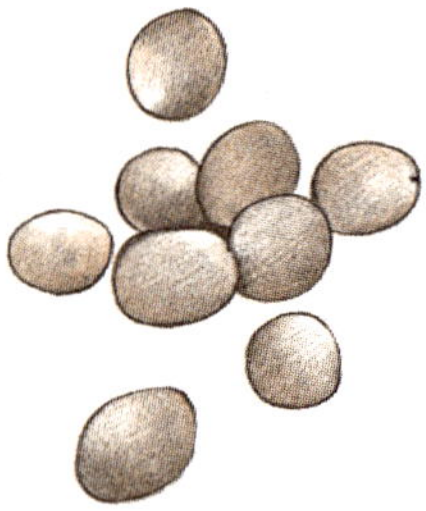

○ 食材解码

性平，味甘；归脾、胃经。是一种营养丰富、用途广泛的食品。黄豆中的蛋白质在量和质上均可与动物蛋白媲美，所以黄豆有"植物肉"及"绿色牛乳"之誉。

○ 营养功效

黄豆中所含的卵磷脂是人体大脑细胞材料的重要部分，常吃黄豆能增强和改善大脑机能。

茄子

抗衰老

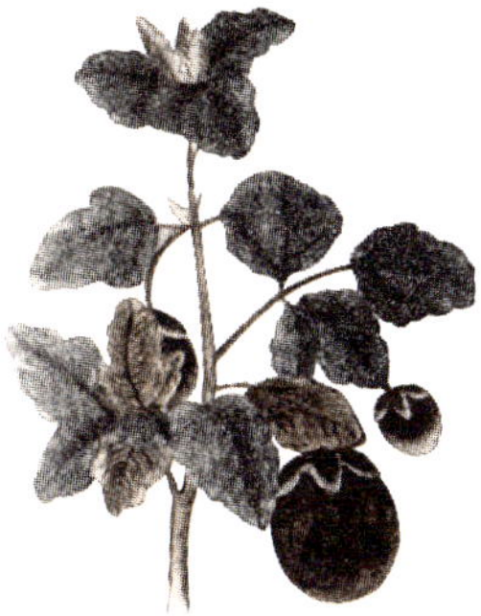

食材解码

性凉，味甘；归胃、肠经。茄子是为数不多的紫色蔬菜之一。它不仅味美价廉而且营养丰富。

营养功效

茄子含有维生素E，能增强体内抗氧化物质活动，从而减弱和清除自由基的影响，达到抗衰延年的目的。常吃茄子，可使血液中胆固醇水平不致增高，对延缓人体衰老具有积极的作用。

红豆

增强机体免疫力

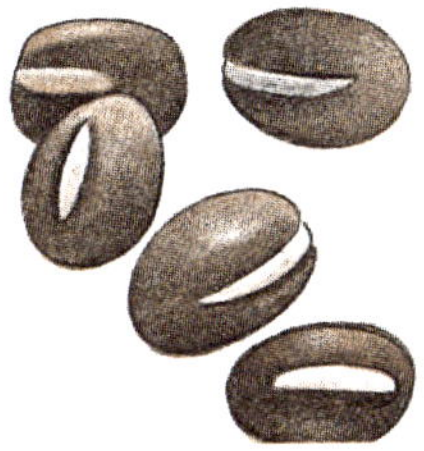

食材解码

性平，味甘、酸；归心、小肠、肾、膀胱经。红豆中富含碳水化合物、蛋白质、维生素等，是补血佳品，被李时珍称为“心之谷”。

营养功效

红豆含丰富的蛋白质、微量元素，有助于增强机体的免疫功能，提高抗病能力。

鸡肉

强壮身体

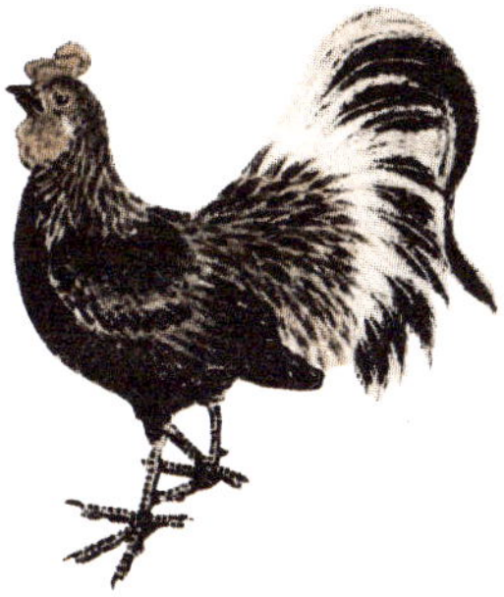

食材解码

性温，味甘；归脾、胃、肝经。鸡肉肉质细嫩，味道鲜美，并富含营养，有滋补养身的作用。

营养功效

鸡肉中的蛋白质的含量比例较高，种类多，而且消化率高，很容易被人体吸收利用，有增强体力、强壮身体的作用。

牛奶

安神助眠

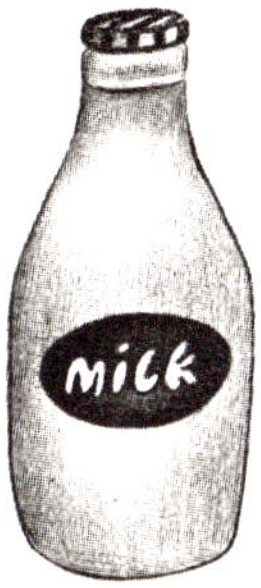

食材解码

性平，味甘；归心、脾、肺、胃经。牛奶中含有丰富的蛋白质，以及包含人体生长发育所需的全部氨基酸。

营养功效

牛奶中的色胺酸在人体中可以转换成影响情绪及睡眠的5－羟色胺与褪黑激素，能安定神经、帮助入睡。

当归
补血

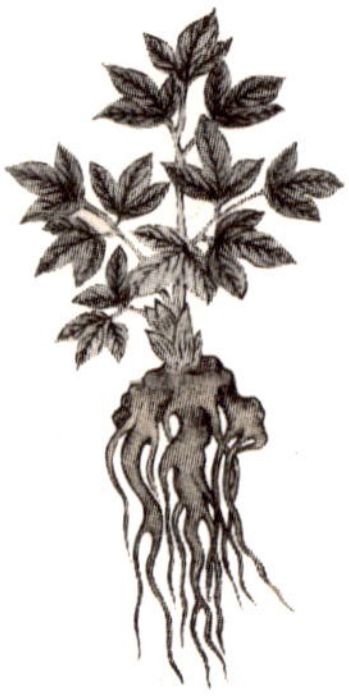

性味归经

性温，味甘、辛；归肝、心、脾经。

营养功效

不仅能防治贫血、改善血液循环、增加冠状动脉血流量、预防心肌缺血、缓解动脉粥样硬化等，还能保护肝脏。

山药
健脑、明目

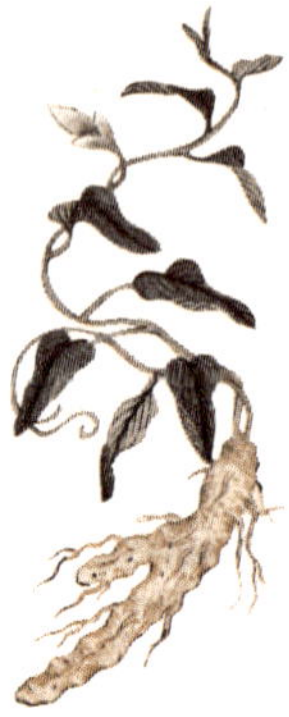

性味归经

性平，味甘；归脾、肺、肾经。

营养功效

山药有益气养阴，补脾、肺、肾的作用。山药可入菜也可做成药材，它还有健胃、强筋骨、止泄痢、滋养强壮、生津止渴的功效。

黄芪
补脾益气

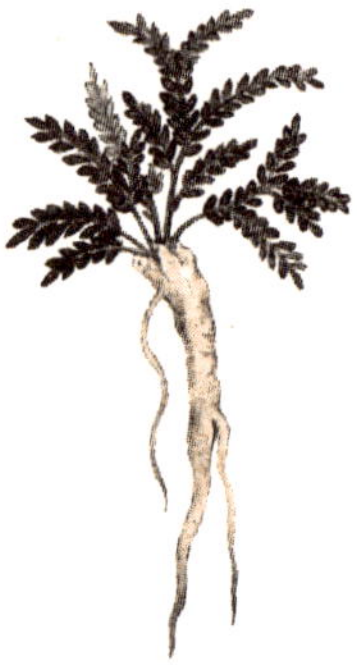

性味归经

性微温，味甘；归脾、肺经。

营养功效

黄芪不仅有补气升阳、益卫固表、敛疮生肌、利水消肿、增强免疫力、预防感冒、强心等功效，还有扩张血管的作用，可促进血液循环。

淫羊藿
助肾阳、祛风湿

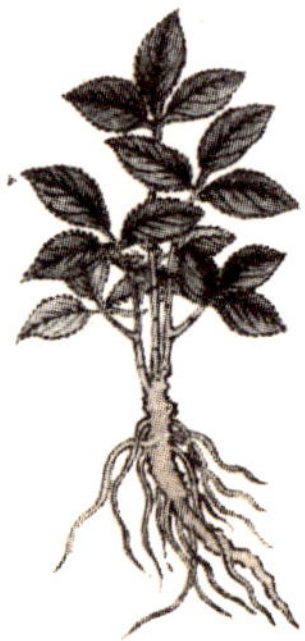

性味归经

性温，味辛、甘；归肝、肾经。

营养功效

淫羊藿有补肾壮阳、祛风除湿、止咳平喘的作用。因为淫羊藿内含黄酮类物质、配糖体等成分，所以有补肾助阳、祛风湿的功效。

枸杞子

补肝肾

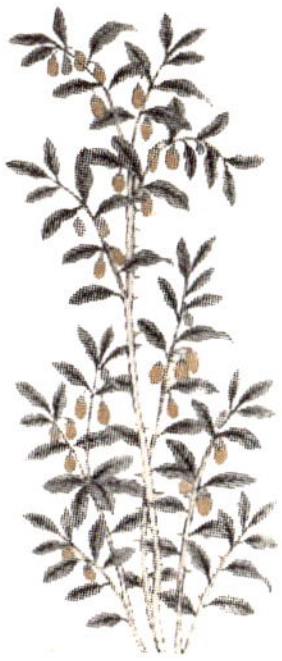

性味归经

性平，味甘；归肝、肾、肺经。

营养功效

枸杞子有滋肾润肺、补肝明目的作用。它能够滋补肝肾、养血、增强人体免疫力。此外，枸杞子能够保肝、降血糖、软化血管，并降低血液中的胆固醇、甘油三酯。

山楂

消食化积、行气散瘀

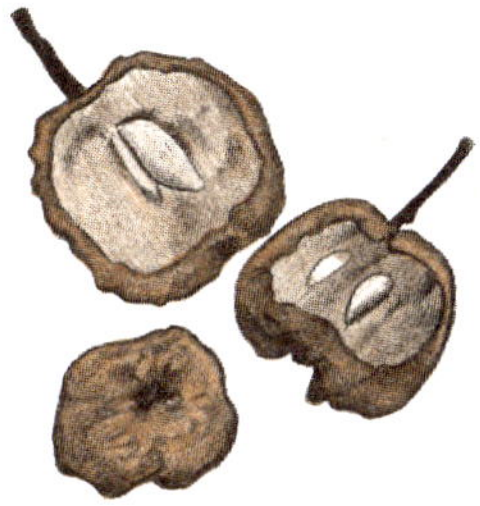

性味归经

性微温，味酸、甘；归脾、胃、肝经。

营养功效

消食化积、行气散瘀。山楂自古以来就是健胃整肠、消食积、活血化瘀的良药。

远志

安神祛痰、增强记忆力

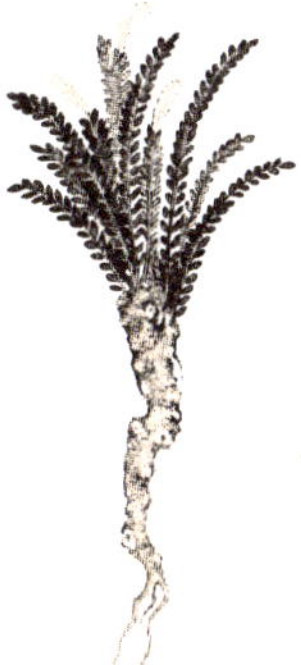

性味归经

性微温，味辛、苦；归肺、心经。

营养功效

远志具有宁心安神、祛痰开窍、消痈肿的作用。远志善宣泄通达，既能开心气而宁心安神、又能通肾气而强志不忘，是交通心肾、安定神志、益智强识的佳品。

金银花

清热解毒

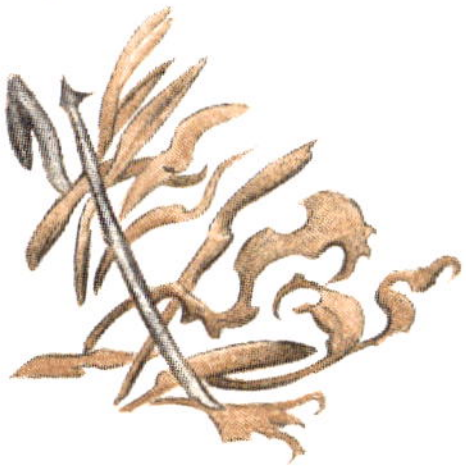

性味归经

性寒，味甘；归肺、胃、心经。

营养功效

现代药理研究证明，金银花具有抗菌、消炎、解热、增强白细胞吞噬功能的作用，还能降低血脂与胆固醇。

蒲公英

天然抗生素

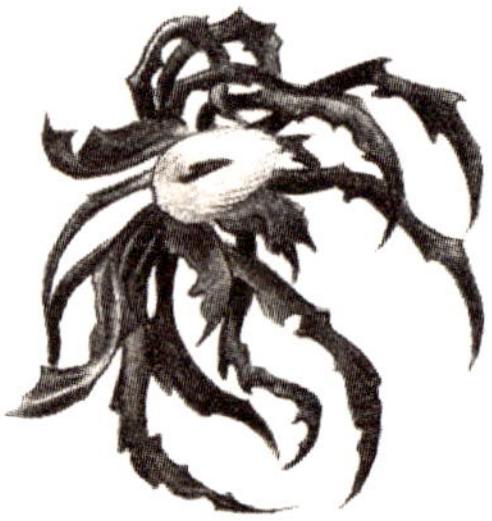

性味归经

性寒，味甘；归肺、胃、心经。

营养功效

蒲公英具有清热解毒、利湿通淋的作用，可以散结消肿、抗病毒、利胆、利尿、健胃。

茯苓

利水渗湿

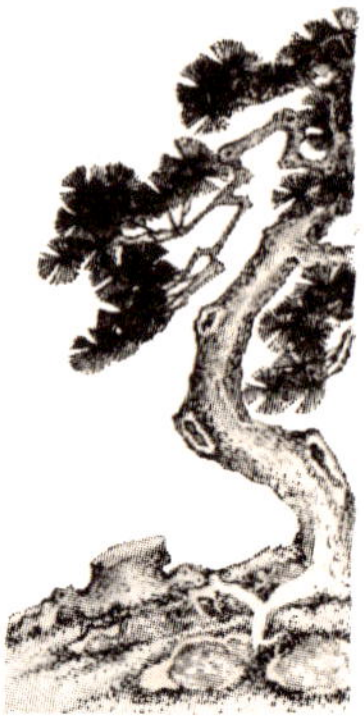

性味归经

性平，味甘、淡；归心、脾、肾经。

营养功效

茯苓有利水渗湿、健脾宁心的功效。它含有多糖、茯苓酸等成分，能促进、强化人体的免疫机能，增强对疾病的抵抗能力，并有抗肿瘤的作用。

玉米须

消肿良药

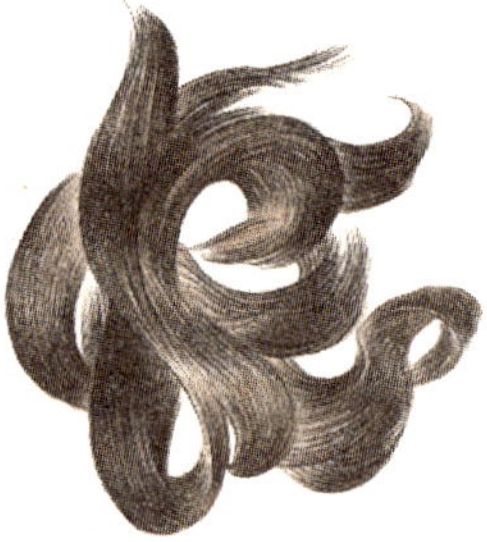

性味归经

性平，味甘、淡；归肝、肾、膀胱经。

营养功效

玉米须有补虚清热、止血泄热、平肝利胆、利水消肿、祛湿利尿等功效。现代药理研究证实，玉米须有降血压、降血糖和利尿的作用，还兼有一定的抑菌、抗癌作用。

薏苡仁

美容养颜

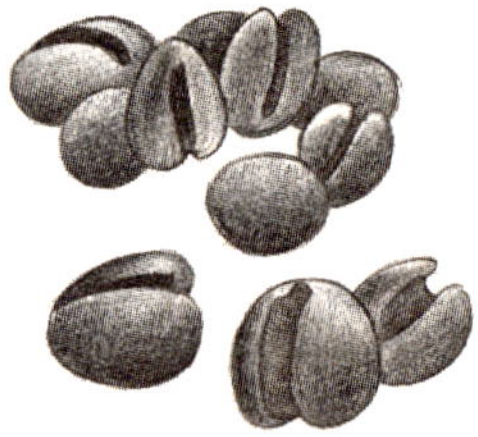

性味归经

性微温，味甘、淡；归脾、胃、肺经。

营养功效

薏苡仁有健脾渗湿、除痹止泻、清热排脓的功效。薏苡仁中含有丰富的蛋白质分解酶，能使皮肤角质软化，长期服用对皮肤赘疣、粗糙不光滑者有疗效。

第一章

上班族常见不适症老偏方

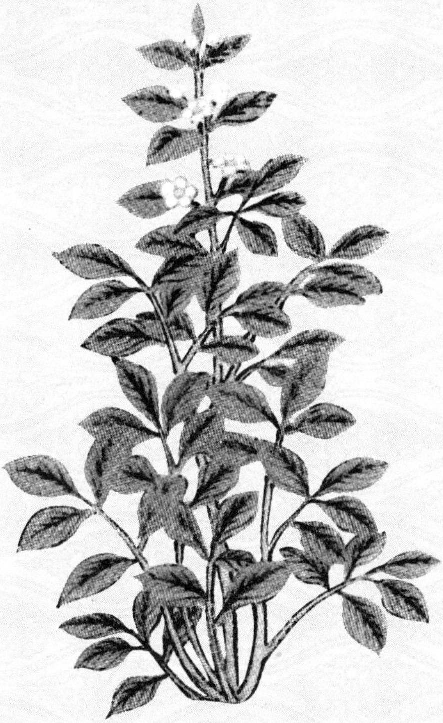

上班族有了一些身体上的小毛病，不一定非要影响工作请假治疗，有许多常见的问题都可以通过老偏方来调理和缓解。另外，如果平时再多进行体育锻炼，更能起到事半功倍的作用。

口臭

所谓口臭，就是指口中散发出令别人厌烦、使自己尴尬的难闻的口气。口臭虽然是个小毛病，但它会影响正常的人际、情感交流。中医认为，“脾开窍于口”，口臭病位在脾胃，其病因多为积热与食滞：脾胃积热，则气蒸于口；食滞胃肠，则化腐为臭。改善口臭当以清泻脾胃实火、消积导滞通腑为治则。上班族生活压力大，常出现口腔异味这一症状，以下方剂可有效缓解口臭。

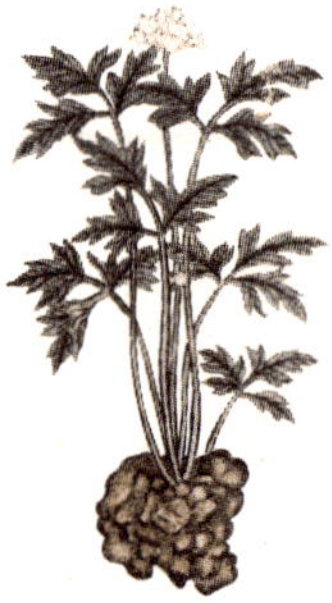

川芎

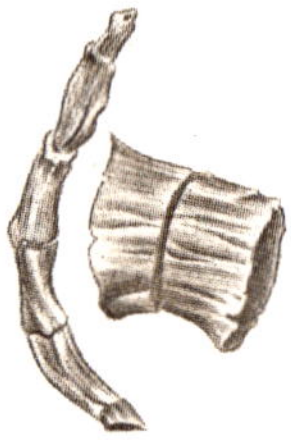

芦根

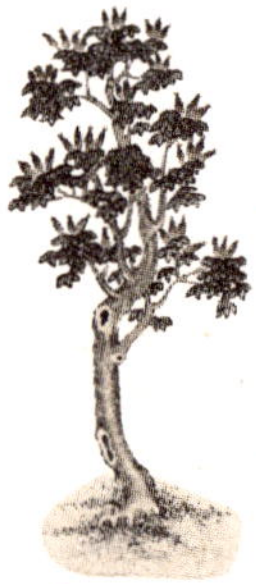

丁香

川芎方

[材料] 川芎适量。

[做法] 先将川芎加适量水煎10～20分钟，然后弃渣取汁。

[用法] 含漱，每日2～3次。

[功效] 香口去臭。

芦根方

[材料] 芦根50克，冰糖适量。

[做法] 芦根煎汤1碗，加冰糖。

[用法] 早晨空腹1次服下，连服7日。

[功效] 香口去臭。

含香丸

[材料] 丁香1.5克，芎䓖3克，甘草9克，桂心、细辛各4.5克。

[做法] 将上述药材分别切碎，共研成末，炼蜜为弹珠大小的丸。

[用法] 每次2丸，每日1次，每晚睡前温水送服。

[功效] 主治口气秽臭。

生地黄莲心汤

[材料] 生地黄9克，莲子心、甘草各6克。

[做法] 上述三味茶材加水，一同煎煮，去渣取汁。

[用法] 每日1次，每次1剂，连用数日。

[功效] 可改善口臭。

细辛方

[材料] 细辛适量。

[做法] 细辛煎浓汁。

[用法] 常含之，3日为1个疗程。

[功效] 有祛风、散寒、止痛的作用，适用于口臭、牙痛。

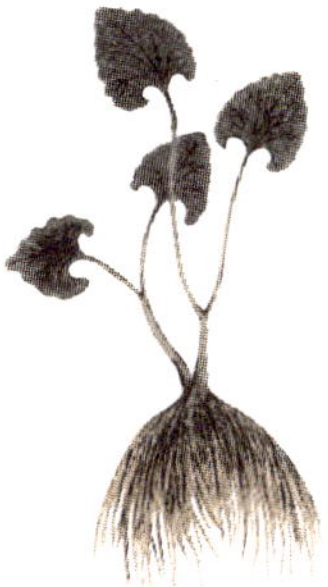

细辛

薄荷叶粥

[材料] 薄荷叶30克，粳米50克。

[做法] 鲜薄荷叶洗净，水煎取汁；粳米淘净， 加适量水煮至米熟， 再加入薄荷叶汁，煮沸即可。

[用法] 每日食用1~2次，每次1剂。

[功效] 利咽喉，令口香。

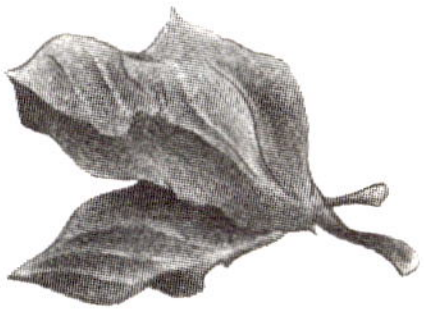

薄荷

桂花红茶

[材料] 桂花3克，红茶1克。

[做法] 将上述茶材置于保暖杯中，用适量沸水冲泡，盖闷10分钟后即可。

[用法] 代茶频饮。

[功效] 具有芳香辟秽、行水化湿、解毒除臭的功效。

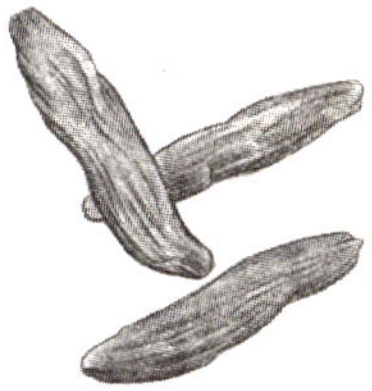

麦冬

养阴清胃散

[材料] 玄参、麦冬、生地黄、丹皮、升麻10克，芦根30克。

[做法] 将上述茶材以水煎煮，取药汁。

[用法] 每日2次，每日1剂，分早、晚服用。4日为1个疗程。

[功效] 清胃泻火，滋养胃阴。适用于口臭。

莴笋汁

[材料] 鲜莴笋25克，黄酒20毫升。

[做法] 莴笋和黄酒共煎取汁。

[用法] 饮服，每日2~3次。

[功效] 适用于胃热所致口臭。

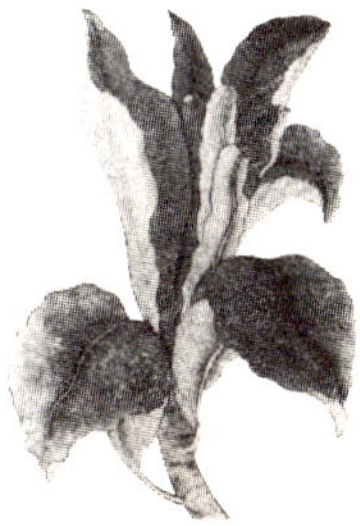

莴笋

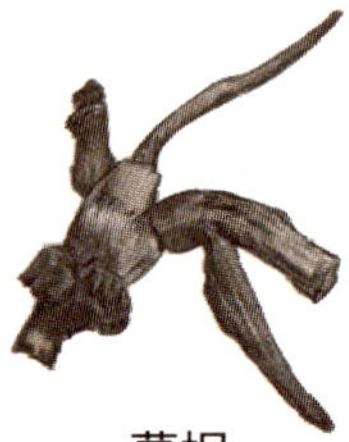
葛根

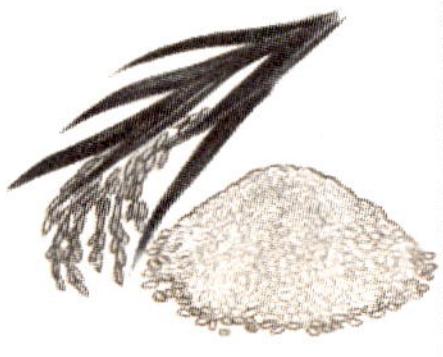
粳米

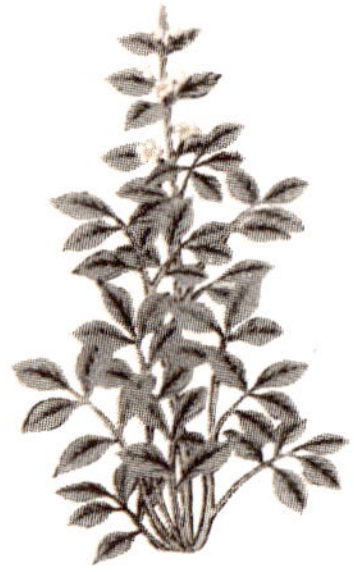
藿香

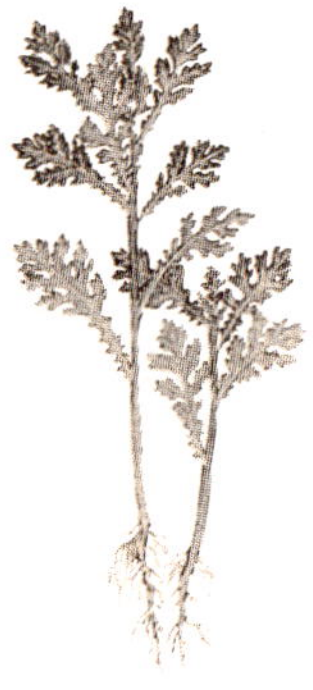
茼蒿

丁香白芷汤

[材料] 木香10克，公丁香6克，藿香、白芷各12克，葛根粉30克。

[做法] 将上述药材以水煎煮，取药汁。

[用法] 每日1次，每次1剂，分多次含漱。

[功效] 泻火散结。

[备注] 本方不宜久煎，口腔溃疡者不宜采用。

生芦根粥

[材料] 生芦根30克，粳米50克。

[做法] 生芦根洗净，水煮取药汁，将粳米淘净入锅煎至粥八成熟，加入药汁煎至米烂熟即可。

[用法] 晨起空腹食用。

[功效] 具有清热除烦、辟秽除臭的作用，但不宜久食。

川芎白芷汤

[材料] 川芎、藿香、佩兰各9克，细辛、白芷各3克。

[做法] 将上述药材以水煎煮，取药汁。

[用法] 每日1次，每次1剂，时时含漱，亦可饮用。

[功效] 对口臭有一定疗效。

白梅方

[材料] 白梅适量。

[用法] 口含白梅，可令口生香。

[功效] 适用于口臭。

茼蒿方

[材料] 茼蒿250克。

[做法] 茼蒿洗净，入沸水中煮熟，起锅即可。

[用法] 饮汤吃菜。每日1次，每次1剂。

[功效] 适用于口臭、便秘。

口腔溃疡

口腔溃疡，又称为“口疮”，是发生在口腔黏膜上的浅表性溃疡，大小可从米粒至黄豆大小，呈圆形或椭圆形，溃疡面为口腔溃疡凹、周围充血，可因刺激性食物引发疼痛，一般1～2个星期可以自愈。上班族如果工作压力过大，再加上维生素摄入缺乏，就容易引起口腔溃疡。以下方剂对于口腔溃疡具有很好的缓解功效。

半夏泻心汤

[材料] 半夏、党参、黄芩各10克，干姜、黄连各3～10克，甘草6克，红枣4颗。

[做法] 水煎汤剂或制成丸。

[用法] 发作期每日1剂汤剂。间歇期，服用蜜丸，每丸6克，每日1~3次。

[功效] 适用于口腔溃疡。

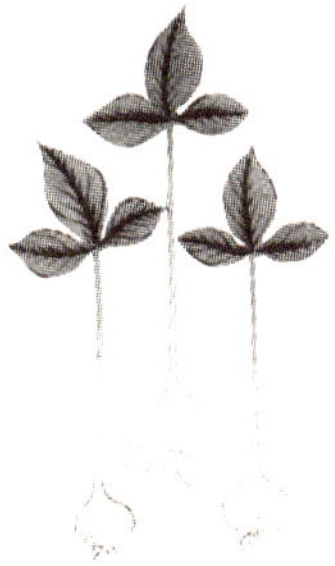

半夏

吴茱萸散

[材料] 吴茱萸50克，陈醋适量。

[做法] 将吴茱萸烘干研成细末，加陈醋调成膏状，分为10等份。

[用法] 每日取2份。分别敷于左右脚心的涌泉穴处，然后用纱布包扎好，24小时换1次药，2日即可见效，再巩固用药2日，共敷5次。

[功效] 适用于口腔溃疡。

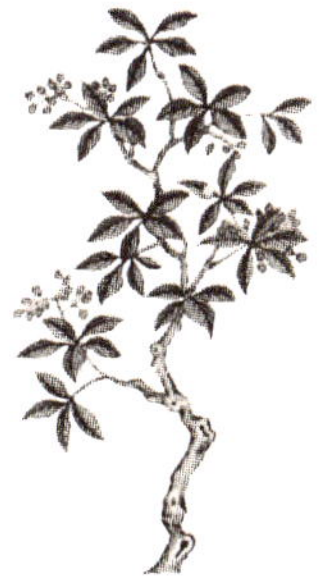

吴茱萸

黑木耳山楂饮

[材料] 黑木耳、山楂各10克。

[做法] 将黑木耳和山楂以水煎煮，取药汁。

[用法] 每日1剂，每日1～2次。

[功效] 对口腔溃疡有较好疗效，亦可用于女性痛经。

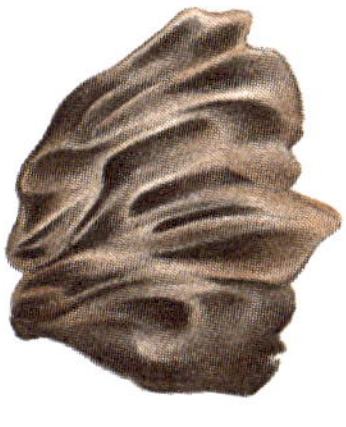

黑木耳

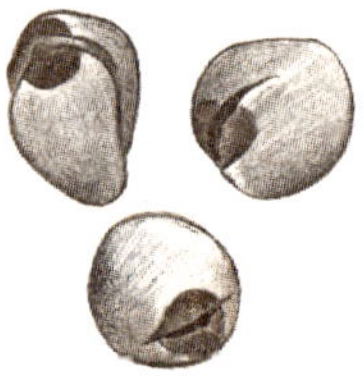

莲子

莲子甘草茶

[材料] 莲子15克，甘草2克，优质绿茶5克。

[做法] 将上述茶材一同用沸水冲泡。

[用法] 代茶频饮。

[功效] 可缓解口腔溃疡症状。

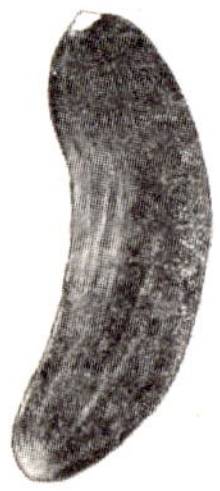

黄瓜

老黄瓜茶

[材料] 老黄瓜1根，白糖20克。

[做法] 将老黄瓜洗净切片，水煎取汁；在黄瓜汁中加入白糖，搅拌均匀即可。

[用法] 代茶饮用，每日1次，每次1剂。

[功效] 具有清热解毒、利尿消肿的功效，主要用于实火型口腔溃疡。

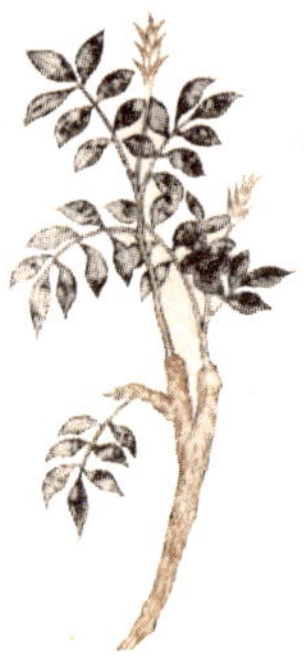

甘草

甘草茶

[材料] 甘草5片或甘草粉1匙。

[做法] 将甘草或甘草粉放入保温杯中，冲入沸水浸泡至甘草味出，即可。

[用法] 每日1次，每次1剂，代茶饮。

[功效] 清热泻火，缓解口腔溃疡症状。

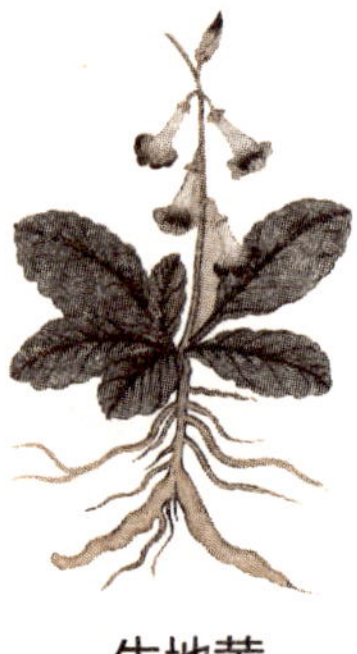

生地黄

生地黄青梅饮

[材料] 生地黄15克，石斛10克，甘草2克，青梅30克。

[做法] 将上述茶材加水煎煮20分钟，去渣取汁。

[用法] 每日1剂，分2～3次饮服，可连用数日。

[功效] 具有养阴清热、降火敛疮等功效，可缓解口腔溃疡症状。

生白矾方

[材料] 生白矾适量。

[做法] 生白矾研成细末。

[用法] 敷在患处，每日1～2次，每次1剂。

[功效] 适用于口腔溃疡。

牙痛

牙痛是指牙齿因各种原因引起的疼痛，为口腔疾患中常见的症状之一，表现为牙龈红肿、遇冷热刺激痛、面颊部肿胀等。中医认为，牙痛是由于外感风邪、胃火炽盛、肾阴虚火旺、虫蚀牙齿所致。有些上班族加班熬夜，压力大导致上火，就会出现牙痛。一些小小方剂就可让上班族远离这个苦恼。

黑豆方

[材料] 黑豆、黄酒适量。

[做法] 黑豆炒熟，加黄酒煮汤，滤去豆渣，取汁。

[用法] 频频含漱。

[功效] 适用于牙痛。

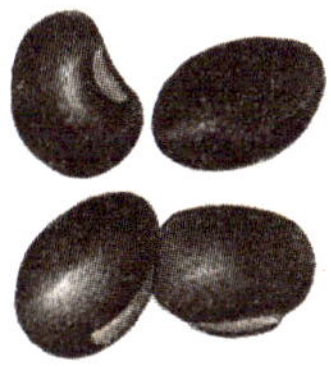

黑豆

地骨皮方

[材料] 地骨皮20克

[做法] 地骨皮加水煎汤。

[用法] 温服，每日1次，每次1剂。

[功效] 适用于虚火牙痛。

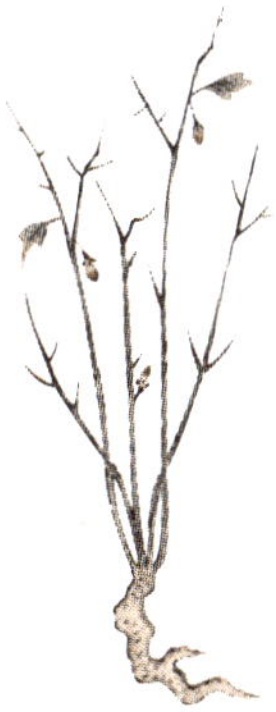

地骨皮

绿豆鸡蛋甜茶

[材料] 绿豆100克，鸡蛋1个，冰糖适量。

[做法] 绿豆入锅中煮烂，打入鸡蛋搅匀，调入冰糖即可。

[用法] 稍凉后1次服完。

[功效] 此茶适宜风热牙痛者饮用。

花椒酒

[材料] 花椒10克，50度白酒250毫升。

[做法] 将花椒捣碎，入白酒中浸泡10日以上。

[用法] 用棉球蘸药酒塞于龋洞中。

[功效] 适用于龋齿牙痛。

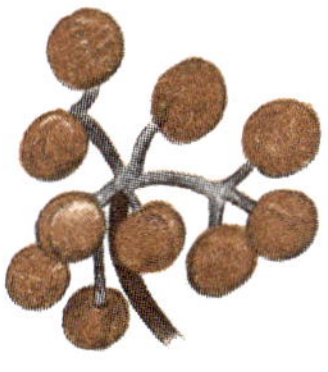

花椒

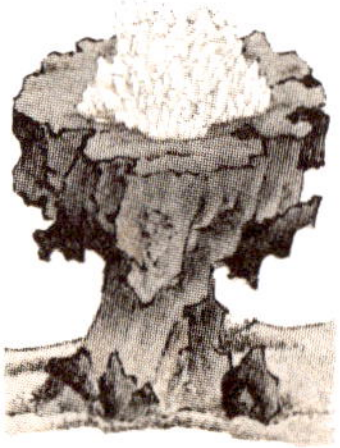

生石膏

玄明粉方

[材料] 玄明粉30克。

[用法] 玄明粉取适量，放于牙痛处，轻轻咬住，咽后再取放适量轻轻咬住，连续咬咽至痛止。

[功效] 适用于胃火牙痛。

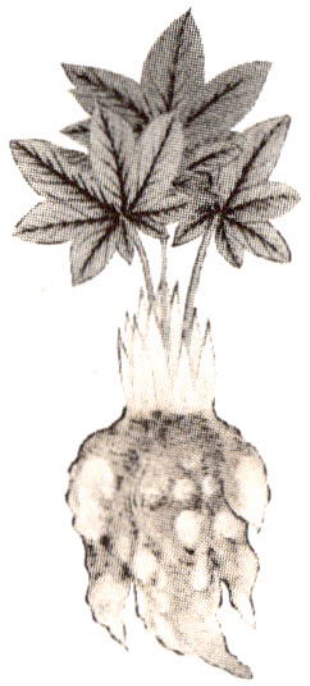

大黄

止牙痛茶

[材料] 大黄15克，生石膏30克。

[做法] 将水过滤后的大黄和生石膏置入砂锅中，20分钟后滤渣取汁液即可。

[用法] 代茶饮，每日1次，每次1剂。

[功效] 生石膏可用于除三焦之热，解肌发汗，止渴除烦，清热泻火。此茶具有清热泻火的作用，适用于胃火牙痛、牙龈腐烂出血症。

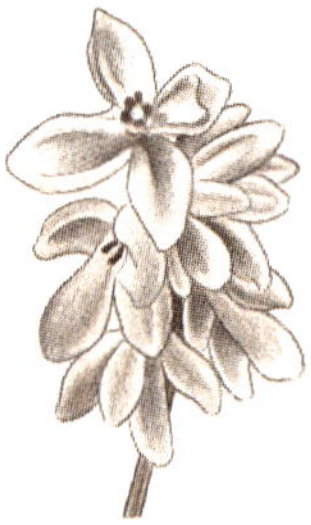

桂花

桂花汁

[材料] 桂花适量。

[做法] 收取桂花蒸馏的液体，备用。

[用法] 将花汁炖温后服用，每次10~20毫升。

[功效] 适用于牙龈肿胀、风虫牙痛及口臭。

丝瓜鲜姜饮

[材料] 鲜丝瓜300克，鲜姜60克。

[做法] 丝瓜洗净切段；姜洗净切片，同入水煮1小时。

[用法] 温服，每日2次，每日1剂。

[功效] 适用于风热牙痛。

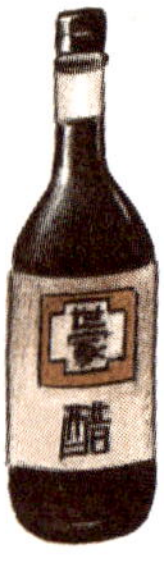

陈醋

花椒陈醋方

[材料] 花椒50克，陈醋250毫升。

[做法] 花椒放入陈醋内，小火煎煮3~5分钟后滤掉花椒。

[用法] 将花椒醋凉凉后漱口。

[功效] 适用于牙痛。

地龙蜜饮

[材料] 地龙20克，蜂蜜50克。

[做法] 地龙和蜂蜜加水1碗，煎开后拣出地龙。

[用法] 将蜂蜜服下。

[功效] 适用于牙痛。

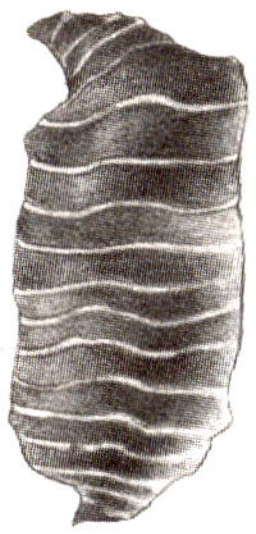

地龙

杏仁方

[材料] 杏仁15克，盐少许。

[做法] 杏仁去皮、尖，加盐煎汤。

[用法] 含漱（不要咽下去），每日3～4次。

[功效] 适用于牙痛。

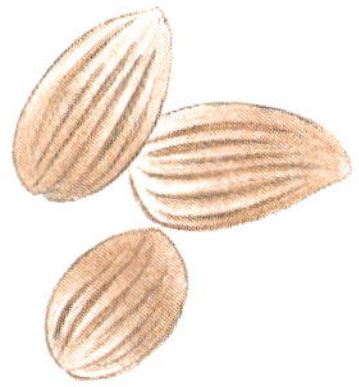

杏仁

芒果绿茶

[材料] 芒果50克，绿茶5克，白糖25克。

[做法] 芒果洗净去皮，果肉切块，以水煎制后取汁，用其汁液冲泡绿茶，最后加入白糖即可。

[用法] 代茶饮用。

[功效] 此茶能有效缓解牙龈出血，减轻牙痛。

荔枝方

[材料] 荔枝10个，盐少许。

[做法] 荔枝肉里填入盐，用火煨干，研成末。

[用法] 擦牙痛处。

[功效] 适用于牙痛。

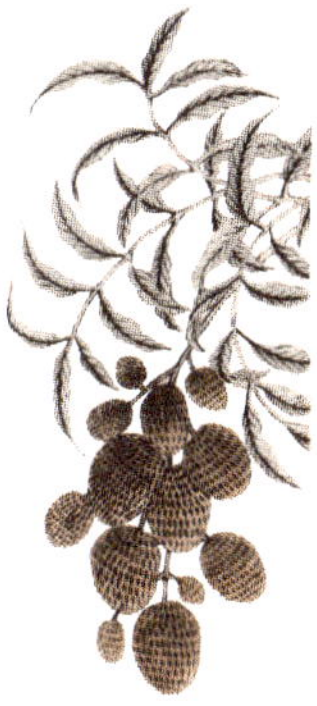

荔枝

西红柿茶

[材料] 西红柿100克，绿茶1克。

[做法] 将西红柿洗净，捣碎，加入绿茶，用沸水冲泡服用。

[用法] 饮茶时，将药液含在口中片刻，让药液更充分地与患部接触，疗效更佳。

[功效] 西红柿中含有丰富的维生素C、维生素E，对预防口腔溃疡，缓解牙痛、牙龈出血有作用。

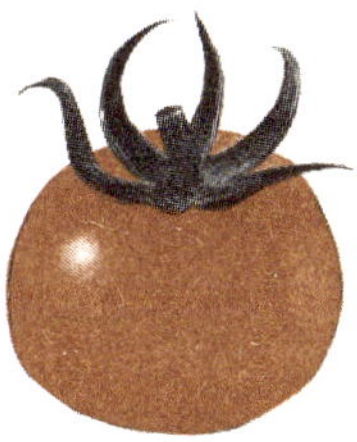

西红柿

声音嘶哑

声音嘶哑是指发音不清脆响亮，微弱低沉，粗糙沙哑，失去正常音质。发不出声音时称为失音。本病属于祖国医学中的“喉喑”范畴。一些需要讲较多话的职业人员，稍不注意感冒，受凉了就容易引发本病，日常可以通过偏方调理一下。

牡蛎海藻汤

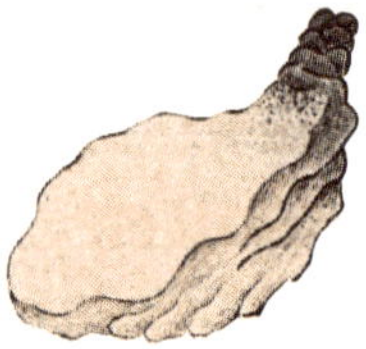

牡蛎

[材料] 牡蛎（先煎）、青果、天花粉各30克，玄参20克，泽泻、海藻、桔梗各10克，甘草5克。

[做法] 将上述药材以水煎煮，取药汁。

[用法] 每日1剂，每日2次 。10日为1个疗程。

[功效] 可养阴润燥。

木蝴蝶黄花汤

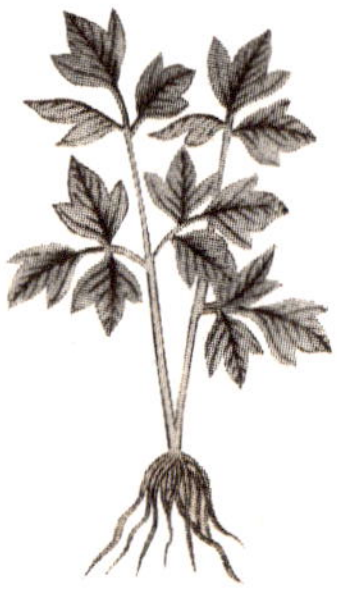

黄花菜

[材料] 木蝴蝶5克，蜂蜜10克，黄花菜30克。

[做法] 木蝴蝶、黄花菜加水250毫升，煎煮20分钟，去渣，加蜂蜜调匀。

[用法] 每日1剂，每日3次，慢慢服下。

[功效] 本方对声带疲劳、水肿、发音嘶哑甚至一时失音都有很好的功效。

马鞭草绿豆蜜饮

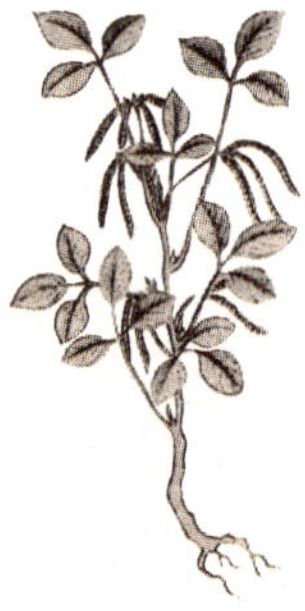

绿豆

[材料] 鲜马鞭草50克，绿豆、蜂蜜各30克。

[做法] 将绿豆、马鞭草洗净，马鞭草用线扎成两小捆，与绿豆一起入锅，加水用小火炖1小时左右，待绿豆酥烂时离火，捞出马鞭草，待温后加入蜂蜜，搅匀即可。

[用法] 喝汤食豆，每日1次，每次1剂，连服数日，方可起效。

[功效] 对声音嘶哑有较好疗效。

生姜蜂蜜汁

[材料] 鲜生姜200克，蜂蜜适量。

[做法] 将生姜切成如粳米粒般大小，加蜂蜜拌匀，以淹没姜粒为度，将生姜蜂蜜汁放入有盖容器内。

[用法] 每日服用3~5次。

[功效] 本方可缓解声音嘶哑、失音，一般一周即可见效。

罗汉果泡水

[材料] 罗汉果1个。

[做法] 将罗汉果洗净，切碎，泡水。

[用法] 代茶饮。

[功效] 可保护咽喉。

橄榄茶

[材料] 橄榄5个，乌梅2个，竹叶、绿茶各5克，白糖10克。

[做法] 将橄榄、乌梅、竹叶、绿茶、白糖加水共煮汤。

[用法] 喝汤，每日2次，每次1杯。

[功效] 清咽润喉。适用于久咳、烟酒过量所致失音。

麦冬大海茶

[材料] 麦冬、胖大海、青果各10克。

[做法] 将上材料以沸水浸泡10~15分钟。

[用法] 待温后，不拘次数频频润喉。

[功效] 有助于保护声带，改善声音嘶哑。

芝麻蜂蜜饮

[材料] 黑芝麻200克，蜂蜜250克。

[做法] 黑芝麻研末，与蜂蜜拌匀。

[用法] 温开水冲服，7日分服。

[功效] 适用于久咳咽燥、声音嘶哑。

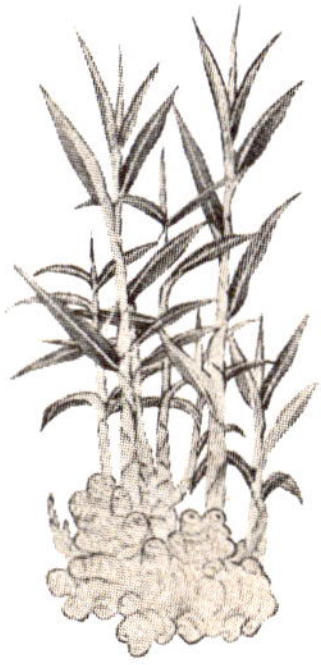

姜

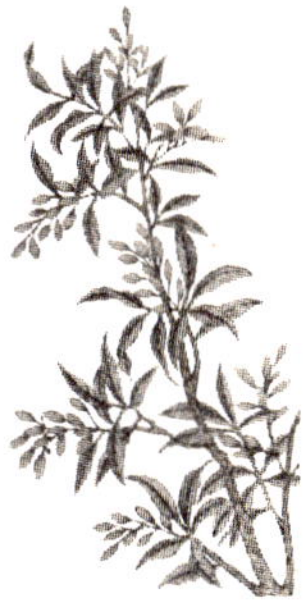

橄榄

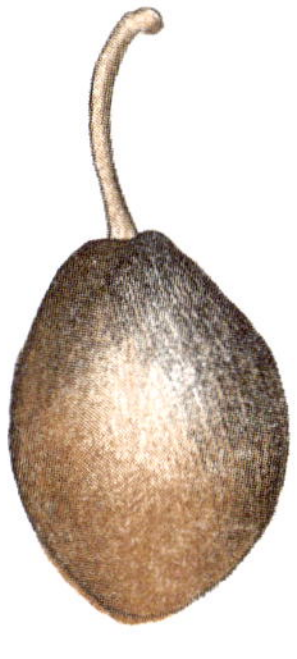

乌梅

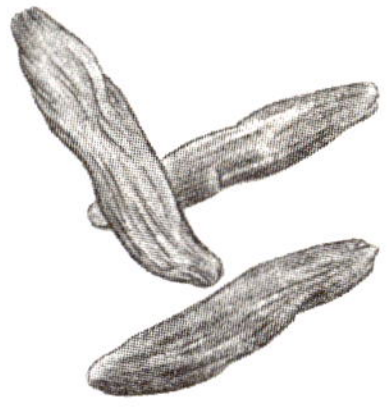

麦冬

斑秃脱发

现代医学认为，斑秃与神经系统功能紊乱和免疫反应有关。上班族们过度的脑力劳动，长期精神忧虑、焦急、悲伤、惊恐，这些都会导致神经功能紊乱，也是诱发斑秃最常见的病因。

另外，忙碌的上班族，日常不注意饮食，常食肥甘厚味，伤胃损脾，头发则黏腻而脱落，从而导致脱发。此时，偏方就可发挥它的功效，让上班族远离此类苦恼。

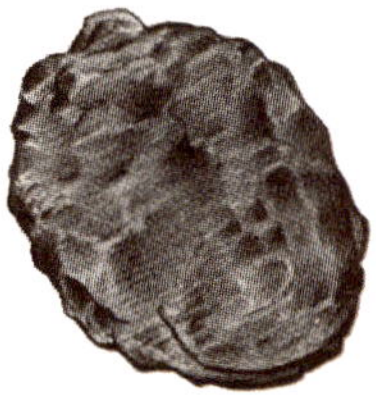

熟地黄

何首乌地黄方

[材料] 何首乌20克，熟地黄20克，补骨脂、川芎、牛膝、菟丝子、生黄芪、木瓜各15克，羌活、防风各12克。

[做法] 上药加水煎，取汁备用。

[用法] 每日1剂，每日2次。

[功效] 益气，补肾，养血，防脱发。

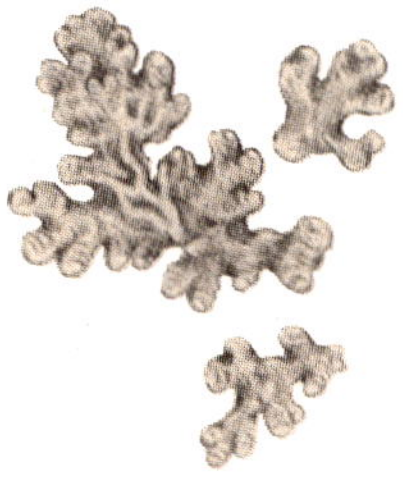

姜

茯苓粉

[材料] 白茯苓500克，姜适量。

[做法] 将茯苓研为细末（或由药店代为加工），装瓶密封保存。

[用法] 每次服6克，每日2次，温开水送服，应坚持用药，以发根生出为度。同时，取姜切开，用新鲜切面擦斑秃部位，每日3~5次。

[功效] 可刺激患处早生毛发。

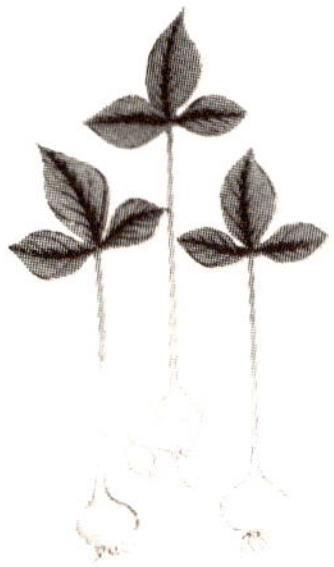

半夏

半夏生姜方

[材料] 生半夏300克，生姜片适量，麻油1000克。

[做法] 将半夏研末，以麻油浸渍半月。

[用法] 使用时先以生姜片涂擦患处，然后再用药油涂之，每日1次，坚持用3个月。

[功效] 可改善脱发。

柏枝椒仁

［材料］柏枝（干药）、椒仁、半夏各90克，蜂蜜、生姜汁各适量。

［做法］取柏枝、椒仁、半夏加水500毫升，煎至250毫升，入蜂蜜少许，再煎1～2沸。

［用法］用时入生姜汁少许，调匀，擦脱发处，每日2次。

［功效］对脱发有一定的疗效。

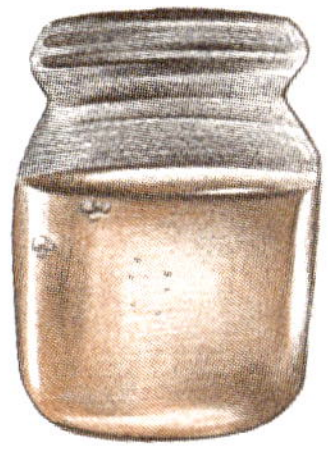

蜂蜜

生姜枸杞子方

［材料］生姜、枸杞子各适量。

［做法］将生姜洗净，和枸杞子一起入锅，加入少量水熬煮，滤汁备用。

［用法］用汁涂抹在头发上，让其自然晾干，半天之后用清水洗干净，持续1个月。

［功效］可有效促进生发，但一定要坚持使用才有效。

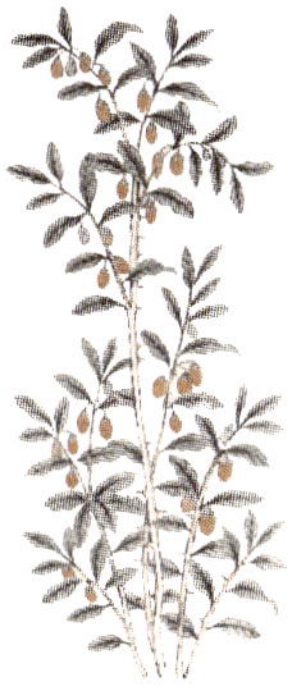

枸杞子

生姜生发方

［材料］生姜适量。

［做法］将生姜切片即可。

［用法］将生姜片直接擦于脱发患处，每次20分钟，每天1～2次，1周为1个疗程。

［功效］生姜能够起到一定的生发功效。

［备注］生姜一定要现切现用，才能收到更好的功效。

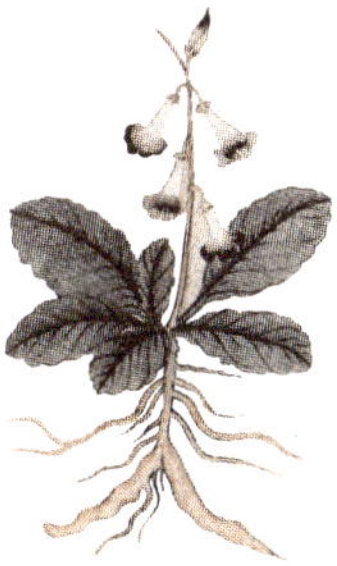

生地黄

生地何首乌

［材料］生地黄、何首乌各30克，黑芝麻梗、鲜柳枝各50克。

［做法］以上材料水煎，滤渣取汁液。

［用法］趁热熏洗头部，洗后用干毛巾裹住头部半小时。每日1剂，分3次洗头，5日为1疗程。

［功效］可治疗脱发。

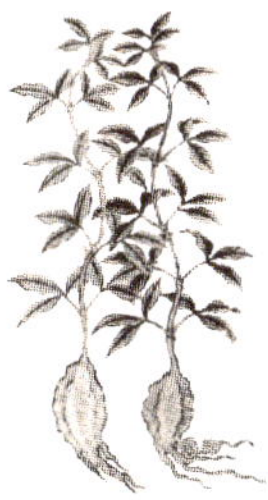

何首乌

耳鸣

生活中，很多工作压力大的上班族常自觉耳内鸣响，或如蝉鸣，或如哨音，或如潮声，或似雷鸣，但去医院检查内耳和大脑却没有什么器质性病变，即查不出确切病因的耳鸣，这种情况的耳鸣属于亚健康耳鸣。面对这种困扰，偏方可帮您解忧。

莲子粥

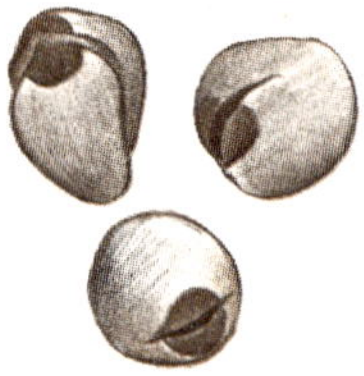

莲子

[材料] 莲子30克，糯米100克。

[做法] 将莲子煮烂，加入糯米，一同熬煮成粥即可。

[用法] 佐餐用。

[功效] 益精气，强智力，聪耳目，健脾胃。适用于高血压引起的老年性耳鸣耳聋。

菖蒲甘草汤

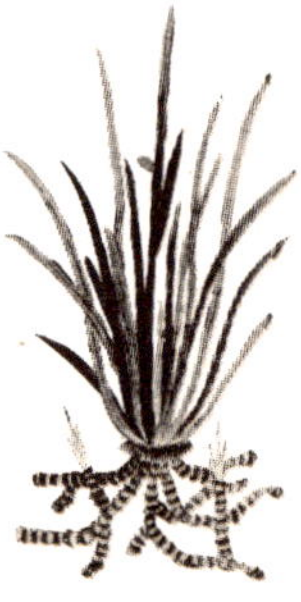

石菖蒲

[材料] 石菖蒲60克，生甘草10克。

[做法] 将上药以水煎煮，取药汁。

[用法] 每日1剂，分2次服用。病久者同时服六味地黄丸或汤剂。

[功效] 对耳鸣有一定疗效。

芝麻粥

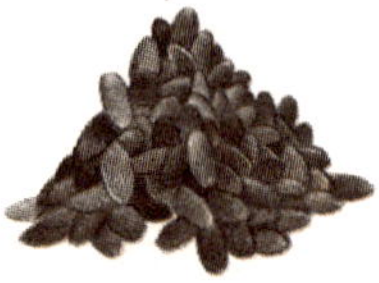

黑芝麻

[材料] 黑芝麻15克，粳米50克。

[做法] 黑芝麻微炒后研成末状，锅中加适量清水，再加粳米煮成粥即可。

[用法] 佐餐用。

[功效] 滋补肝肾，养血生津，润肠通便，乌须黑发。适用于老年人肝肾亏虚而引起的腰膝酸软、头晕耳鸣、须发早白或慢性便秘等。

地黄方

［材料］地黄1个。

［做法］地黄截小段。

［用法］地黄段塞入耳中，每日更换数次。

［功效］可有效改善耳鸣症状。

菊花粥

［材料］菊花50克，粳米100克。

［做法］菊花煎汤，再将菊花汤与粳米同煮成粥。

［用法］每日早、晚温热服食。

［功效］清心除烦，清肝明目，降血压。对中老年人心烦眩晕、耳鸣耳聋、肝火目赤等有良好疗效。

生乌头方

［材料］生乌头1个。

［做法］生乌头趁湿削成枣核大，塞入耳内。

［用法］每日更换数次，3~5日即愈。

［功效］适用于一般性耳鸣。

［备注］草乌头有大毒，用前宜咨询医生。

干百合方

［材料］干百合适量。

［做法］干百合研末。

［用法］温水调服，每日3次，每次3克（饭后服）。

［功效］适用于耳鸣。

苍术方

［材料］苍术1个，艾柱5~7壮。

［做法］将苍术削成圆锥形，刺数个小孔，塞进外耳道，然后将艾柱放在苍术上点燃。

［用法］每日或隔日1次，10次为1个疗程。

［功效］适用于神经性耳鸣。

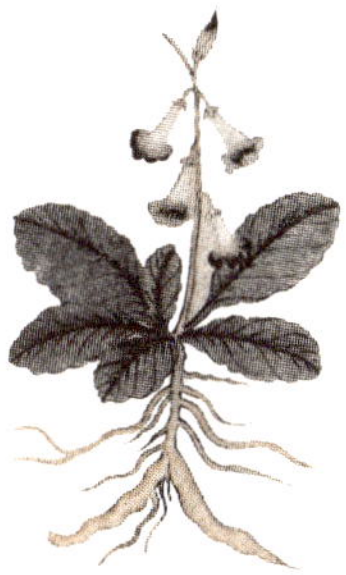

地黄

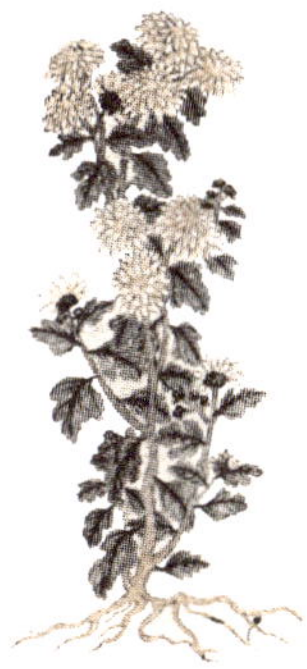

菊花

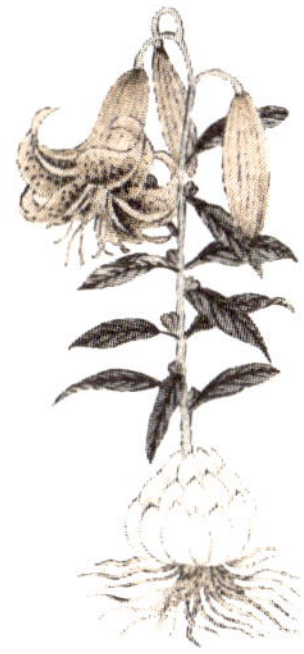

百合

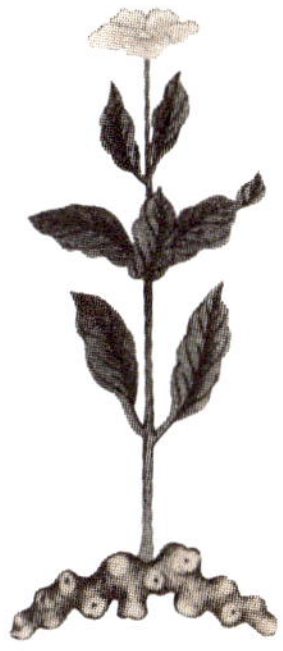

苍术

眼睛干涩

中医认为，燥是无形之邪，体质阴虚、气虚的人容易产生虚热，热易伤津。本病属于中医“神水将枯症”的范畴。上班族长期待在不通风的环境中，空气干燥还不流通，就会导致泪液分泌减少，再加上日常饮食也不注意，常吃辛辣肥甘之物，就容易导致眼睛干涩。所以保护眼睛，偏方从防眼睛干涩开始。

银翘散加减方

［材料］连翘、荆芥穗、淡豆豉、牛蒡子各9克，金银花、竹叶、天花粉各12克，桔梗、生甘草各6克，薄荷（后下）3克，石斛16克，芦根30克。

［做法］将上药以水煎煮，取药汁。

［用法］每日1剂，分2次服用。

［功效］祛风清热。适用于眼干燥综合征。

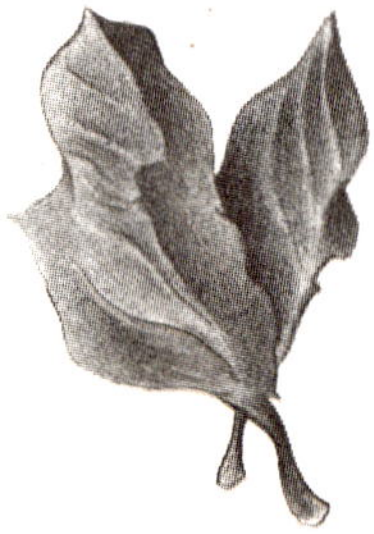

薄荷

凤凰单枞茶

［材料］凤凰单枞适量。

［做法］将凤凰单枞放入杯中，用85℃的开水冲泡。

［用法］每日1剂。

［功效］具有抗辐射，护肤瘦身，明目等功效。适用于眼干、眼涩、糖尿病、胆固醇升高等。

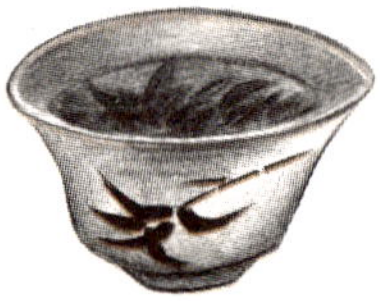

凤凰单枞

龙井白菊茶

［材料］龙井茶3克，杭白菊10克。

［做法］把龙井茶和杭白菊放入茶壶中，用少量热水冲泡，清洗茶材，并倒掉茶汁。把清洗好的茶材用450毫升的沸水冲泡，静置2分钟即可饮用。

［用法］代茶频饮。

［功效］具有滋养眼睛的功效，可起到明目和缓解视疲劳的作用。

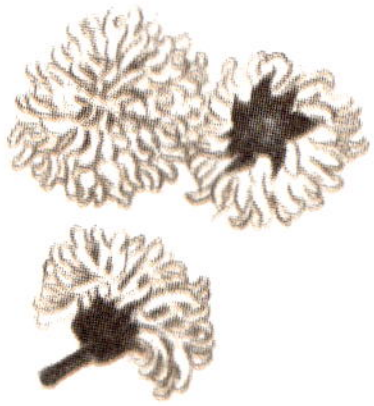

杭白菊

嘴唇干裂

有很多上班族都被自己的嘴唇经常干裂甚至干裂出血而困扰。一般来说，中医认为嘴唇干裂有两个原因：一是脾胃实热内盛，经常吃肥甘食物会导致脾胃实热；二是阴虚火旺，当一个人内火太旺时，就会出现热盛伤阴，进而致使虚火上蒸于口，导致唇干裂。小偏方则能够让您的唇华润光亮有色泽。

清火滋阴方

[材料] 黄芩、当归各10克，黄连12克，薄荷、玄参、赤芍各9克，甘草6克，蜂蜜3克。

[做法] 将上药以水煎煮，取药汁。

[用法] 每日1剂，每日2次。

[功效] 本方清火滋阴。适用于脾胃实热所致唇干裂。

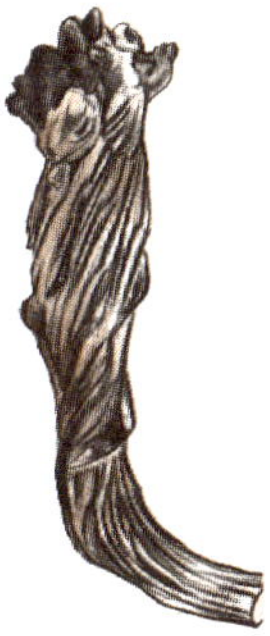

黄芩

桃仁猪脂膏

[材料] 桃仁、猪脂各适量。

[做法] 捣桃仁如泥，与猪脂和匀。

[用法] 将泥状物敷于干裂的嘴唇上，每日3次，最后一次在睡前涂敷。

[功效] 适用于冬季唇干裂出血。

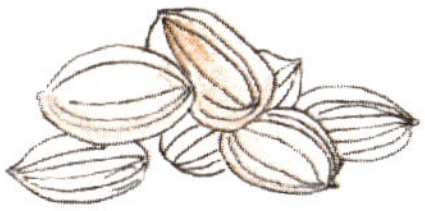

桃仁

桑椹膏

[材料] 鲜桑椹适量，蜂蜜少许。

[做法] 取鲜桑椹适量，研碎，小火熬至浓缩到原量一半时，酌加蜂蜜，再熬为膏，装瓶备用。

[用法] 每日2次涂口唇，并饮服20毫升，用温开水服下。

[功效] 此方有滋阴养血、润肤通血气的功效，可有效改善嘴唇干裂。

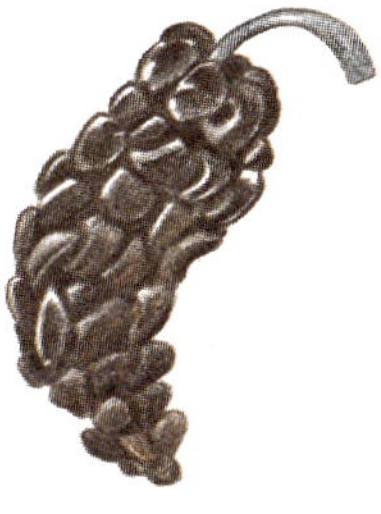

桑椹

皮肤干燥

脸部肌肤油脂分泌过少会导致皮肤变得干燥。这多由于气候变化、睡眠不足、过度疲劳、血液循环差、食物过于清淡所致。治疗时应该注意润泽肌肤，祛燥防皱。上班族除了平时要多食胡萝卜、芝麻、核桃外，也可口服维生素A和维生素E，还要忌用碱性肥皂洗脸。偏方为干燥性皮肤带来福音，有很好的润泽效果。

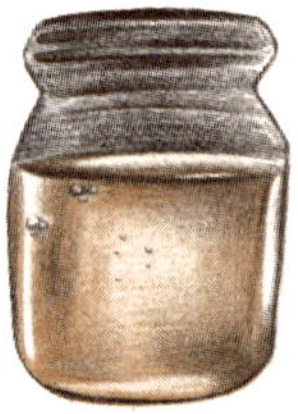

蜂蜜

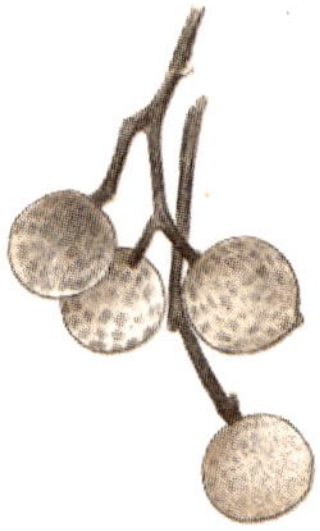

桂圆

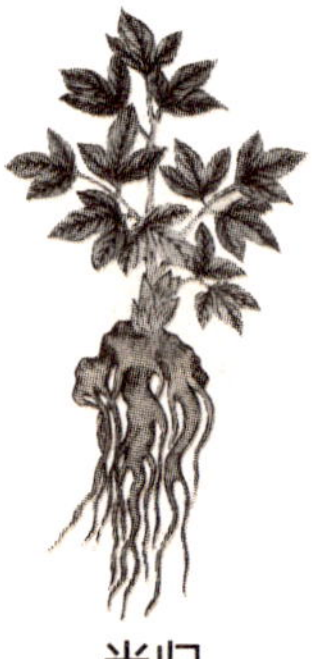

当归

淮山蜜

[材料] 淮山100克，蜂蜜适量。

[做法] 将淮山去皮、洗净，切成小丁，调入适量蜂蜜拌匀即可。

[用法] 每日1剂，当零食服用。

[功效] 润肤驻颜，适用于脸部皮肤干燥。

杞菊当归圆肉酒

[材料] 桂圆肉250克，枸杞子120克，当归、菊花各30克，白酒3500毫升。

[做法] 将以上前4味药材入纱布袋，置容器中，加入白酒，密封，浸泡30日后去渣。

[用法] 日服2次，每次服用10毫升。

[功效] 养血润肤，滋补肝肾。适用于面部皮肤干燥。

[备注] 身体强壮、内热甚者忌服。

冬桑叶洗方

[材料] 冬桑叶适量。

[做法] 将冬桑叶以水煎煮，取浓汁收贮备用。

[用法] 早晨取适量冬桑叶汁掺入清水内洗脸。

[功效] 本方有预防面颊皲裂的作用，冬日用此方还可预防面颊冻伤。

免疫功能低下

上班族几乎都免疫力较低，我们自身的免疫力是身体的第一道防线，当外界的细菌、病毒等“入侵者”侵犯我们的身体时，这第一道防线就起着至关重要的作用，如果免疫力低，抵抗力不足，自然就很容易生病。所以应“防患于未然”，平时用一些偏方，增强抵抗力。

芦笋西芹豆浆

[材料] 西芹20克，芦笋25克，黄豆60克，冰糖少许。

[做法] 黄豆用水浸泡一夜；芦笋洗净，切碎；西芹洗净切小粒。将准备好的食材放入榨汁机中，加入适量温开水，榨成汁，滤渣取汁加入锅中煮开，调入少许冰糖即可。

[用法] 每天1杯。

[功效] 此方具有提高机体免疫力的功效。

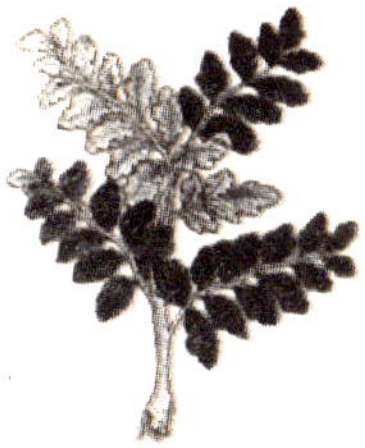

西芹

紫薯南瓜粥

[材料] 紫薯20克，南瓜20克，粳米100克，冰糖适量。

[做法] 将粳米洗净沥干；南瓜去皮、去瓤及籽；紫薯洗净去皮，切小粒。将这些准备好的食材放入锅中，加入适量清水煮开，用小火熬煮成粥，最后调入冰糖即可。

[用法] 食粥。

[功效] 本方经常食用可增强体力。

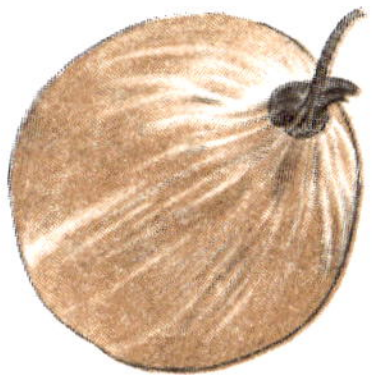

南瓜

燕麦枸杞子山药粥

[材料] 燕麦片15克，枸杞子10克，山药20克，粳米80克。

[做法] 将粳米洗净；山药去皮切小粒。锅中放入所有食材，加入适量清水煮开，用小火熬煮成粥，起锅即可。

[用法] 食粥。

[功效] 本方可清心安神，强筋骨，助五脏，提高免疫力。

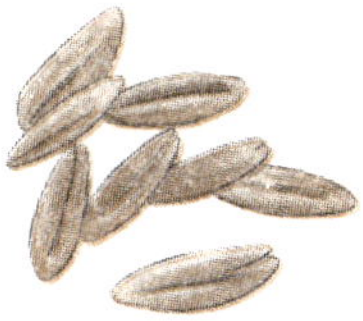

燕麦

消化不良

消化不良为一组消化吸收障碍性疾病的综合表现。多因饮食不节、过饥过饱或进食生冷油腻不洁之物，损伤脾胃，使食物不易被消化吸收所致。已经出现了消化不良的上班族更应该注意饮食规律，远离油腻、刺激性食物和饮料，同时，应该掌握下面这些有效的偏方药方，以有效缓解各种功能性消化不良。

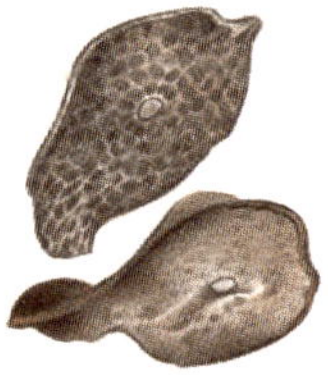

陈皮（橘皮）

陈皮酒

[材料] 陈皮50克，白酒500毫升。

[做法] 陈皮泡白酒中，7日后饮服。

[用法] 每次1小杯，每日3次。

[功效] 对消化不良有一定疗效。

山楂炭

[材料] 山楂炭12克。

[做法] 山楂炭研末。

[用法] 每次冲服12克。

[功效] 适用于鱼肉积食。

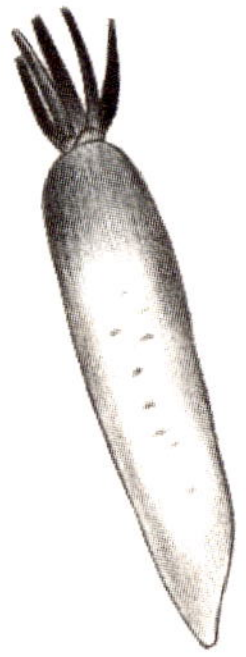

白萝卜

萝卜泥

[材料] 白萝卜半根。

[做法] 将萝卜去皮、洗净，切块，加水煮软，压成泥。

[用法] 食用多半碗。

[功效] 萝卜有消食理气的作用。

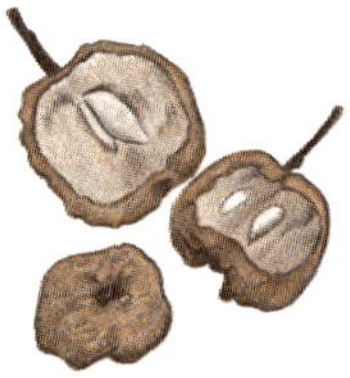

山楂

山楂决明子汤

[材料] 山楂100克，广木香、沙参各50克，决明子20克。

[做法] 将上述药材以水煎煮，取药汁。

[用法] 每日1次，每次1剂，当茶饮。

[功效] 对亚健康、厌食症、消化不良有辅助治疗作用。

炙鸡内金方

[材料] 炙鸡内金30克。

[做法] 炙鸡内金研成极细粉末。

[用法] 每次3克，饭前1小时服下，每日2次。

[功效] 消食积。

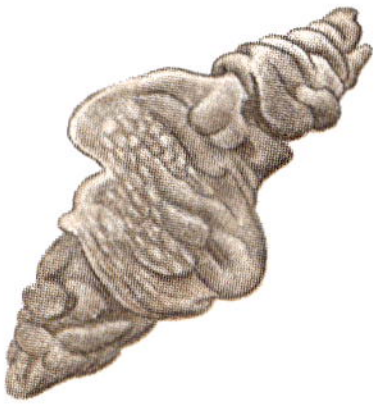

鸡内金

玫瑰花茶

[材料] 玫瑰花瓣10朵，白糖少许。

[做法] 玫瑰花瓣放入沸水中冲泡，加入白糖调味。

[用法] 代茶饮。

[功效] 理气解郁，疏肝健脾。适用于肝气郁结、两胁疼痛、恶心呕吐和消化不良等。

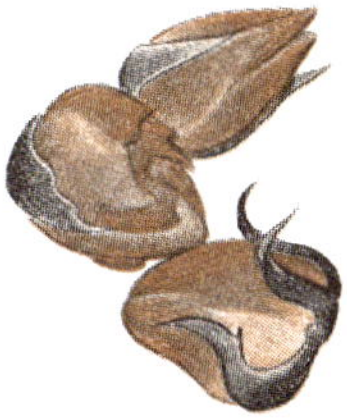

玫瑰花

高粱米粥

[材料] 高粱米50克，白糖少许。

[做法] 高粱米洗净，加水煮粥至熟烂，加入少许白糖食用。

[用法] 随意服用。

[功效] 本方可健脾益中，对消化不良有辅助疗效。

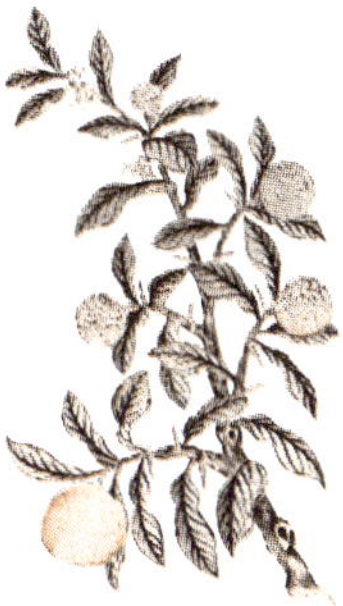

蜜橘

绿茶干橘方

[材料] 蜜橘1个，绿茶10克。

[做法] 橘挖孔，塞入茶叶，晒干后食用。

[用法] 每次1个。

[功效] 本方可理气解郁。适用于肝气不舒所致的消化不良。

萝卜酸梅汤

[材料] 新鲜萝卜250克，酸梅2颗，盐适量。

[做法] 萝卜洗净，切成薄片，与酸梅一同放入锅内，加清水3碗，放在小火上煎煮至1碗，加盐调味即成。

[用法] 去渣饮汁。

[功效] 适用于饮食积滞、进食过饱引起的胸闷、烧心、腹胀等。

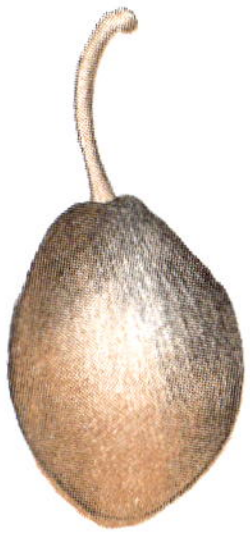

酸梅

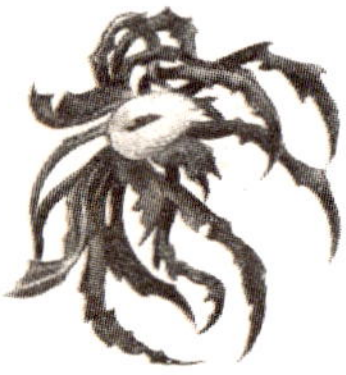

蒲公英

蒲公英根方

[材料] 蒲公英根适量。

[做法] 蒲公英根晒干，放入水中，熬至半量。

[用法] 每日三餐后服用，不间断。

[功效] 健胃，解热，发汗。适用于消化不良。脾胃虚弱者忌用。

内金橘皮粥

[材料] 鸡内金6克，干橘皮3克，砂仁2克，粳米30克，白糖适量。

[做法] 先将鸡内金、橘皮、砂仁共研成细末，粳米淘洗干净煮成粥，将研好的药末放入粥中，加适量白糖调服。

[用法] 适量取用，每日2次。

[功效] 本方可消积导滞，醒脾和胃。适用于食积消化不良。

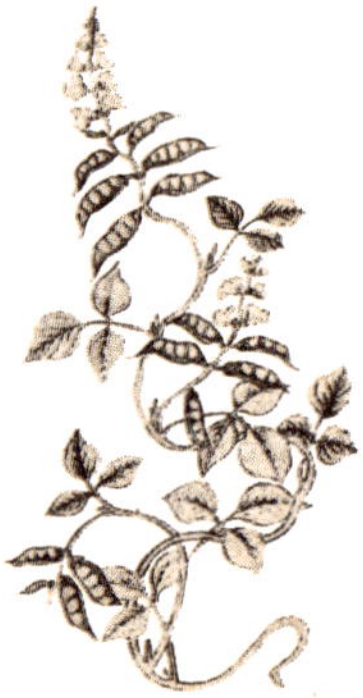

扁豆

白扁豆花方

[材料] 鲜白扁豆花30克。

[做法] 鲜白扁豆花水煎取汁。

[用法] 每日1次，每次1剂。

[功效] 适用于消化不良。

红曲方

[材料] 红曲15克。

[做法] 红曲加水煎汤。

[用法] 随量服用。

[功效] 适用于消化不良。

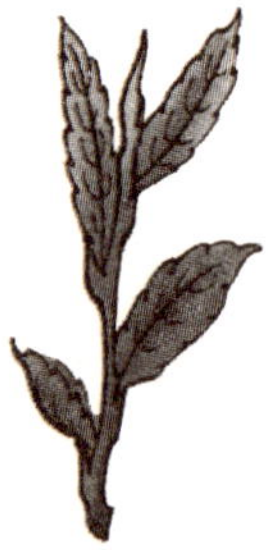

茶叶

酱油茶

[材料] 茶叶9克，酱油30毫升。

[做法] 茶叶加水1杯煮开，然后再加酱油煮开即可。

[用法] 口服，每日3次，每次1剂。

[功效] 适用于消化不良，腹痛泄泻。

牛肚黄芪汤

[材料] 牛肚250克，黄芪30克。

[做法] 牛肚与黄芪加水共煮汤。

[用法] 食牛肚饮汤。

[功效] 可改善脾胃虚弱、消化不良、气短乏力、食后腹胀等。

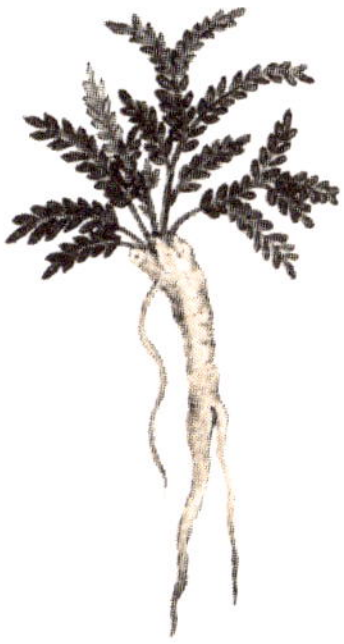

黄芪

丁香方

[材料] 丁香末适量。

[做法] 每次取1.5克丁香末用开水冲泡。

[用法] 代茶饮。

[功效] 适用于功能性消化不良。

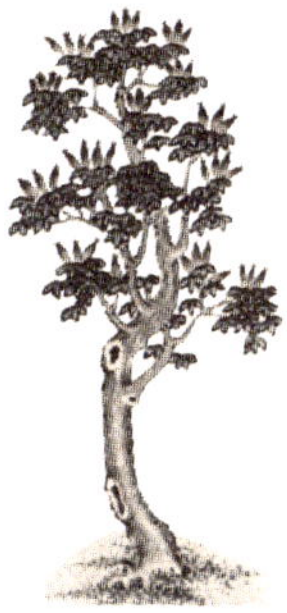

丁香

白术猪肚粥

[材料] 猪肚1具，白术30克，槟榔10克，粳米60克，生姜少许。

[做法] 猪肚洗净，切成小块，同白术、槟榔、生姜一起煎，取汁去渣，用汁同淘洗干净的粳米煮粥。

[用法] 猪肚可取出蘸香油助餐，早、晚餐温热服食，3～5日为1个疗程，病愈后即可停服。

[功效] 适用于脾胃气弱、消化不良、腹部虚胀者。

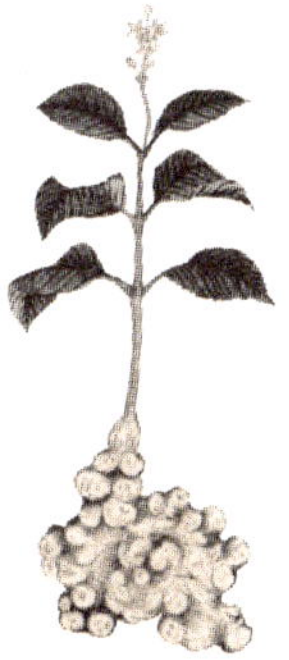

白术

大麦面方

[材料] 大麦面适量。

[做法] 大麦面炒微香。

[用法] 开水送服。每次1匙。

[功效] 适用于消化不良。

粳米牛肉粥

[材料] 粳米100克，牛肉末50克，生姜10克，香菜适量。

[做法] 将以上4种材料按常规的熬粥方法熬煮。

[用法] 食粥。

[功效] 本品可预防和改善风寒头痛、消化不良等症。

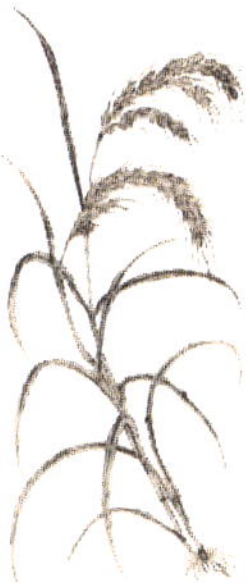

粳米

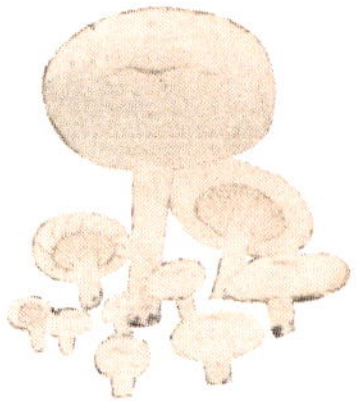

蘑菇

蘑菇红枣汤

[材料] 鲜蘑菇500克，红枣10颗。

[做法] 将鲜蘑菇洗净，撕小块；红枣洗净去核，同放入锅中煮40分钟，起锅即可。

[用法] 早、晚空腹饮用为宜，每日1剂，每日2次。

[功效] 本方对消化不良有较好的疗效。

萝卜汤

[材料] 白萝卜1根，盐少许。

[做法] 白萝卜洗净，切成小片，直接加水熬煮，大约煮10分钟即可饮用。为调味，可加点盐，但不宜加油或味精。

[用法] 吃萝卜喝汤。如为加快疗效，可以将白萝卜磨成泥挤汁服用，或者以榨汁机打汁服用。

[功效] 对消化不良有辅助治疗作用。

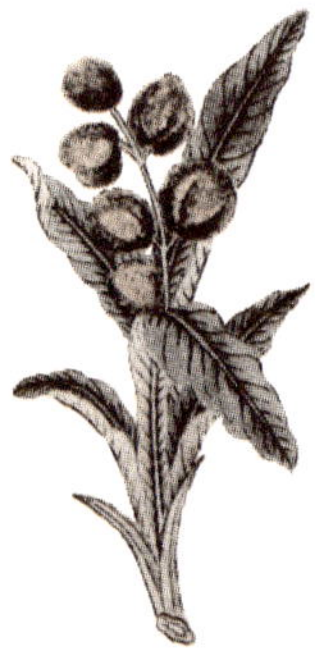

豆蔻

豆蔻牛奶饮

[材料] 白豆蔻10克，牛奶250毫升，白糖2克。

[做法] 白豆蔻去壳，研成细粉；牛奶用中火烧沸，加入白豆蔻粉，用小火煮5分钟，停火，将白糖加入牛奶内，搅匀即成。

[用法] 每日1次，每次1剂，饭前饮用。

[功效] 适量饮用可起到滋补气血、消食行气的作用。

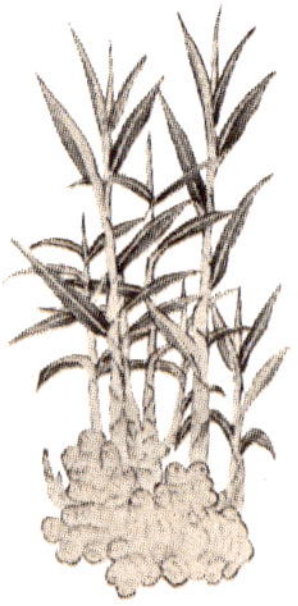

姜

豆蔻粥

[材料] 肉豆蔻5克，姜2片，粳米50克。

[做法] 先把肉豆蔻捣碎研为细末；粳米淘洗干净后煮粥，待煮沸后加入肉豆蔻末及姜片，同煮为粥即成。

[用法] 分早、晚2次趁温热服，3~5日为1个疗程。

[功效] 开胃消食，温中下气，适用于宿食不消、呕吐泄泻、脘腹隐痛等症。

食欲低下

食欲低下是指进食的欲望降低。完全不思饮食则称为“厌食”。食欲不振多由情绪紧张、过度疲劳、饥饱不均及消化系统疾病引起。如果有很长一段时间都食欲不振，那就要注意调养了，否则身体会受到很大的影响。尤其是上班族每天面对的压力较大，很容易食欲低下，以下的偏方可以对食欲低下症状进行调理。

橘皮粥

[材料] 橘皮10克，粳米100克。

[做法] 橘皮水煎取汁；粳米去杂质洗净，放入锅内，倒入橘皮汁，加入适量水煮沸后改小火煮成粥即可。

[用法] 佐餐用。

[功效] 顺气健胃，化痰止咳。适用于脾胃气滞、食欲不振、消化不良等症，心烦气躁者。食欲不振者用此方也可达到改善食欲的目的。

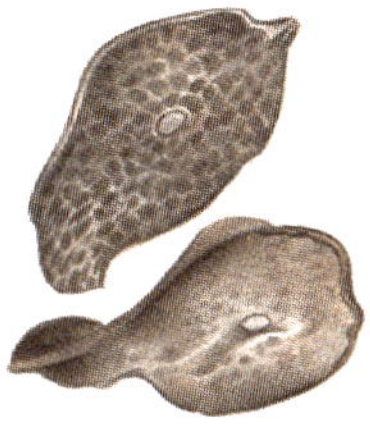

橘皮

葡萄蜂蜜酱

[材料] 新鲜葡萄汁400毫升，蜂蜜800毫升。

[做法] 葡萄汁倒入锅中，小火熬煮至浓稠时加入蜂蜜即可。

[用法] 每日1剂，每日2次。早、晚各饮用1次。

[功效] 改善食欲不振的症状。

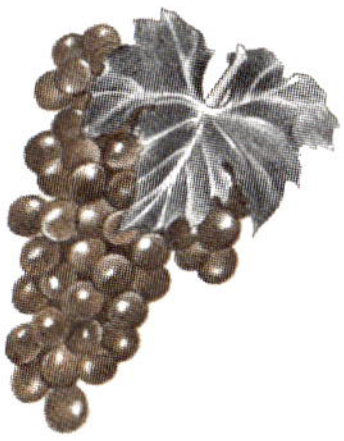

葡萄

水蜜桃柠檬汁

[材料] 水蜜桃200克，柠檬25克，白糖适量。

[做法] 水蜜桃洗净，去皮与核；柠檬榨汁。将水蜜桃放入果汁机中，加冷开水打成果汁，加入柠檬汁拌匀，再加白糖即可饮用。

[用法] 随意饮。

[功效] 生津止渴，改善食欲不振。

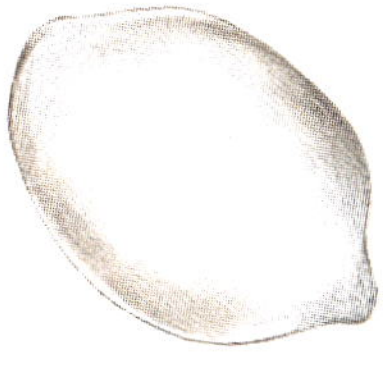

柠檬

葡萄凤梨汁

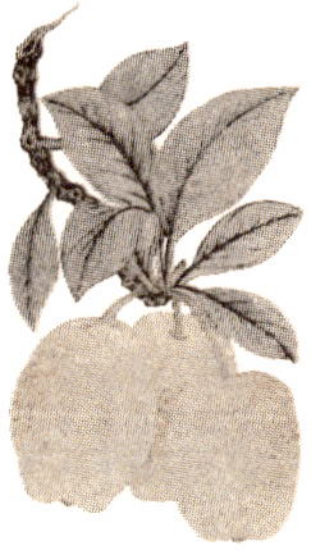

凤梨

[材料] 凤梨60克，葡萄25克，蜂蜜适量。

[做法] 凤梨去皮切成块状；葡萄去皮与子。将葡萄与凤梨块一起放入杯中，用滚水冲泡5分钟，待温后调入蜂蜜搅匀即可。

[用法] 随意饮。

[功效] 提高食欲，舒缓疲劳。

柠檬冰糖汁

[材料] 柠檬1个，冰糖适量。

[做法] 柠檬切开，入锅加水煮开后滤渣，加冰糖。

[用法] 随意饮。

[功效] 改善心烦与食欲不振。

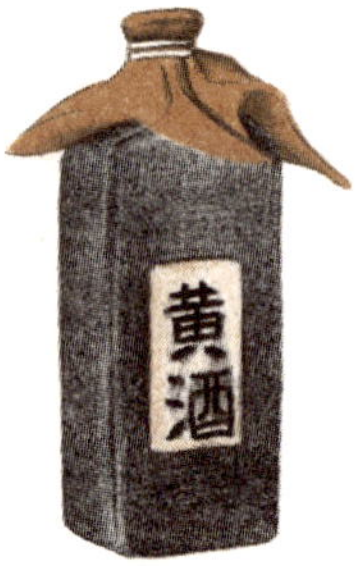

黄酒

青梅酒

[材料] 青梅30克，黄酒100毫升。

[做法] 将材料放入瓷杯中，置于蒸锅中蒸炖去渣。

[用法] 每次温服10～30毫升。

[功效] 适用于食欲不振。

苹果皮茶

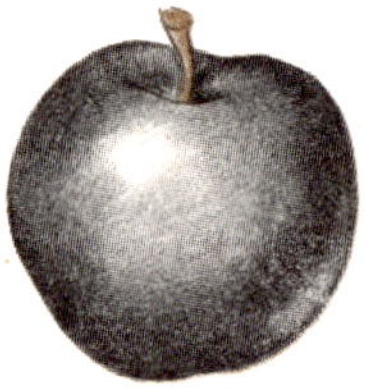

苹果

[材料] 绿茶2克，苹果皮45克，蜂蜜适量。

[做法] 苹果皮入锅，加清水熬煮5分钟；用热水冲泡绿茶，将煮好的苹果皮加入绿茶汁中，再加入蜂蜜调匀即可。

[用法] 随意饮。

[功效] 健脾补气，生津止渴。

麦芽鸡肫汤

[材料] 麦芽15克，鸡肫1个，盐适量。

[做法] 鸡肫洗净，保留内金，切成条状，再与麦芽一同放入锅内，加水煮汤，熟后加盐调味即可。

[用法] 随意饮。

[功效] 健脾益胃，和中化积。可改善食欲不振等症。

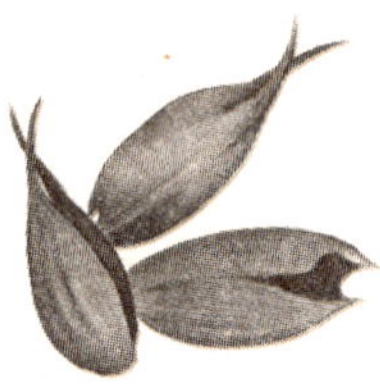

麦芽

枇杷酒

[材料] 枇杷500克，白酒1000毫升，白糖、蜂蜜各适量。

[做法] 枇杷洗净，晾干，放入容器中，加白糖、白酒、蜂蜜搅拌均匀。密封1个月后，即可饮用。

[用法] 每次1小杯，每日1次。

[功效] 生津止渴，改善食欲不振症状。

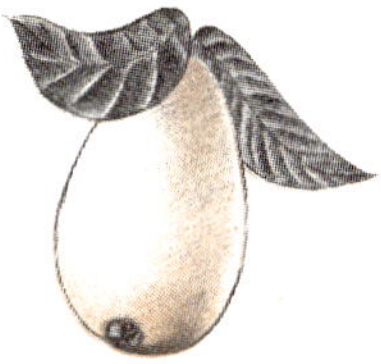

枇杷

黄连汤

[材料] 黄连、栀子各9克，黄芩、黄柏各6克。

[做法] 黄连、黄芩、黄柏、栀子用纱布包扎好，加入6000毫升水，煮至2000毫升水时即可服用。

[用法] 一次不宜过量服用，也不可久服。

[功效] 有助促进胃肠蠕动、促进消化、增强食欲等。

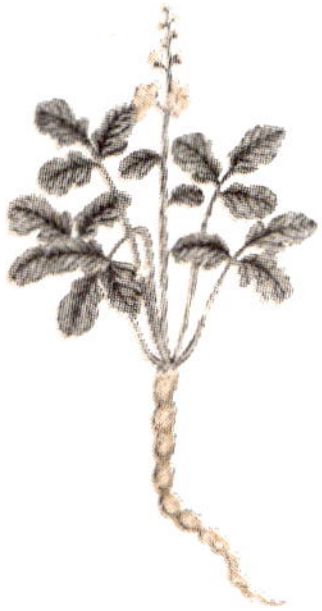

黄连

茯苓粥

[材料] 茯苓30克，粳米60克，红糖适量。

[做法] 将茯苓研末；粳米淘净，放入锅内加清水煮粥，待粥煮至浓稠时，再放入茯苓末搅匀稍煮片刻，以红糖调味，温热空腹食用。

[用法] 每日早、晚各服1次。

[功效] 健脾益胃，利水渗湿，宁心安神。适用于食欲不振。

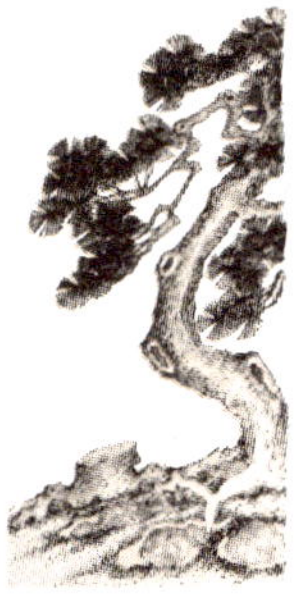

茯苓

菊楂陈皮茶

[材料] 山楂10克，白菊花、陈皮各5克。

[做法] 将山楂、白菊花、陈皮洗净，把洗净的材料放入杯中，用沸水冲泡，闷泡5分钟左右即可。

[用法] 代茶频饮。

[功效] 具有健脾燥湿、清热去火、理气宽心、健胃消食、促进食欲的功效，适合气虚、阴虚者饮用。

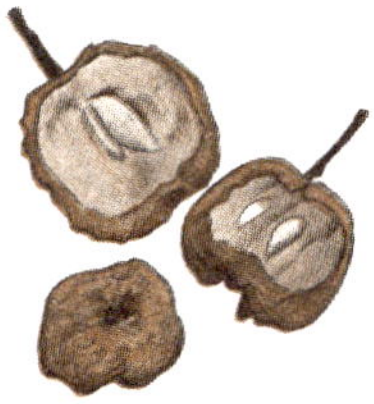

山楂

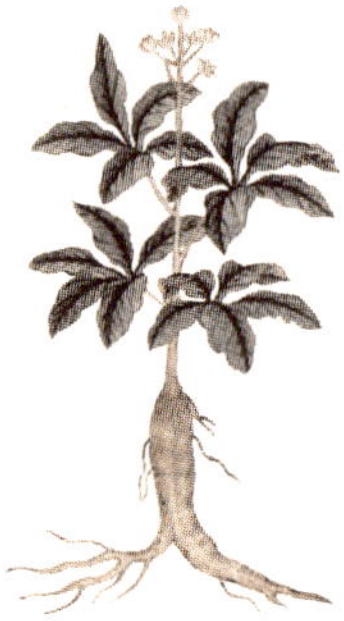

人参

人参粳米粥

[材料] 人参30克，粳米100克，冰糖适量。

[做法] 人参切片或打粉，与粳米一同煮粥，待粥熟时将溶化的冰糖汁加入并拌匀即可。

[用法] 每日服用1次。

[功效] 补元气，益脾肺，生津安神。适用于久病气虚所致的神疲乏力等症。

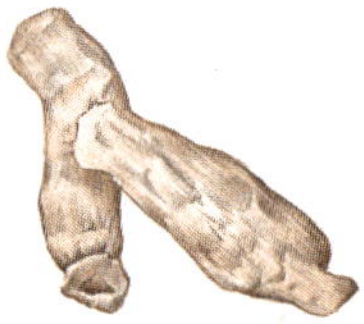

西洋参

西洋参粥

[材料] 西洋参片5克，粳米150 克，白糖适量。

[做法] 西洋参片放入锅内，加适量水煎煮20分钟；将粳米淘净，放入另一锅内，加水煮沸，加入西洋参片共煮，改为小火煮至成粥，加入白糖调匀即可。

[用法] 每日晚餐后食用。

[功效] 健脾益胃，生津止渴，补虚损。适用于食欲不振。

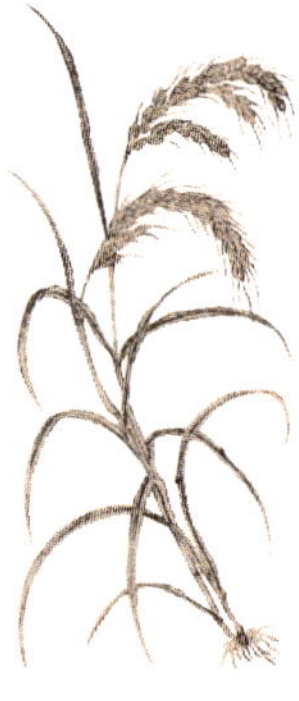

粳米

橘子蜂蜜糊

[材料] 橘子250克，蜂蜜适量。

[做法] 橘子洗净，去皮、核，将橘子果肉放入大碗中研碎，再加入蜂蜜搅拌均匀即可。

[用法] 餐后食用。

[功效] 开胃，还能改善食欲不振。

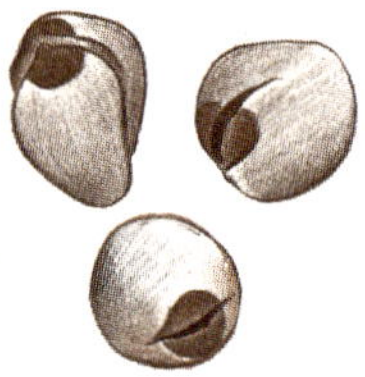

莲子

莲子红枣银耳粥

[材料] 米饭1碗，银耳25克，红枣5颗，莲子、枸杞子、冰糖各适量。

[做法] 银耳用温水泡发至软，择洗干净；红枣洗净，泡软去核；莲子、枸杞子分别洗净，泡软；米饭放入开水锅中搅匀，下入银耳、红枣、莲子、枸杞子，煮至黏稠时，加入冰糖，溶化即可。

[用法] 每日服用1次。

[功效] 具有开胃健脾、滋阴润燥的功效。

足跟痛

中医学认为，足跟痛多与肝肾阴虚、痰湿、血瘀有关。如果肝肾亏虚，筋骨失养，复感风寒湿邪或慢性劳损便会导致经络瘀滞，气血运行受阻，使筋骨肌肉失养而发病。一些爱穿高跟鞋的女性上班族，和久站的上班族容易有足跟痛的问题。以下方剂可以达到缓解足跟痛的效果。

鲜苍耳叶

[材料] 鲜苍耳叶适量。

[做法] 将鲜苍耳叶洗净，捣烂。

[用法] 将苍耳叶敷患处，外用塑胶薄膜覆盖，胶布固定，干后换药，不拘次数。

[功效] 适于足跟痛。

[备注] 本方适宜晚间睡觉时使用。

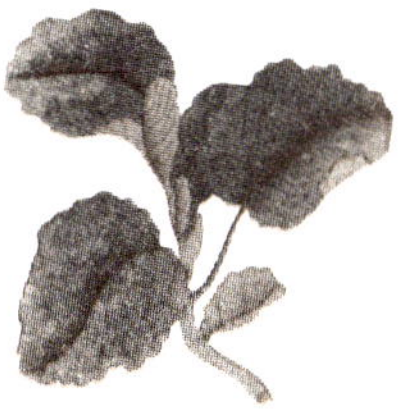

苍耳叶

鸡黑汤

[材料] 鸡肉、黑豆各60克，制川乌1.5克，红枣8克。

[做法] 以上材料洗净后同放入瓦锅内，加清水适量，小火煮3小时，至肉烂即可。

[用法] 随时饮用。

[功效] 适用于足部寒湿痹痛。

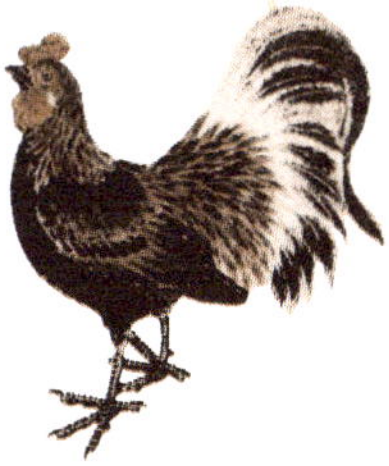

鸡

仙人掌

[材料] 仙人掌适量。

[做法] 先刮去仙人掌两面的毛刺，然后剖开两半，用剖开的一面敷于患足痛处，外用胶布固定，敷12小时以后再换另外的半片。

[功效] 适于足跟痛。

[备注] 治疗期间宜穿软底鞋，适量活动。

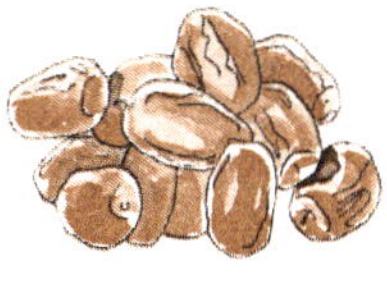

红枣

滋阴活血汤

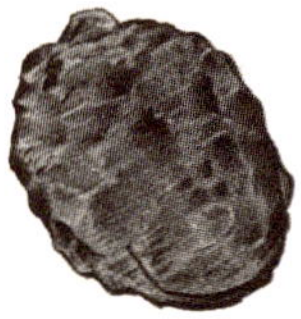
熟地黄

［材料］熟地黄、鸡血藤各30克，肉苁蓉20克，牛膝、白芍、黄芪各15克，黑杜仲、当归各12克，淫羊霍、红花、干姜各9克，木香3克。

［做法］将上药以水煎煮，取药汁。

［用法］每日1 剂，每日2次。

［功效］滋阴补肾，活血祛痛。对足跟痛有一定疗效。

五藤饮

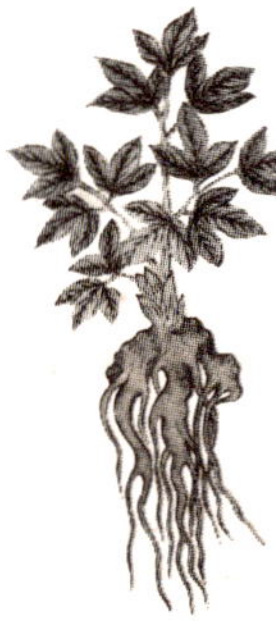
当归

［材料］宽筋藤、天仙藤各30克，血枫藤、石楠藤、络石藤各15克，沙柳草15～30克。

［做法］将上药以水煎煮，取药汁。

［用法］每日1剂，分2次服用。

［功效］活血祛痛，通经养肾。适于足跟痛。

川芎贴

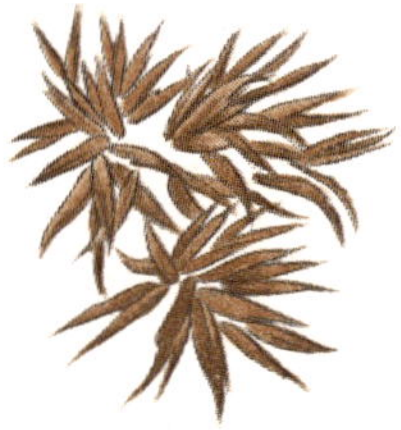
红花

［材料］川芎45克。

［做法］川芎研末，分成3份，装入布袋内缝好。

［用法］将药袋装入鞋里，直接与患足痛处接触，每次用1袋，3袋交替使用，换下药袋晒干仍可用。

［功效］适用于足跟痛。

四子熏洗方

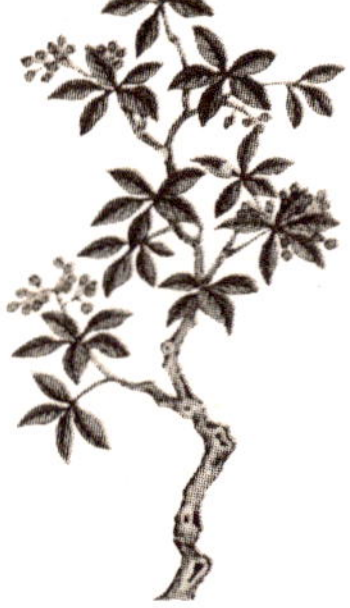
吴茱萸

［材料］薏苡仁、莱菔子、菟丝子、紫苏子、吴茱萸、盐各30克。

［做法］盐炒黄，余药炒至变色。

［用法］将所有药材和盐混合均匀，装入布袋，熨患处，每日2次，长期坚持才有效。

［功效］通络止痛。适用于各种足跟痛。

手脚冰凉

中医认为，手脚冰凉多是属于气血的毛病，是由气虚、血虚所造成的血液运行不畅、血液量不足造成的，一旦处于温暖的环境就可以得到缓解。另外，在身体感到疲劳的时候，也会感到手脚冰凉。上班族，尤其是女性，压力过大，长时间待在冷气房里的时候比较容易出现手脚冰凉的情形。因此，一定要注意充足的休息及身体的保暖，平时用补气养血的偏方进行调理。

老姜足浴方

[材料] 老姜200克，水2升，姜精油8滴。

[做法] 将姜和水一同放置于不锈钢锅中，煮至沸腾后熄火，闷泡10分钟，取出姜片后加入精油，倒至泡脚盆中即可。

[用法] 每天入睡前双脚于盆中浸泡15分钟。

[功效] 可促进足部血液循环，温暖足部及全身。

[备注] 注意孕期和月经期禁用。

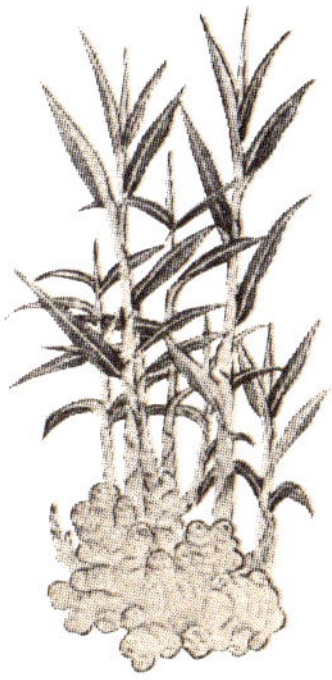

姜

八珍汤

[材料] 熟地黄、川芎、人参、当归、白术、白芍、茯苓各9克，炙甘草5克，红枣 5颗，生姜3片。

[做法] 将上述所有中药放入砂锅中，加清水煎煮30分钟左右，取汁。

[用法] 每日1剂，每日2次，早、晚饭后30分钟各温热服用。

[功效] 补血养气，调理气血，暖身。

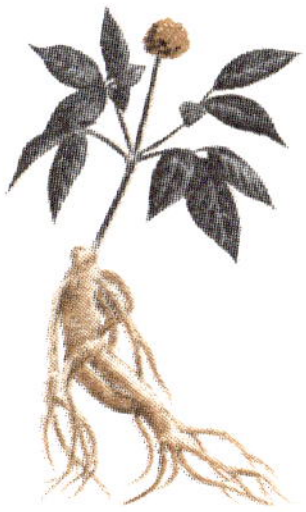

人参

枸杞子茶

[材料] 枸杞子30克。

[做法] 将枸杞子放保温杯中，用沸水冲泡。

[用法] 代茶饮。每日1剂，连服2~4个月。

[功效] 滋补肝肾，调理气血。

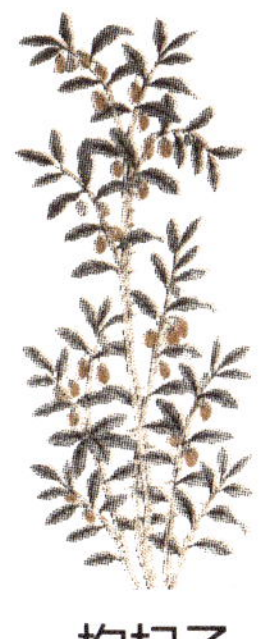

枸杞子

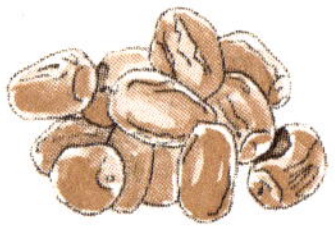

红枣

红枣粥

[材料] 红枣10~15颗，粳米100克。

[做法] 红枣和粳米如常法一同煮粥。

[用法] 食粥。

[功效] 本方可补气血、健脾胃。对于胃虚食少，脾虚便溏，气血不足，以及血小板减少，贫血，慢性肝炎，营养不良有较好的改善作用。

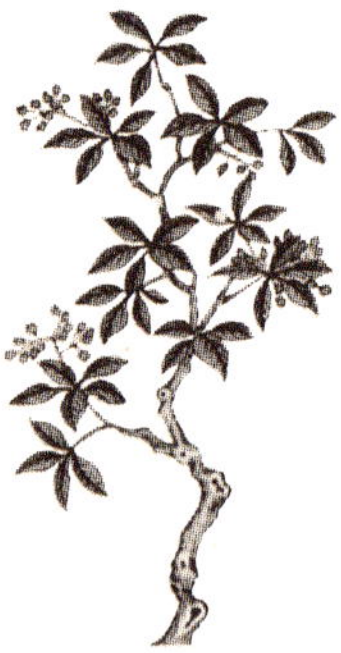

吴茱萸

吴茱萸茶

[材料] 吴茱萸、甘草各5克，红茶适量。

[做法] 锅中加适量清水，将吴茱萸和甘草放入，用小火煎沸20分钟。将红茶放入杯中，用煎沸的汤汁冲泡即可。或者直接用纱布将吴茱萸、甘草包起来，放入锅中加水煎煮，30分钟后滤出汁，趁热冲泡红茶。

[用法] 代茶温饮，每日1~2剂，药渣可续煎两次。

[功效] 暖身驱寒。

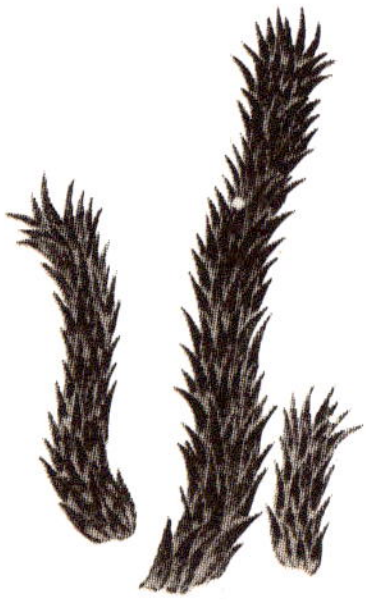

肉苁蓉

肉苁蓉酒

[材料] 肉苁蓉100克，白酒1000毫升，冰糖50克。

[做法] 用肉苁蓉与白酒一同放于酒瓶内，加入冰糖，浸泡半年左右即可饮用。

[用法] 每日服1次。

[功效] 适用于体质虚弱的人。

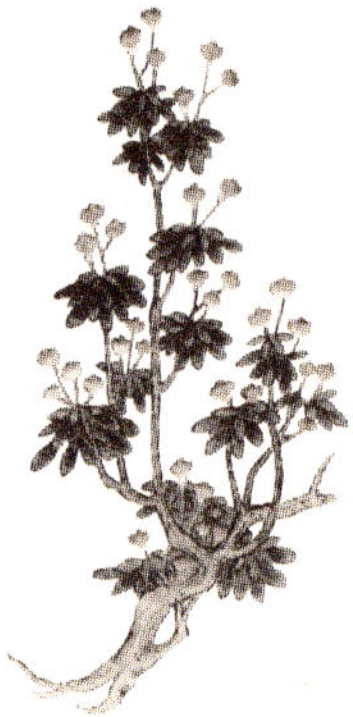

桂枝

当归四逆汤

[材料] 当归12克，桂枝、芍药各9克，细辛3克，炙甘草、通草各6克，红枣8颗。

[做法] 将上药以水煎煮，取药汁。

[用法] 每日1 剂，分2次服用。

[功效] 适用于冻疮引起的手脚冰凉。

腰背痛

腰背痛是指脊椎及关节软组织受损造成的酸痛感。坐姿不良、肝肾亏虚等都能引起腰背痛。工作中的压力、身体疲劳以及生活中缺少调养，再加上上班族每天长时间地坐在电脑前，久而久之，身体就会产生腰背痛的感觉，这种不适感往往会给工作带来不便，以下方剂可以帮助上班族在工作之余调理一下身体。

生地黄炖鸭蛋

[材料] 生地黄20克，鸭蛋1～2个，冰糖适量，

[做法] 上述材料加水适量隔水炖之，蛋熟后去壳，再放入汁中炖20分钟，冰糖调味，食蛋饮汁。

[用法] 每日1次或每周2～3次。

[功效] 有滋阴清热、生津止渴等效果，适用于熬夜后腰背痛、四肢乏力者。

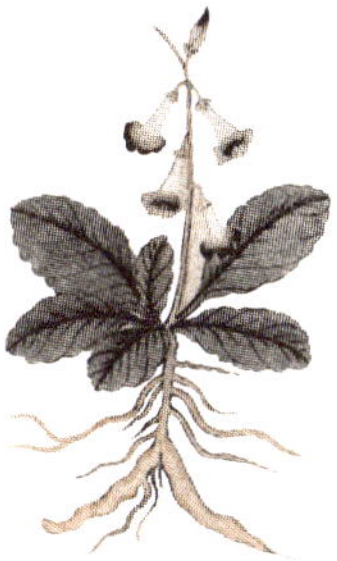

生地黄

昆布猪骨汤

[材料] 昆布100克，猪骨300克。

[做法] 将昆布、猪骨洗净，加清水适量煮沸，转小火熬至熟，调味食用。

[用法] 每天1次。

[功效] 预防骨质疏松引起的腰背痛。

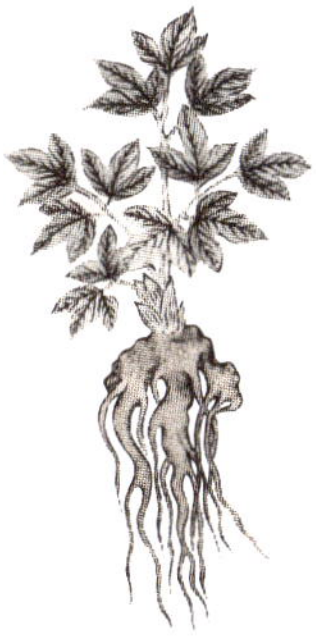

当归

活络止痛汤

[材料] 当归、白芍、黄芩、葛根各9克，桂枝、柴胡各6克，天花粉12克，生黄芪、生牡蛎（先煎）各15克。

[做法] 将上述药材以水煎煮，取药汁。

[用法] 每日1剂，分2次服用。

[功效] 适用于肩周炎肩背疼痛。

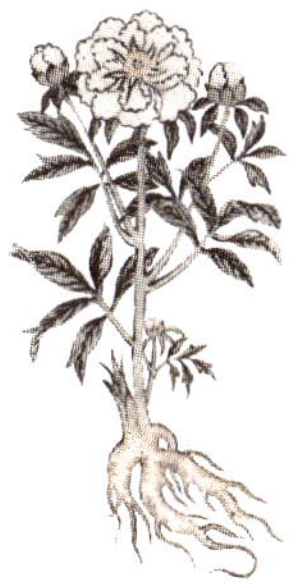

白芍

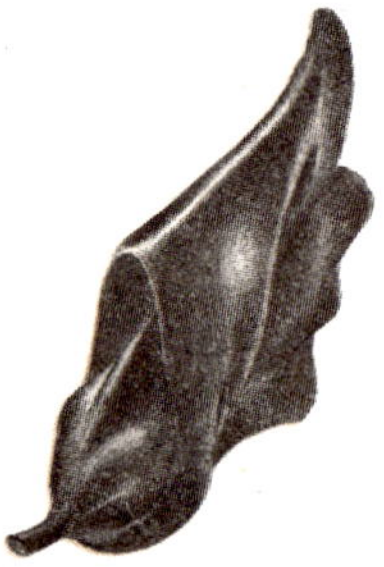

海带

海带香菇腔骨汤

[材料] 腔骨500克，水发海带150克，红枣10颗，香菇3朵，枸杞子、姜片、盐各适量，料酒1大匙，醋少许。

[做法] 将腔骨洗净切块， 放入开水中烫一下，捞出；海带泡洗干净，切段；香菇泡软，去蒂，切片；红枣发泡洗净。锅中倒入适量清水，将各种材料及料酒、醋、姜片一起放入锅中，炖煮至熟，在出锅前放入枸杞子、盐，再煮5分钟即可。

[用法] 佐餐用。

[功效] 强筋壮骨，补血行气，适用于骨质疏松。

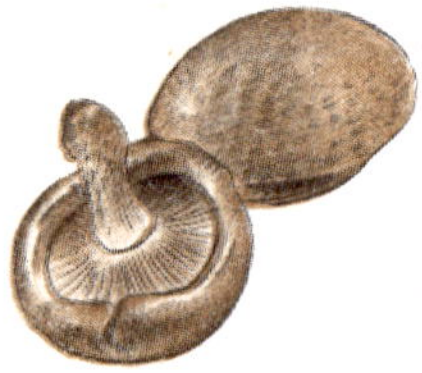

香菇

粗盐贴敷方

[材料] 粗盐、粗纱。

[做法] 将粗盐、粗纱一同炒热，然后放在布袋里，趁热敷在患处即可。

[用法] 每次30分钟，早晚各1次。

[功效] 可缓解腰疼。

[备注] 不要烫伤皮肤。

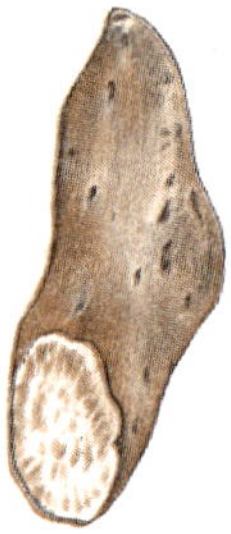

红薯

狗肉红薯汤

[材料] 狗肉500克，红薯250克。

[做法] 将红薯洗净切块，与狗肉同煮2~3小时，调味后即可食用。

[用法] 佐餐用。

[功效] 可以温补肾阳，适用于腰痛的患者。

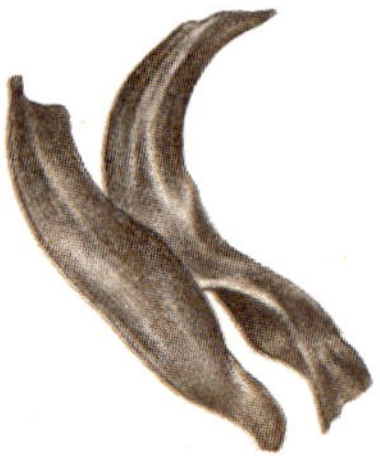

狗肉

桃金娘根方

[材料] 桃金娘根15~30克。

[做法] 桃金娘根用水煎服。

[用法] 每日1次，每次1剂。

[功效] 适用于腰肌劳损引起的腰痛。

焦烤柚子种子

[材料] 柚子3个。

[做法] 将柚子剥开，取其种子，放在铺在铝箔纸的平底锅中烤制，待种子变色后关火，然后将其捣碎即可。

[用法] 冲水服用。每日1次，每次1剂。如果觉得每次制作比较麻烦，可以一次多烤制一些，密封保存，但不宜超过1个月。

[功效] 此方可缓解疼痛，抑制各种原因引起的炎症。对腰背痛有效。

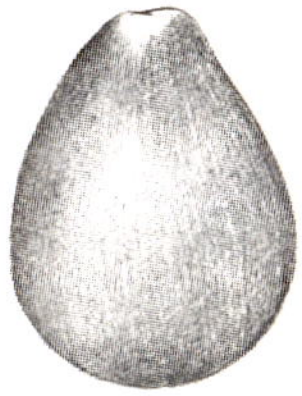

柚子

鲜肉苁蓉方

[材料] 新鲜肉苁蓉150克，山药50克，羊肉100克。

[做法] 肉苁蓉去鳞，用酒洗。将肉苁蓉、山药、羊肉加适量清水同煮即可。

[用法] 每日1次，每次1剂。

[功效] 此方可有效缓解由肾阳虚、精血少引起的腰痛。

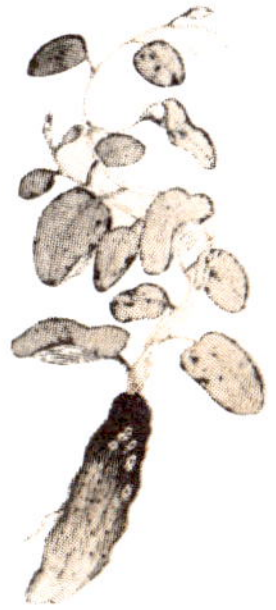

山药

白术煮薏苡仁

[材料] 白术45克，薏苡仁60克。

[做法] 将薏苡仁洗净，与白术共水煮取汁服用。

[用法] 每天1次。

[功效] 可缓解腰痛。

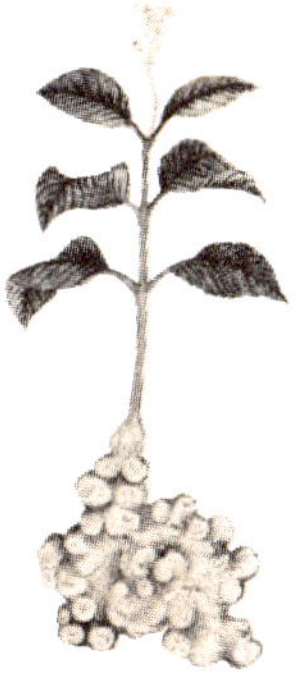

白术

专家小叮咛

腰背痛者要注意避免过多地食用生冷寒湿的食物，即使在夏天，也应注意不要多饮冰冻的饮料。对于性寒凉的水果，如西瓜，也不宜一次进食太多。同时，腰背痛者应少食富含脂肪的食物，避免肥胖。因为肥胖会给脊椎带来过大的负荷，同时由于腹肌松弛而不能对脊椎起到支撑作用，甚至使脊椎发生变形，这对健康带来的危害更大。

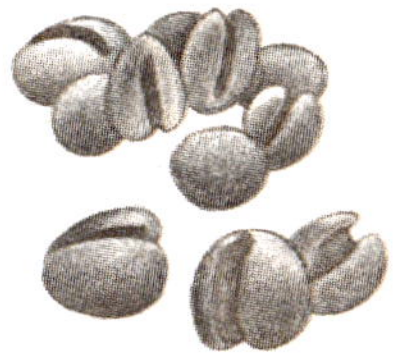

薏苡仁

水肿

水肿，是体内水液潴留，泛溢肌肤，出现眼睑、头面、足跗、腹部以至全身水肿为特征的一种疾患。尤其是坐班一族，常因久坐而发生下肢水肿。因此，我们可以通过正确使用偏方来进行调理。

乌龙冬瓜茶

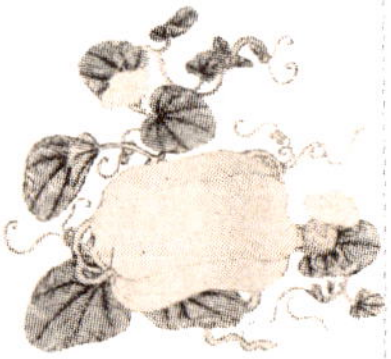

冬瓜

[材料] 乌龙茶5克，冬瓜皮25克，山楂肉20克。

[做法] 将冬瓜皮和山楂肉放入砂锅中，加适量水煎煮20分钟左右即可；乌龙茶放入茶壶中，用前面煎好的水冲泡，加盖闷10分钟即可。

[用法] 每日1剂，每日3次。

[功效] 此茶饮适合痰多久咳、体虚浮肿的上班族服用，有抗衰老、防病保健作用。

红豆玉米须饮

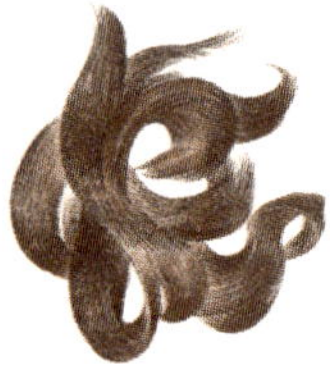

玉米须

[材料] 红豆30克，玉米须12克。

[做法] 红豆与玉米须共水煎。

[用法] 每日1剂，每日2次。

[功效] 适用于水肿。

薏苡仁绿豆甜茶

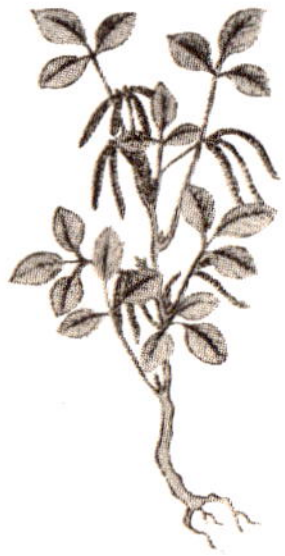

绿豆

[材料] 绿豆150克，薏苡仁60克，冰糖适量。

[做法] 绿豆、薏苡仁分别洗净，加入盛有适量水的锅中。大火烧沸后，改小火慢熬，直到绿豆、薏苡仁熟软，关火，加入适量冰糖，等温度适宜时饮用。

[用法] 代茶频饮。

[功效] 本方具有清凉解毒，去水肿的功效。

薏苡仁炖鲈鱼

[材料] 鲈鱼200克，薏苡仁30克。

[做法] 鲈鱼和薏苡仁煮熟服食。

[用法] 佐餐食用。

[功效] 可改善脾虚水肿。

芸豆粳米粥

[材料] 芸豆、粳米各50克。

[做法] 将芸豆、粳米一同煮粥。

[用法] 每日1剂，每日1次。

[功效] 健脾利湿。适用于脾虚水肿、小便不利及肥胖症等。

双豆红糖饮

[材料] 蚕豆、扁豆各60克，红糖适量。

[做法] 蚕豆、扁豆共煮汤，加红糖调味。

[用法] 每日1次，每次1剂。

[功效] 适用于脾虚水肿。

薏苡仁茶

[材料] 炒薏苡仁适量，荷叶、山楂各2克。

[做法] 将炒薏苡仁、荷叶、山楂放入茶杯中，用沸水冲泡10分钟左右，去渣取汁，温饮即可。

[用法] 每日1剂，每日1次，代茶饮用。

[功效] 此茶具有清热、利湿、祛肿的功效，适合湿性体质的肥胖者饮用。

冬瓜皮饮

[材料] 鲜冬瓜皮90克。

[做法] 鲜冬瓜皮加水适量，煎汤饮。

[用法] 每日1剂，每日1次，经常服用。

[功效] 利尿消肿。适用于水肿胀满、小便不利之症。

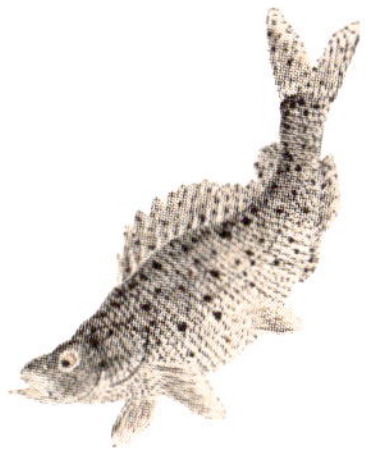

鲈鱼

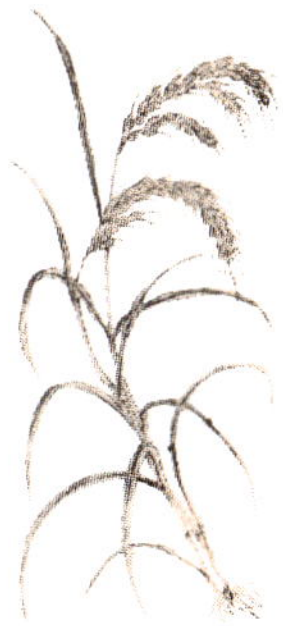

粳米

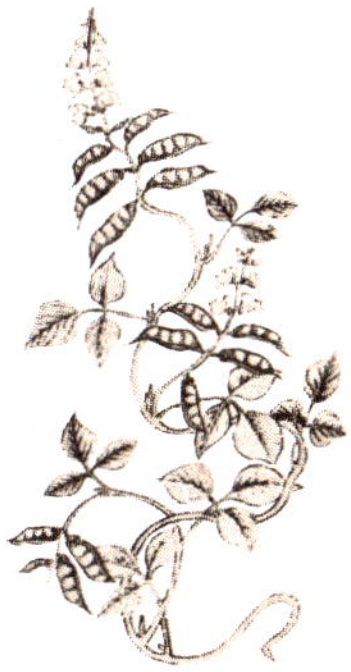

扁豆

蚕豆冬瓜汤

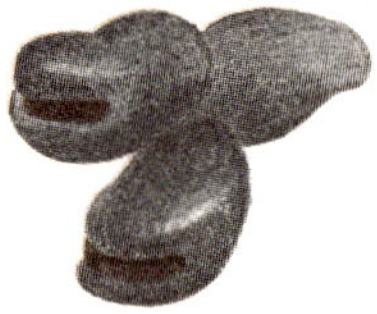

蚕豆

[材料] 冬瓜80克，蚕豆60克。

[做法] 蚕豆和冬瓜用清水3大碗，小火煎至1碗，去渣。

[用法] 每日1次，每次1剂。

[功效] 适用于肾脏病水肿、心脏病水肿。

蝼蛄方

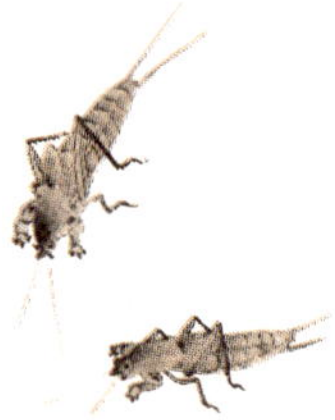

蝼蛄

[材料] 蝼蛄7个，香油适量。

[做法] 蝼蛄用香油炸，然后研为细面。

[用法] 温开水冲服。

[功效] 适用于水肿。

瓜皮茅根茶

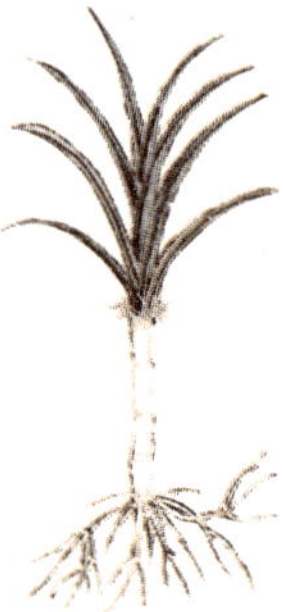

白茅根

[材料] 西瓜皮60克，白茅根30克（鲜品90克）。

[做法] 将西瓜皮、白茅根制成精末，放入茶壶中，用沸水冲泡。

[用法] 代茶饮用，每日1次，每日1剂。

[功效] 具有清热利尿的功效，适合肾炎、水肿患者饮用。

甘遂末方

[材料] 甘遂末10克。

[做法] 将甘遂末填脐至满敷定（内服甘草汤）即可。

[用法] 每日1次，每日1剂。

[功效] 适用于水肿。

鹌鹑方

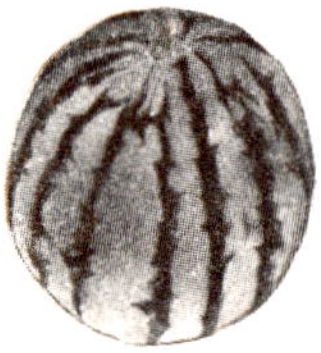

西瓜

[材料] 鹌鹑2只，酒少量。

[做法] 先将鹌鹑洗净，然后加酒、适量水炖食。

[用法] 每日1次，每次1剂，7日为1个疗程。

[功效] 适用于慢性肾炎水肿。

鲤鱼红豆汤

[材料] 鲤鱼1条，红豆150克。

[做法] 鲤鱼留鳞去内脏，洗净；红豆洗净，加水适量，小火同煲。

[用法] 汤料同食，如果一次吃不完，可以在1日内分3~4次食完。

[功效] 利尿，消肿，安胎。

半边莲方

[材料] 鲜半边莲100克，红糖少许。

[做法] 鲜半边莲水煎去渣，调少许红糖搅匀。

[用法] 每日2次，每日1剂。

[功效] 可改善水肿。

高维生素果汁

[材料] 橘子、柚子各1个，橙子2个，柠檬半个，蜂蜜1小匙，冰块少许。

[做法] 将橙子、橘子、柠檬分别洗净，去皮后切块，再分别放入榨汁机中榨汁；柚子洗净后去皮，切成小瓣；冰块放入玻璃杯中，倒入所有蔬果汁并调入蜂蜜调匀，最后放入柚子块即可。

[用法] 每日1次，每次1剂。

[功效] 可改善水肿。

[备注] 上班族常常久坐导致血液流通不畅而发生水肿、脂肪堆积等症状，长此以往还会引发多种慢性疾病，有损健康。

白扁豆方

[材料] 白扁豆150克，灯心草适量。

[做法] 白扁豆炒黄，研细末。

[用法] 餐前灯心草煎水送服，每日3次，每次9克，连服3~5日。

[功效] 适用于脾虚水肿。

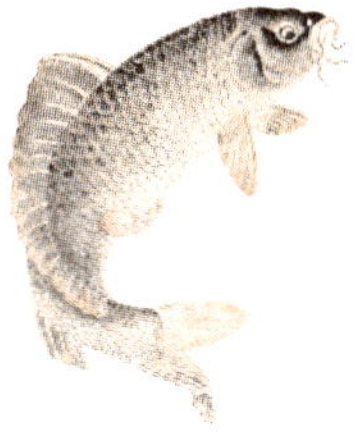
鲤鱼

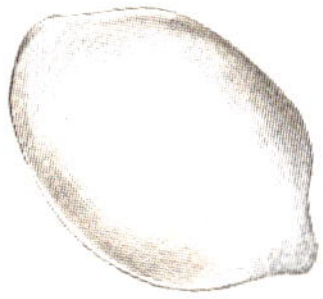
柠檬

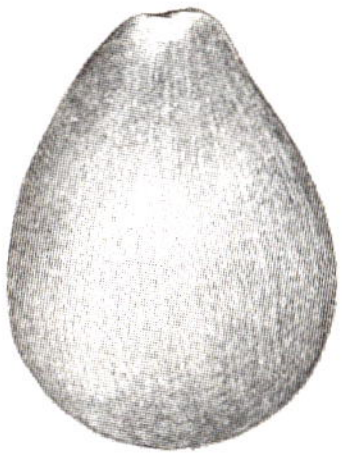
柚子

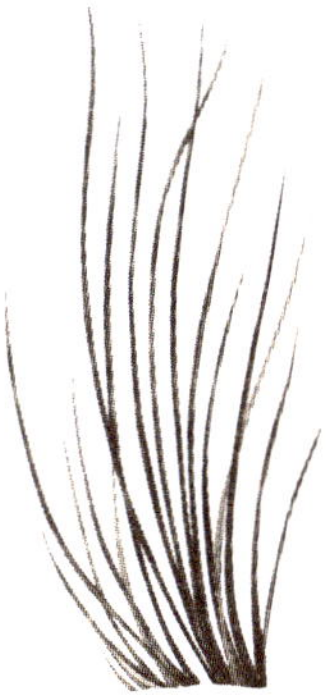
灯心草

空调病

“空调病”主要是指长时间待在有空调的环境中，使身体产生不适，或机能衰退的疾病。空调病其实是由于空气干燥及室内外温差等造成的疾病。主要表现为全身乏力、头痛、腰痛，甚至口歪眼斜等症状。这种情况下，可用一些方剂来预防和调理。

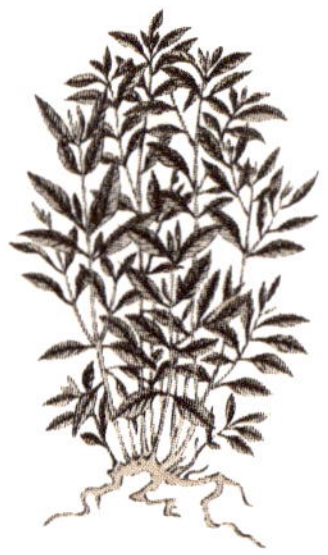
香菜

香菜生姜汤

[材料] 香菜、生姜各10克。

[做法] 将香菜洗净切段；姜洗净切片。先将姜片放入锅中加水煮沸，然后下入香菜段即可出锅。

[用法] 趁热喝下。

[功效] 本方对暑湿型空调病有很好的调理作用。

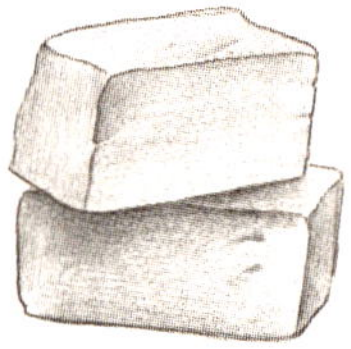
豆腐

葱豉豆腐汤

[材料] 豆腐250克，淡豆豉12克，葱白段15克，盐少许。

[做法] 将豆腐洗净，切小块。锅中加入适量清水，下入豆腐块和淡豆豉煮开，煮10分钟即可关火，最后下入葱白段起锅，调入少许盐即可。

[用法] 趁热喝汤，佐餐食用。

[功效] 本方对风寒型空调病有很好的调理作用。

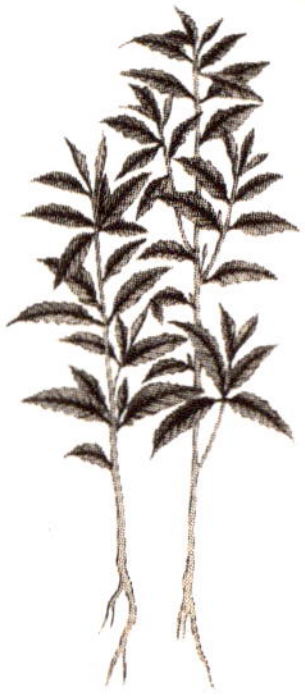
薄荷

薄荷茶

[材料] 鲜薄荷10克，冰糖适量。

[做法] 将鲜薄荷洗净，放入杯中，用开水冲泡，调入适量冰糖即可。

[用法] 待薄荷茶温热时饮用，每日1剂。

[功效] 对吹空调引起的呼吸道症状有很好的缓解作用。

[备注] 对于“空调病”，本方不可冰镇饮用。

醒酒解酒

醉酒的时候往往头痛难耐，严重者第二天会出现头晕目眩，还有胃肠不适等症状。即使到了工作场合，生理状态还是无法有效恢复到正常。对于很多人来说，工作上的应酬少不了，但还是应尽量少喝，如果喝多了，这时可借用一些单方来解酒，把对身体的损害降低到最小。

醋腌大白菜

[材料] 大白菜、醋、白糖各适量。

[做法] 大白菜切长条，用醋腌几分钟，加白糖炒熟。

[用法] 佐餐用。

[功效] 解酒。

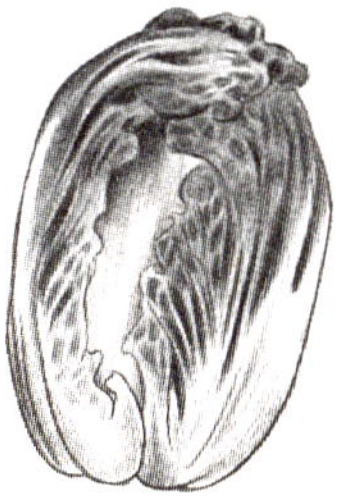

大白菜

葛花饮

[材料] 葛花10克。

[做法] 葛花洗净，以滚水冲泡。

[用法] 代茶饮。

[功效] 有解酒效果。

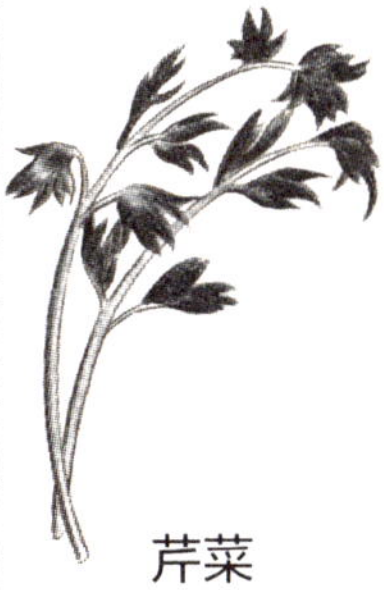

芹菜

芹菜汁

[材料] 芹菜适量。

[做法] 芹菜洗净，榨汁。

[用法] 代茶饮。

[功效] 有醒酒的作用，可缓解醉酒后的头疼脑胀等症状。

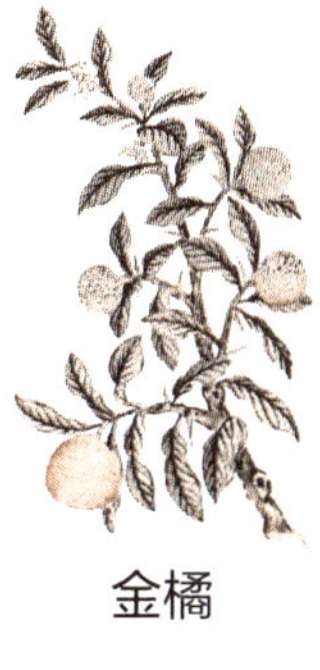

金橘

金橘绿茶

[材料] 金橘干、绿茶、冰糖各适量。

[做法] 金橘干与绿茶以滚水冲泡，加入冰糖调味即可。

[用法] 代茶饮。

[功效] 有效地帮助解酒醒酒，清除体内的酒毒与酒气。

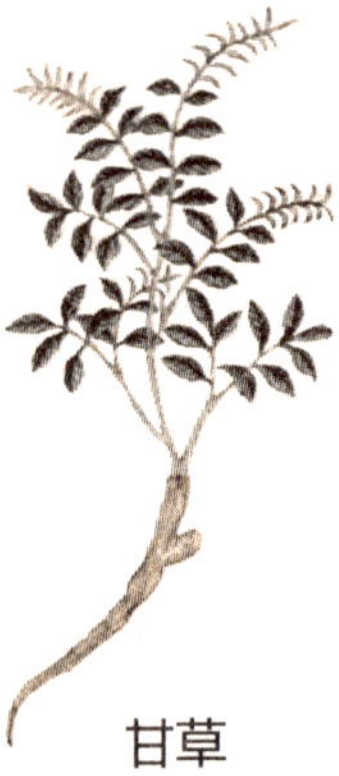

甘草

甘草黑豆汁

[材料] 甘草15克，黑豆30克，绿茶5克。

[做法] 将黑豆用水浸泡30分钟。把所有材料都放入砂锅中，加水煎煮，20分钟左右即成。

[用法] 每日1剂，代茶饮用。

[功效] 此茶饮非常适合酒醉伤脾胃的人饮用，不仅具有醒酒、解酒的功效，还可起到养肝、护肝的作用。

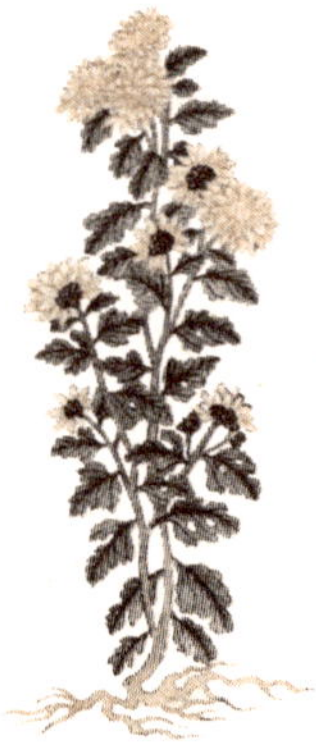

菊花

高效解酒茶

[材料] 绿茶50克，菊花20克，葛花、山楂、藿香各10克。

[做法] 将上五味材料共研成末，装入袋中（每袋1.5克）。每次饮用时，用沸水冲泡1袋即可饮用。或者以葛花、山楂、藿香一起入锅煎煮20～30分钟，取汤汁冲泡绿茶和菊花饮用。

[用法] 酒后饮用1剂。

[功效] 解酒益肝。

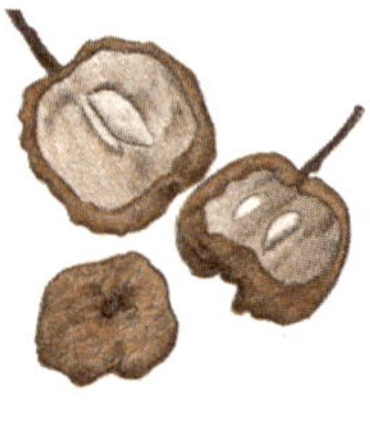

山楂

龙胆橄榄茶

[材料] 龙胆草10克，青橄榄5个，冰糖适量。

[做法] 青橄榄切片，与龙胆草放入砂锅中，加适量水煎沸20分钟左右，滤渣取汁。饮用时加入适量冰糖调味即可。

[用法] 每日1剂，频饮。

[功效] 泻肝胆火，可解酒。

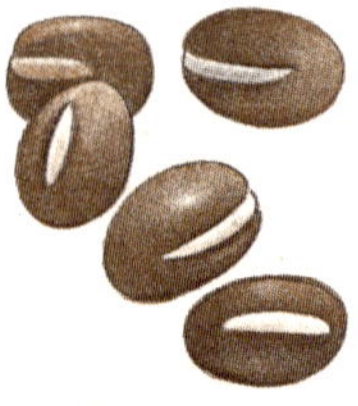

红豆

益肝解毒茶

[材料] 红豆50克，花生仁25克，红枣15克，红糖适量。

[做法] 将红豆、花生仁洗净，沥干；红枣洗净，用温水浸泡约10分钟。锅中加入水，然后放入红豆、花生仁，以小火煮至熟软即可，再加入红枣、红糖，续煮30分钟左右。

[用法] 饮汁吃材料。

[功效] 解毒、养血。

中暑

中暑是指在高温和热辐射长时间作用下，机体体温调节出现障碍，水、电解质代谢紊乱及神经系统功能损害症状的总称。中暑多发生在炎热的夏季，室外工作的人群，一定要注意预防中暑，以免发生意外。以下偏方可有效缓解中暑带来的不适。

白菊花茶

[材料] 白菊花6克，绿茶适量。

[做法] 将白菊花和绿茶用开水冲泡。

[用法] 每日1～2剂。代茶饮。

[功效] 消暑解渴。适用于中暑发热、口渴、烦躁等症。

西瓜汁方

[材料] 鲜西瓜1000克。

[做法] 鲜西瓜去皮及瓜子，捣汁。

[用法] 口服，每日2次，每次1剂。

[功效] 清热解暑，除烦止呕，利大小便。适用于预防中暑。

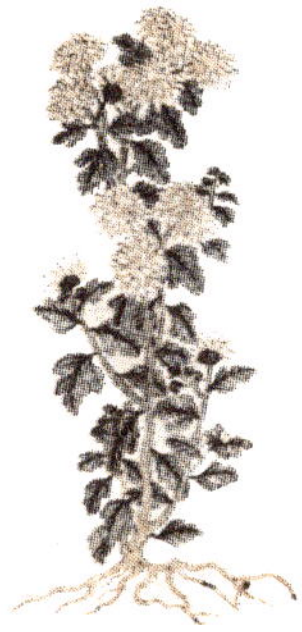

菊花

麦冬蜜饮

[材料] 麦冬5克，蜂蜜20毫升。

[做法] 麦冬研为末，加蜂蜜搅匀。

[用法] 口服。

[功效] 适用于中暑。

扁豆叶汁

[材料] 扁豆叶1把。

[做法] 扁豆叶加水捣汁，取汁1杯。

[用法] 口服。

[功效] 可缓解中暑昏迷者的症状。

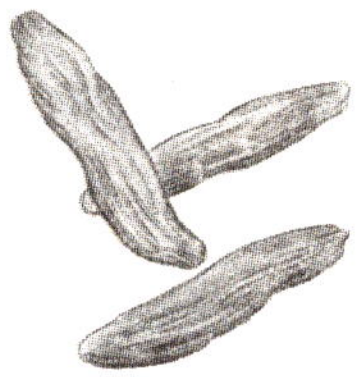

麦冬

西洋参茶

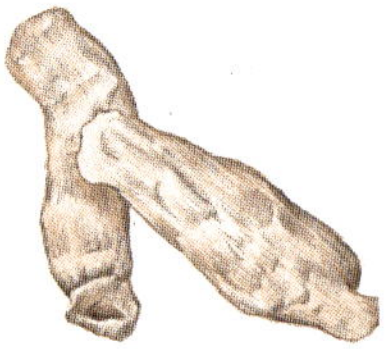

西洋参

[材料] 西洋参1克。

[做法] 西洋参切片，开水浸泡。

[用法] 代茶饮。

[功效] 改善阴虚烦渴，减轻中暑症状。

绿豆汤

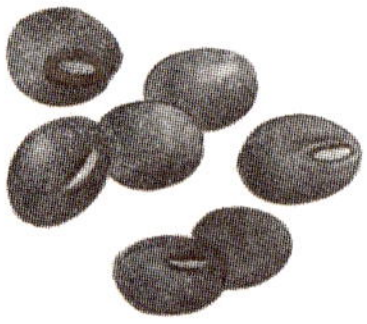

绿豆

[材料] 绿豆60克，丝瓜花8朵。

[做法] 将绿豆加清水熬成清汤1碗，绿豆要烂熟，再放丝瓜花，煎片刻即可。

[用法] 待温，顿服。

[功效] 清热解毒。适用于轻度中暑。

甘蔗茶

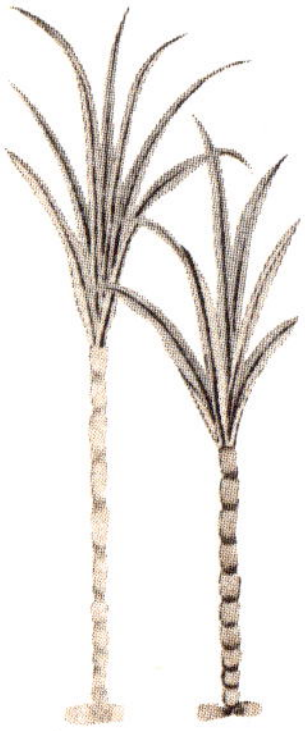

甘蔗

[材料] 甘蔗120克。

[做法] 甘蔗切片水煎。

[用法] 代茶饮。

[功效] 有清热解毒，生津止渴的作用。

柠檬散

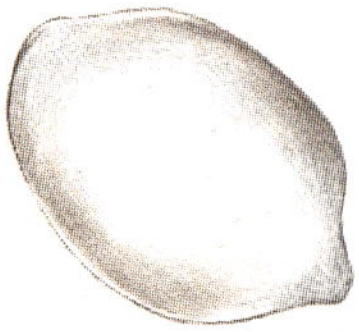

柠檬

[材料] 鲜柠檬肉，白糖各适量。

[做法] 先将鲜柠檬肉切碎，取汁煎煮，熬成膏状，停火，待冷却后加白糖将汁膏吸干，混匀，晒干，再压碎，装瓶备用。

[用法] 每次取10克，再用沸水冲化后饮用，每日2次。

[功效] 适用于热病津伤口渴、中暑呕恶。

白萝卜汤

[材料] 白萝卜适量。

[做法] 白萝卜切片后加适量水煮汤。

[用法] 佐餐食用。

[功效] 消暑解渴。可预防中暑。

心悸

心悸指患者能感觉自己的心脏不自主的悸动，在发病时心跳加快加强，频率异常，而且伴有心前区的不适感。情绪不稳、过度疲劳等都会引发心悸。上班族在较大的压力状况下，不稳的情绪以及身体的不适往往会使身体出现心悸的状况。以下方剂可以有效的缓解心悸的症状。

桑椹桂圆汤

[材料] 鲜桑椹100克，桂圆肉50克。

[做法] 将鲜桑椹和桂圆肉洗净，共捣烂，加入冷开水调匀，绞汁即可。

[用法] 每日1剂，每日2次。

[功效] 适用于滋阴养血，补心安神。适用于甲状腺功能亢进症之心悸、性情急躁等症。

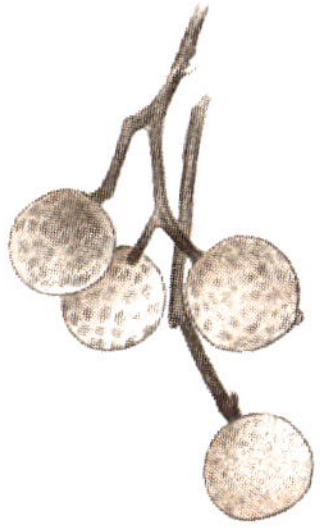

桂圆

百合饮

[材料] 百合100克，白糖适量。

[做法] 将百合洗净，加水用小火煎熬，待熟烂后加入白糖，稍煮即可。

[用法] 每日1剂，分2次服用。

[功效] 适用于内热较重、心悸不宁等。

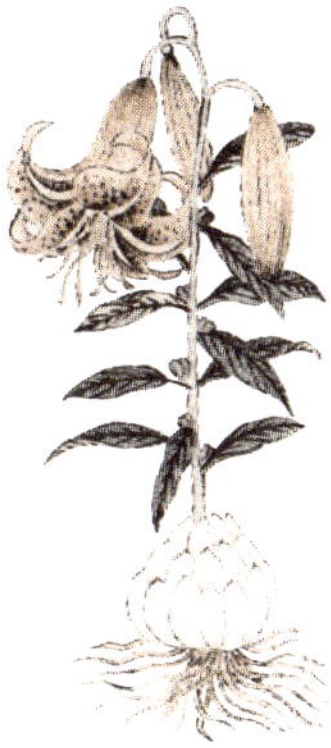

百合

党参粥

[材料] 党参10克，粳米100克，白糖适量。

[做法] 党参水煎取汁，同粳米煮粥，待熟时调入白糖，再煮1～2沸即成。

[用法] 每日2次，早、晚各服1次。

[功效] 补益脾肺，安神定志。适用于心悸怔忡、脾肺亏虚、失眠多梦等。

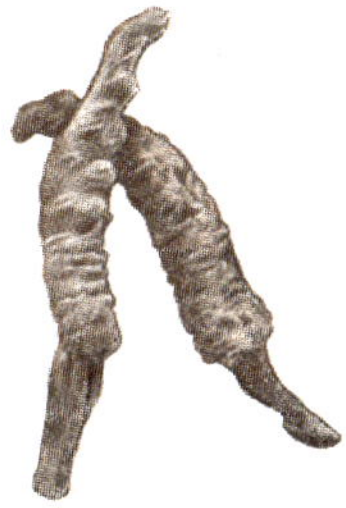

党参

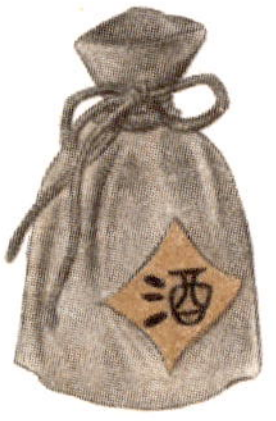

酒

桂圆酒

［材料］桂圆肉250克，白酒400毫升。

［做法］将桂圆肉切碎，装入酒瓶中，加入白酒浸泡15～20天即成。

［用法］每日服2次，每次10～20毫升。

［功效］养血安神。适用于心悸、神经衰弱、失眠、健忘等症。

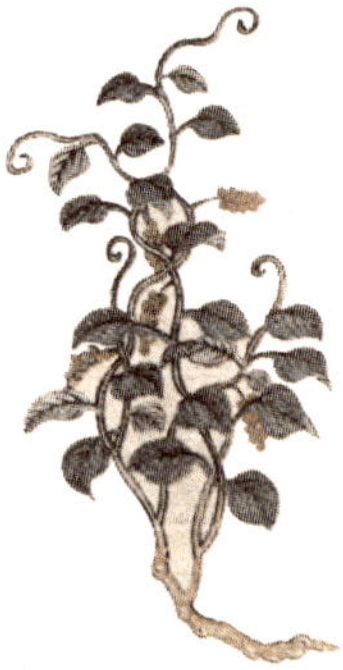
五味子

五味子酒

［材料］五味子200克，白酒400毫升。

［做法］将五味子择洗净，放入白酒中浸泡， 每3日搅拌1次，存放15日即可。

［用法］佐餐饮。

［功效］生津安神。适用于治疗神经官能症所致的心悸。

炒酸枣仁

［材料］炒酸枣仁10克。

［做法］炒酸枣仁捣碎，水煎取汤。

［用法］晚上睡前1次服完。

［功效］适用于心脾两虚所致的心悸失眠。

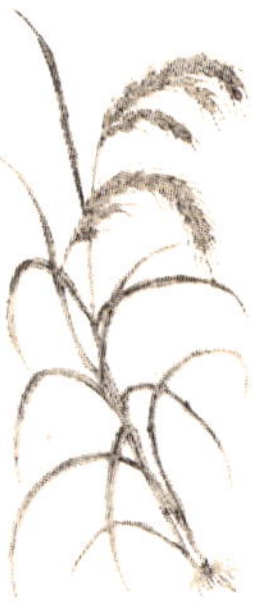
粳米

黄精粥

［材料］黄精50克，粳米100克。

［做法］黄精切碎与粳米同入锅内，加适量的清水，大火烧沸后改用小火煮至粥熟。

［用法］作早餐食用，每日1次，10日为1个疗程。

［功效］适用于风心病、心悸怔忡、气短乏力等。

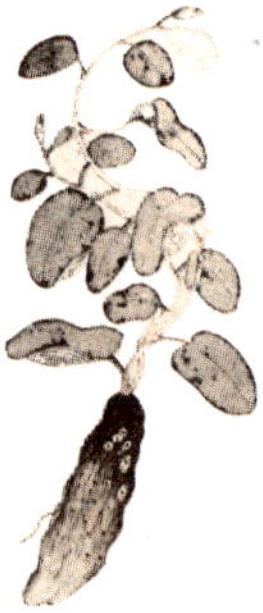
山药

山药方

［材料］山药50克。

［做法］山药打碎，水煎。

［用法］每日1剂，分2次服。

［功效］适用于心脾两虚型贫血所致的心悸气短。

失眠

睡眠质量差的人经常会被多梦困扰，睡眠不实，梦扰纷乱，醒后出现头昏脑胀、神疲乏力的症状。现代医学认为，神经衰弱、脑神经兴奋过度、睡姿不正确等也是导致多梦、睡眠不好的原因。上班族如果工作压力大，劳累过度或者暴饮暴食就会出现失眠。除了调适心情外，茶饮方剂也可以帮您远离失眠的困扰。

酸枣仁茶

[材料] 酸枣仁20克，白糖少许。

[做法] 将酸枣仁加白糖拍碎，用沸水冲泡闷15分钟。

[用法] 代茶频饮。

[功效] 能缓解失眠、多梦、健忘、盗汗、自汗等症状。

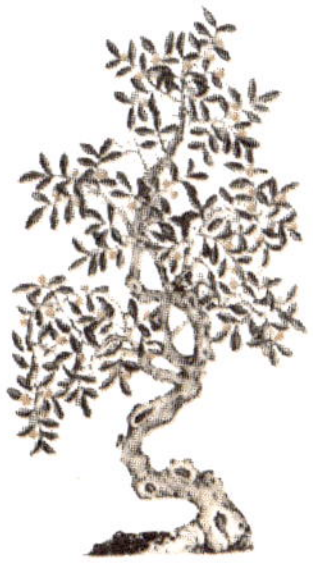

酸枣仁

远志茶

[材料] 炙远志10克。

[做法] 将炙远志洗净切片，用沸水冲泡，加盖闷30分钟。

[用法] 代茶频饮。

[功效] 有镇静催眠、抗衰老的作用。

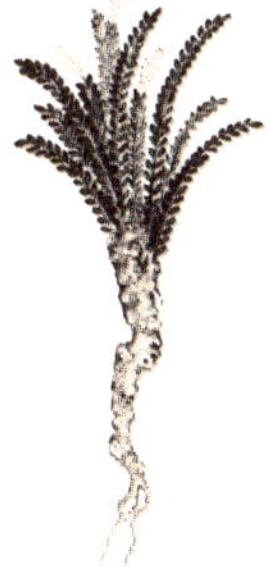

远志

花生叶水

[材料] 花生叶90克（干品30克）。

[做法] 花生叶加水煮20分钟。

[用法] 代茶饮。

[功效] 改善失眠症状。

珍珠母方

[材料] 珍珠母6克。

[做法] 珍珠母研细末。

[用法] 每日1次，每次服0.2克，每晚睡前温水送服。

[功效] 改善失眠症状。

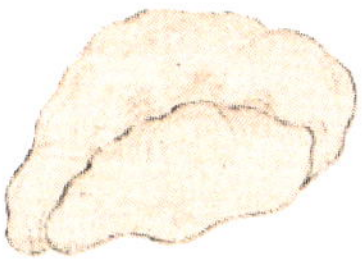

珍珠

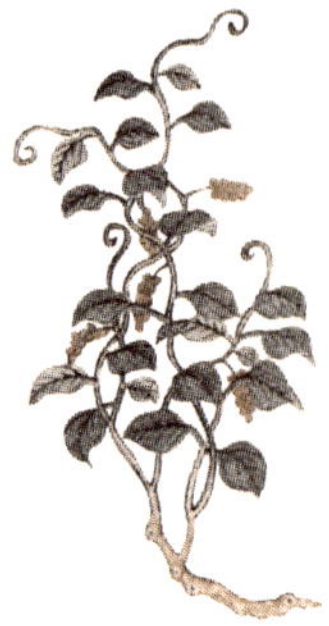

五味子

龙甘酸五茶

[材料] 生龙齿10克，花茶2克，炙甘草5~7克，五味子、酸枣仁各10克。

[做法] 在砂锅中加入600毫升水，加入生龙齿煮20分钟，再加入炙甘草、五味子、酸枣仁煮15分钟，取汤泡花茶。

[用法] 代茶频饮。

[功效] 龙齿是安神药，味甘涩，性平，具有镇静安神、养肝益气的功效，对心悸失眠、心绪不宁、健忘多梦很有疗效；酸枣仁有养心安神的功效，能补益心脏、平补肝血。此茶饮具有养心定悸的功效，能有效缓解失眠、多梦的症状。

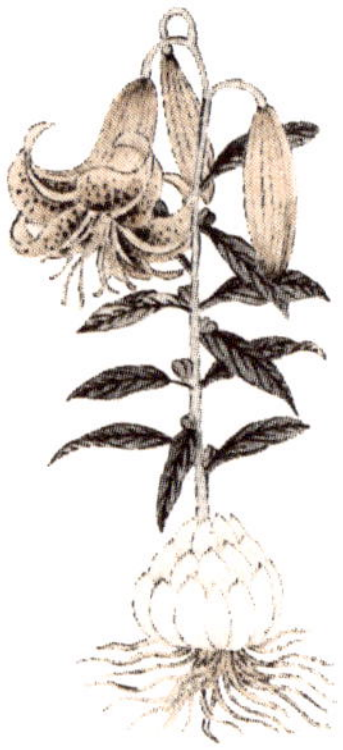

百合

百合饮

[材料] 百合100克，白糖适量。

[做法] 百合洗净，加水用小火煎熬，待熟烂后加入白糖，稍煮即可。

[用法] 每日1剂，每日2次。

[功效] 适用于内热较重、咽干咳嗽、虚烦失眠、心悸不宁等。

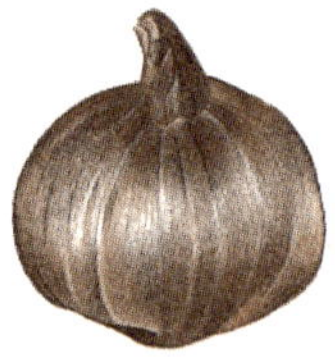

洋葱

洋葱方

[材料] 洋葱适量。

[做法] 洋葱捣烂后装在一个小瓶中盖好，或把洋葱包在纱布中捣烂。

[用法] 临睡前放在鼻子边吸其气味，一般可在15分钟左右入睡。

[功效] 有助于改善失眠症状。

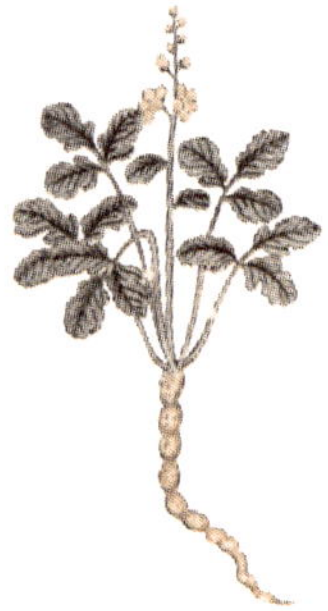

黄连

黄连阿胶鸡蛋黄汤

[材料] 黄连5克，生白芍10克，阿胶汁30毫升，鸡蛋2个。

[做法] 前2味药材加水1000毫升煎煮，去渣，兑入烊化的阿胶汁，候温；鸡蛋取蛋黄，入药汁搅拌即成。

[用法] 每晚临睡前顿服。

[功效] 可养心安神。

黄花菜饮

［材料］黄花菜50克，冰糖适量。

［做法］黄花菜水煮半小时后去渣，加冰糖再煮2分钟即可。

［用法］睡前1个小时饮下。

［功效］改善失眠症状。

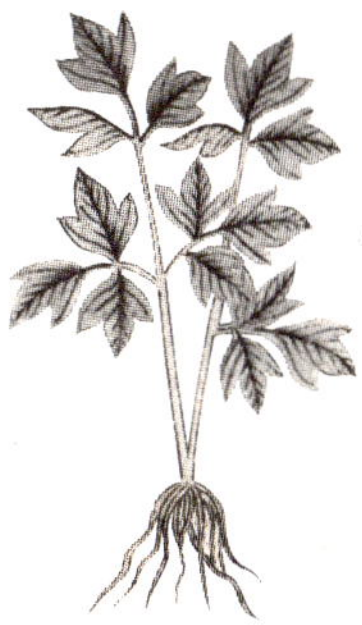

黄花菜

核桃黄酒

［材料］核桃仁5个，白糖30克，黄酒50毫升。

［做法］核桃仁与白糖捣成泥，放入锅中注入酒，用小火煎30分钟。

［用法］每日1剂，每日2次。

［功效］适用于肾虚引起的失眠。

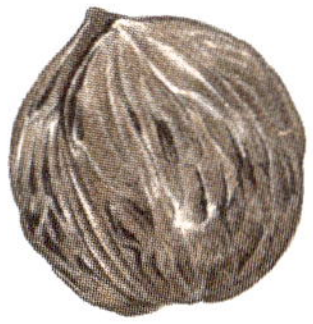

核桃

枣仁炖猪心

［材料］枣仁15克，猪心1个。

［做法］将枣仁和猪心加水炖至熟烂。

［用法］汤料同食。

［功效］适用于心脾两虚所致的失眠、头晕等症。

五味子蜜丸

［材料］五味子250克，蜂蜜适量。

［做法］将五味子水煎浓汁去渣，加入适量蜂蜜做小丸，贮入瓶中。

［用法］每次服20小丸，每日2～3次。

［功效］适用于心肾不交型失眠。

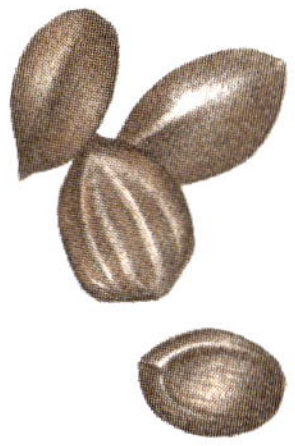

枣仁

百合二冬茶

［材料］百合15克，天冬、麦冬各10克。

［做法］将上述材料置于砂锅中，加入适量水，煎沸后续煮20分钟，滤渣取汁。

［用法］代茶温饮，每日1次，每次1剂，药渣可再煎服用。

［功效］滋阴降火，清心安神。

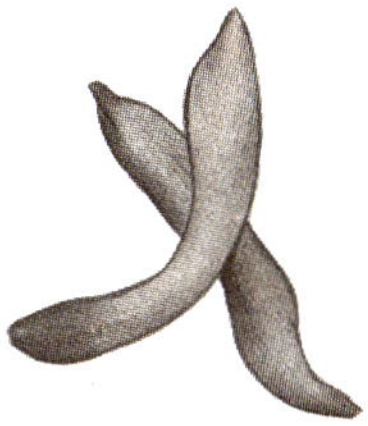

天冬

莲子薏苡仁粥

[材料] 莲子50克，薏苡仁30克，冰糖、桂花各少许。

[做法] 将薏苡仁淘洗干净；莲子去皮去心，冰糖捶成碎屑。先将薏苡仁放入锅内，加水适量，置大火上烧沸，再用小火熬至半熟，加入莲子肉、冰糖、桂花，煮熟即成。

[用法] 每日1剂，每日2~3次。

[功效] 本方可健脾祛湿、清热益心，缓解失眠的症状。

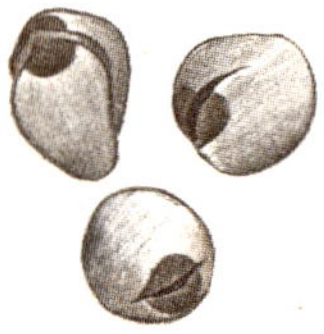

莲子

茉莉薰衣草茶

[材料] 茉莉花3~5朵，薰衣草1小匙，蜂蜜适量。

[做法] 将茉莉花和薰衣草放进茶杯中，冲入沸水，加盖闷1~2分钟后调入适量蜂蜜。

[用法] 代茶饮用，不拘次数。

[功效] 养心安神，放松神经。

[备注] 薰衣草是通经药，女性怀孕初期应避免饮用。

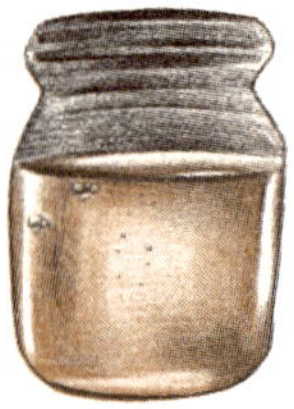

蜂蜜

柏子仁蒸猪心

[材料] 柏子仁10克，猪心1具，盐适量。

[做法] 先将猪心用清水洗净血污，再把洗净的柏子仁放入猪心内，共放入瓷碗中，加入少量水，上锅，隔水蒸煮至肉熟，加盐调味。

[用法] 每日1剂，每日分2次。

[功效] 本方可安神养心，适合失眠者服用。

生龙骨珍珠粉

[材料] 生龙骨20~25克，珍珠粉4.5克，琥珀粉5克，鲜竹沥口服液适量。

[做法] 将生龙骨研成细末，与珍珠粉、琥珀粉混合拌匀。

[用法] 每次取3~4克药粉，加入少许鲜竹沥口服液调湿，分为2份，用双层纱布包好，于睡前分别放在两手心处，外用胶布固定，次晨取下，7日为1个疗程。

[功效] 适合失眠患者。

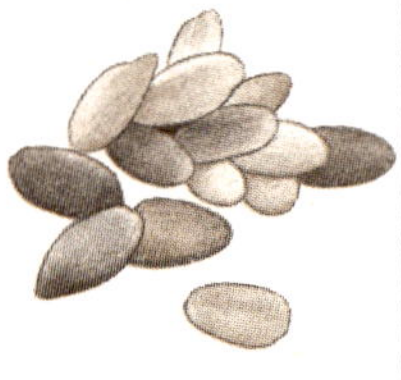

柏子仁

健忘是以记忆力减退、遇事易忘为主要表现的疾病。多因心脾亏损或痰瘀痹阻等所致，该病常见于神劳、头部内伤、中毒等脑系疾病之中。上班族很多时候工作强度过大，睡眠时间不足，精神过度紧张就会出现记忆力衰退、办事丢三落四的问题。以下方剂可有效缓解该症状。

健忘

灵芝饮

[材料] 灵芝5克。

[做法] 灵芝水煎取汤。

[用法] 每日1剂，每日2~3次。

[功效] 养心安神，益气补血，健脑益智。适宜心脾两虚、神经衰弱、健忘者食用。

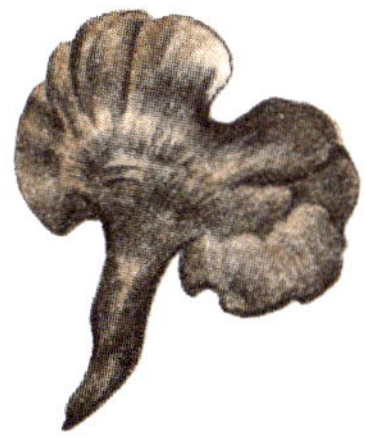

灵芝

五味子酒

[材料] 五味子200克，白酒400毫升。

[做法] 将五味子择洗净，放入白酒中浸泡，每3日搅拌1次，存放15日即可。

[用法] 佐餐饮，每日1次，每次1剂。

[功效] 敛阴滋肾，生津安神。适用于失眠、头晕、心悸、健忘乏力、烦躁等。

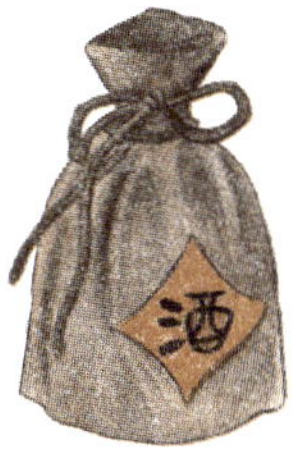

酒

仙智茶

[材料] 淫羊藿9克，益智仁6克。

[做法] 将上述药材以4碗水熬成3碗。

[用法] 每日1次，每次1剂，代茶饮用。

[功效] 可有效改善健忘。

[备注] 如果不便熬煮，也可将上述药材放进大的不锈钢杯中再以热开水冲泡，喝完后再兑水，直到没有药味为止。

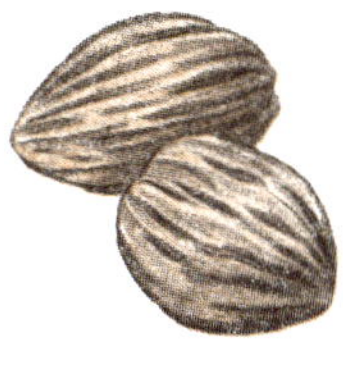

益智仁

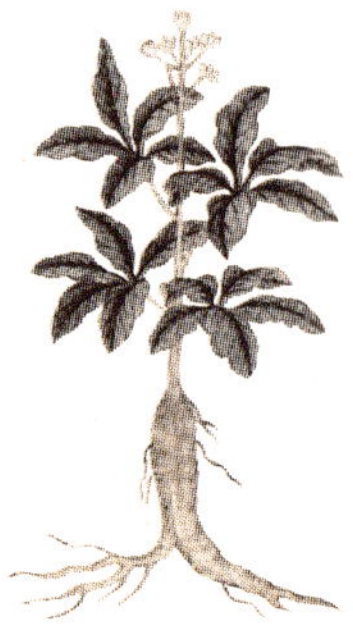
人参

益智健脑茶

[材料] 石菖蒲、人参各5克，远志、云茯苓各6克。

[做法] 人参切片，其他三味药材捣碎，装入纱布袋中扎紧；将纱布袋放入杯中，加800毫升沸水冲泡，闷30分钟即可。

[用法] 代茶饮用，每日1次，每次1剂。

[功效] 具有养心益智的功效。

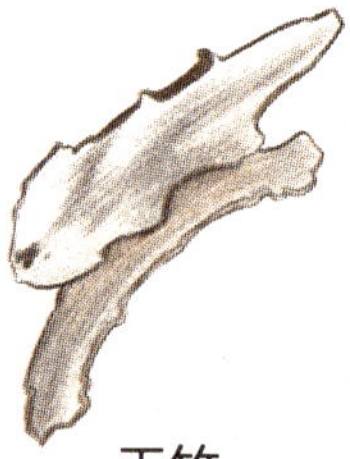
玉竹

玉竹膏

[材料] 玉竹500克，冰糖250克。

[做法] 玉竹水煎3次，取汁浓缩后再加冰糖制成膏。

[用法] 每晚服20克。

[功效] 补心养阴。适用于失眠健忘。

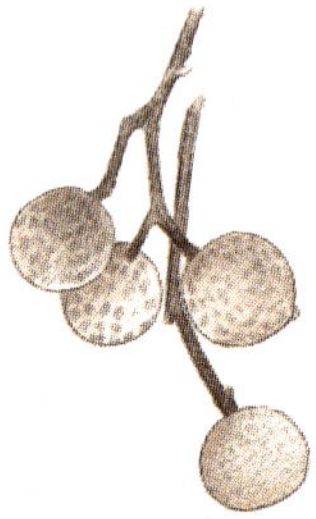
桂圆

桂圆酒

[材料] 桂圆肉250克，白酒400毫升。

[做法] 将桂圆肉切碎，装入酒瓶中，加入白酒浸泡15~20天即成。

[用法] 每日2次，每次10~20毫升。

[功效] 养血安神。适用于神经衰弱、失眠、健忘、心悸等症。

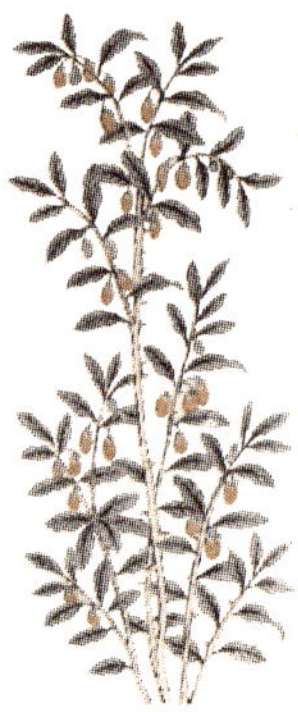
枸杞子

枸杞子淫羊藿茶

[材料] 枸杞子9克，山萸肉、淫羊藿、沙苑子、五味子各6克。

[做法] 将上述茶材用水煎。

[用法] 代茶饮，每天1次，每次1剂。

[功效] 滋补肝肾，助阳益智。

莲子冰糖饮

[材料] 干莲子250克，冰糖适量。

[做法] 干莲子用凉水浸泡，去除内心，倒入锅内，小火炖煮至莲子熟软时，加入冰糖调味即可。

[用法] 代茶饮。

[功效] 健脾养心，益智安神。

莲子白果炒鸡蛋

[材料] 莲子、白果各20克，鸡蛋3个，盐3克，味精2克，植物油少许。

[做法] 将莲子、白果研成细粉放入蛋液中，加入盐、味精搅匀。炒锅加油烧热时下入调好的鸡蛋液，煎熟即可。

[用法] 每日1次，佐餐食用。

[功效] 可养心安神。

四逆散

[材料] 柴胡、白芍、炙甘草、炙枳实各3克。

[做法] 将四味药材粉碎为末。

[用法] 白开水调服，每日1剂，每日3次。

[功效] 适用于健忘症。

桑椹百合饮

[材料] 鲜桑椹100克，鲜百合50克。

[做法] 桑椹、百合洗净，水煎服。

[用法] 每日1次，每次1剂。

[功效] 补阴除热，养心安神。

甘麦饮

[材料] 小麦30克，红枣10颗，甘草10克。

[做法] 小麦、红枣、甘草三者一同水煎。

[用法] 每日早、晚各服1次，每次1剂。

[功效] 适用于健忘症。

麦冬煮鹌鹑蛋

[材料] 麦冬20克，鹌鹑蛋15枚，白糖30克。

[做法] 将麦冬去心，洗净；鹌鹑蛋煮熟，去壳；将麦冬、剥好的鹌鹑蛋同放锅内，加水煮15分钟，加入白糖即成。

[用法] 每日1次，每次1剂，单食或佐餐食用。

[功效] 养阴，清心，解郁。

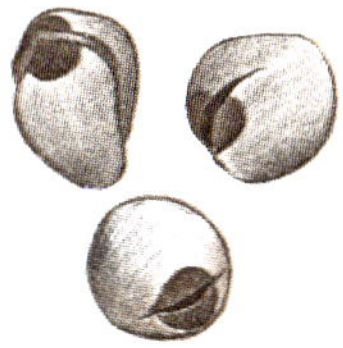

莲子

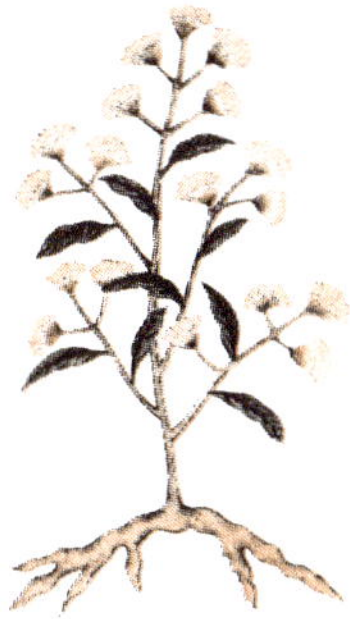

柴胡

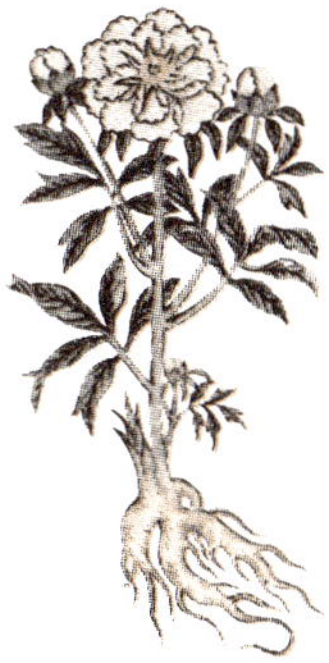

白芍

神经衰弱

神经衰弱是精神易兴奋，脑力易疲乏，常有情绪烦恼和心理、生理症状的神经性障碍，属于心理疾病的一种。主要表现为失眠、易惊醒、记忆力减退、注意力不能集中等症状。神经衰弱在工作压力大的上班族中容易发生，工作之余可以用一些偏方调理，另外也要调节自己的情绪。

鹌鹑蛋方

［材料］鹌鹑蛋1～2个。

［用法］每日早、晚将鹌鹑蛋煮熟后剥壳食用，长期坚持。

［功效］鹌鹑蛋中含有丰富的卵磷脂，是神经中枢不可缺少的营养物质，这对神经衰弱及健忘者尤为适宜。

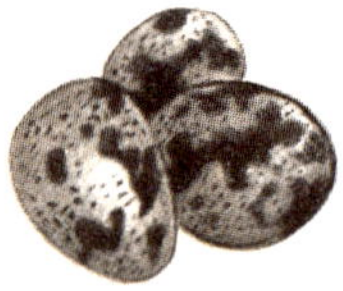

鹌鹑蛋

桂圆酒

［材料］桂圆肉250克，白酒400毫升。

［做法］桂圆肉切碎，入瓶中，加白酒浸泡15～20日即成。

［用法］每日服2次，每次10～20毫升。

［功效］养血安神。适用于神经衰弱、失眠、健忘、心悸等。

鲜松针饮

［材料］鲜松针30克，白糖适量。

［做法］鲜松针水煎去渣，调入白糖。

［用法］每日2次，每日1剂。

［功效］适用于神经衰弱。

三七粉

［材料］三七粉0.5克。

［用法］睡前服三七粉。每日1次。

［功效］可改善失眠、神经衰弱等症状。

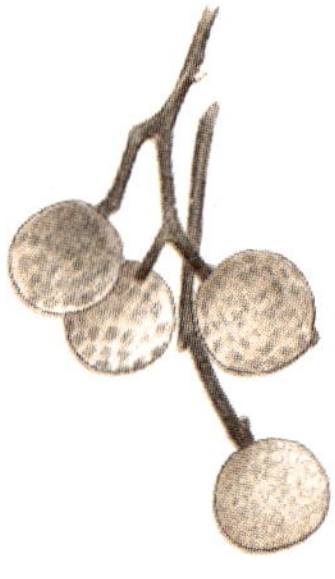

桂圆

枇杷银耳饮

[材料] 新鲜枇杷200克，银耳25克，冰糖适量。

[做法] 枇杷洗净，取肉切片；银耳洗净，泡软。将枇杷肉片与银耳放入锅中，加入清水一起煮，煮滚后，再加入冰糖调味即可。

[用法] 汤渣同食。

[功效] 可有效改善神经衰弱症状。

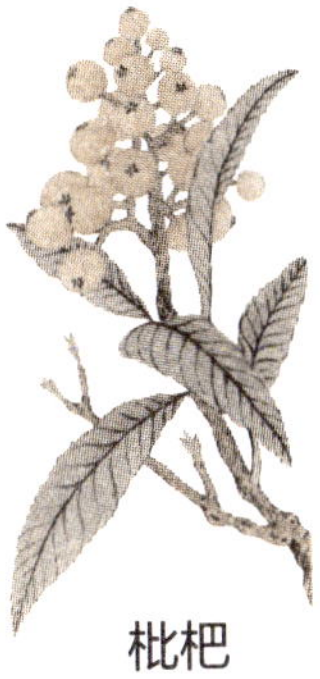

枇杷

淫羊藿方

[材料] 淫羊藿20克。

[做法] 淫羊藿加水煎汤。

[用法] 每日1剂，每日3次，10～20日为1个疗程。

[功效] 适用于神经衰弱。

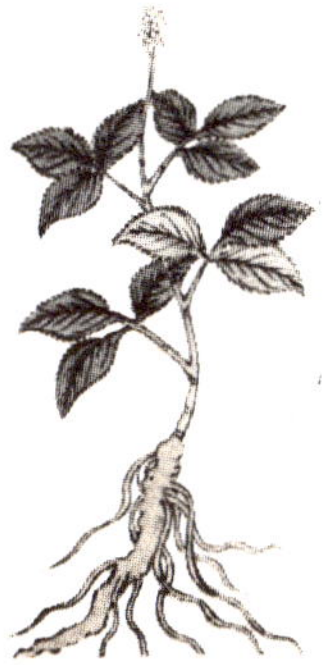

淫羊藿

灵芝方

[材料] 灵芝3～5克。

[做法] 灵芝水煎取汤。

[用法] 每日1次，每次1剂。

[功效] 适用于神经衰弱头昏失眠者。

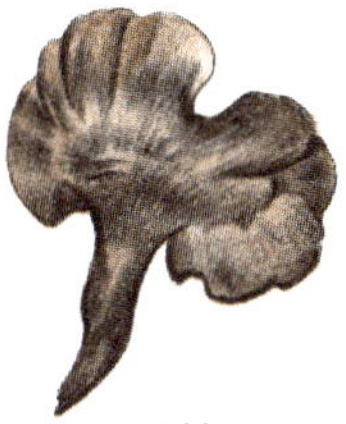

灵芝

百合汤

[材料] 百合30～60克。

[做法] 百合用水泡1小时，煮沸5分钟后，放凉。

[用法] 食百合饮汤。每日1剂，半个月为1个疗程。

[功效] 适用于神经衰弱。

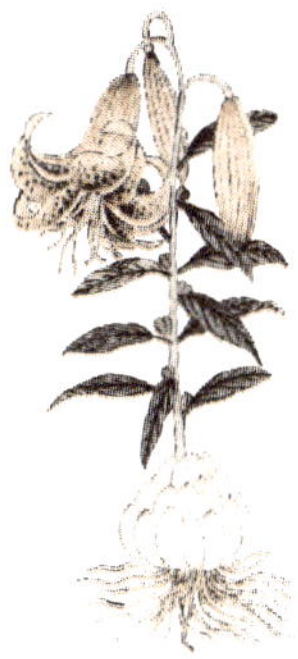

百合

红枣葱白汤

[材料] 红枣20颗，葱白适量。

[做法] 红枣洗净，用水泡发，放入锅中，用大火烧沸，约15分钟后加入葱白，再加热2分钟即可。

[用法] 每日2次，每日1剂，食枣、葱白，饮汤。

[功效] 适用于神经衰弱。

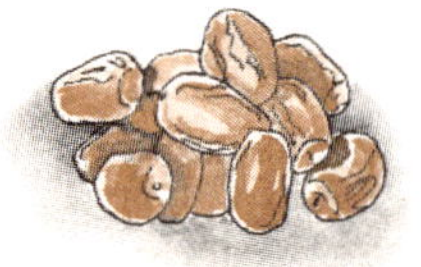

红枣

何首乌藤粥

［材料］何首乌藤60克，粳米50克，白糖适量，红枣2颗。

［做法］何首乌藤用温水浸泡片刻，加清水500毫升煎至300毫升，加粳米、白糖、红枣、水共煮至粥稠，盖紧盖焖5分钟即可。

［用法］每晚睡前1小时热服，10日为1个疗程。

［功效］养血安神。适用于神经衰弱心血不足、失眠多梦者。

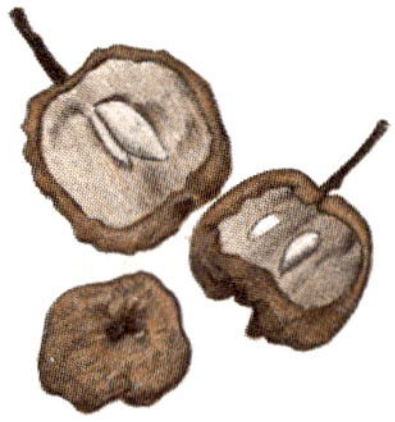

山楂片

山楂饮

［材料］山楂片30克，白糖适量。

［做法］山楂片洗净，放入锅内，加水500毫升，用小火煮20分钟，去山楂片，再加入白糖调服。

［用法］每次1小杯，每日2次。

［功效］可改善神经衰弱症状。

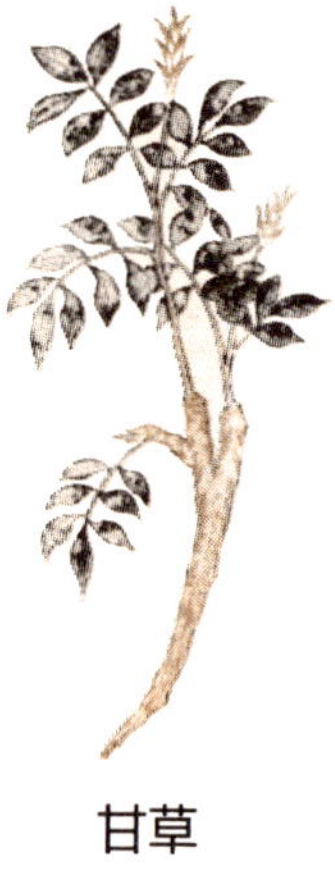

甘草

浮小麦红枣汤

［材料］浮小麦30克，红枣10颗，甘草9克，蜂蜜适量。

［做法］将浮小麦、红枣、甘草一同放入砂锅中，加入适量水煎煮，大火煮沸后继续用小火煮10分钟，滤过煎汁，加入蜂蜜即可。

［用法］每日1剂，每日2次。

［功效］可预防和缓解神经衰弱。

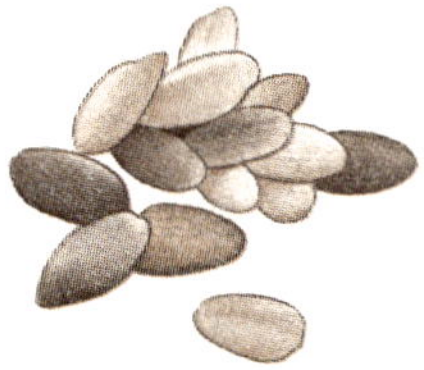

柏子仁

柏子仁炖猪心

［材料］柏子仁15克，猪心1具，葱、姜、盐、料酒各适量。

［做法］柏子仁、猪心一同入锅，加葱、姜、盐、料酒、水适量，煮至猪心熟烂即可。

［用法］每日服3次。

［功效］适用于神经衰弱。

头痛

现代受头痛困扰的人越来越多，这主要是因为遗传因素、内分泌和代谢因素，以及饮食与精神因素。对于睡眠不足、生活不规律、工作压力大的上班族来说，头痛更是家常便饭。对于这种困扰，本偏方可起到辅助治疗、缓解的作用。

谷精绿茶

［材料］绿茶1克，谷精草5～15克。

［做法］将绿茶、谷精草用沸水冲泡。

［用法］饭后服，每日服用3次，每次1剂。

［功效］缓解偏头痛。

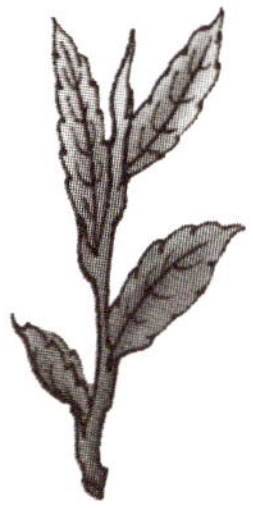

绿茶

川芎白芷茶

［材料］川芎、白芷各10克，茶叶6～10克。

［做法］将川芎、白芷与茶叶一起研成细末，用沸水冲泡即可。

［用法］代茶频饮。

［功效］可缓解诸风上攻、头昏眼花、偏头痛等。

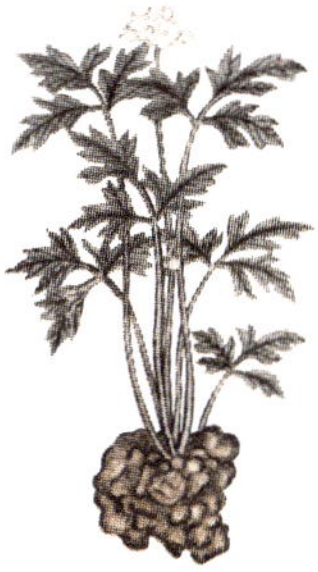

川芎

天麻炖猪脑

［材料］天麻10克，猪脑（去筋膜）1副，盐少许。

［做法］猪脑洗净，去筋膜与天麻一起炖煮2小时，加盐调味。

［用法］喝汤吃猪脑。

［功效］可缓解头痛。

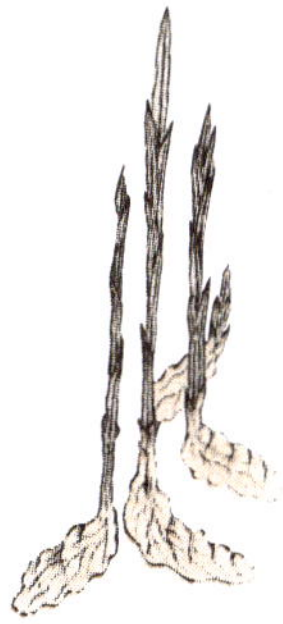

天麻

蔓荆子酒

［材料］蔓荆子90克，酒500毫升。

［做法］将蔓荆子捣为粗末，浸泡于酒中，7日后饮用。

［用法］每日3次，每次服10～20毫升，温服。

［功效］适用于风热头痛。

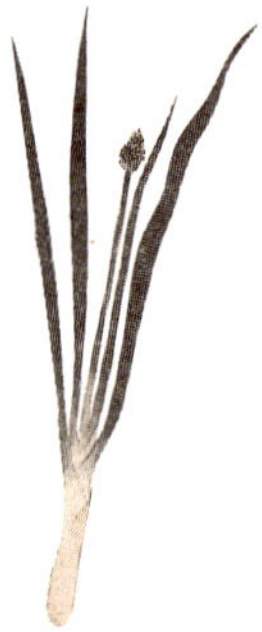

葱

二白方

[材料] 白附子3克，葱白15克。

[做法] 将白附子研细末，加葱白捣成泥状。

[用法] 取如黄豆大小的一粒，置于圆形的纸或纱布上，再贴于痛侧的太阳穴上，约1小时后取下。

[功效] 可有效缓解偏头痛症状。

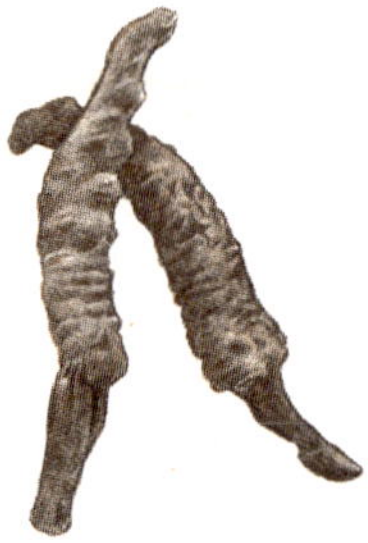

党参

补气祛痛方

[材料] 黄芪15克，党参、当归各12克，白芍、白术、陈皮各10克，甘草、天麻、川芎各6克，柴胡、蔓荆各9克，细辛3克。

[做法] 将上述药材以水煎煮，取药汁。

[用法] 每日1剂，每日2次，早、晚服。

[功效] 补气。适用于因气虚所致的头痛。

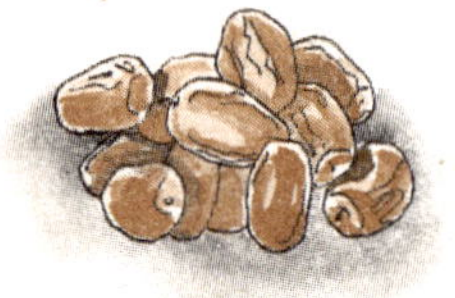

红枣

淮山鹌鹑蛋汤

[材料] 鹌鹑蛋5个，胡萝卜30克，荷叶20克，淮山15克，红枣10颗，菊花5克，红糖适量。

[做法] 上述药材加水共煮至蛋熟。

[用法] 吃蛋喝汤，连服6剂。

[功效] 适用于血虚型头痛。

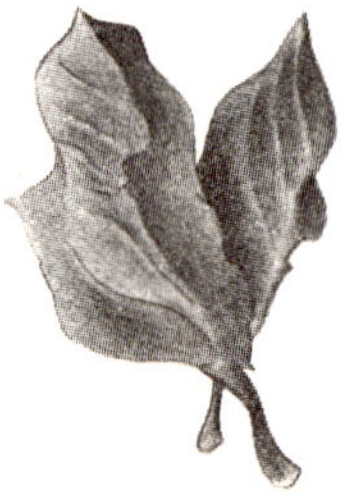

薄荷

薄荷桑菊饮

[材料] 桑叶、菊花、连翘各9克，黄芩、薄荷各6克，蔓荆子12克。

[做法] 将上述药材以水煎煮，取药汁。

[用法] 每日1剂，每日2次。

[功效] 疏风清热。可缓解外感风热之头痛。

白川粉

［材料］白芷30克，川芎15克， 细辛、升麻各10克，薄荷6克（后下），冰片3克。

［做法］将以上药材一起研成细粉。

［用法］用药棉蘸少许药粉塞入鼻腔。右侧头痛塞右鼻，左侧头痛塞左鼻。

［功效］可止头痛。

桂圆肉煮鸡蛋

［材料］桂圆肉30克，鸡蛋2个，冰糖适量。

［做法］鸡蛋和桂圆肉加水煮至蛋熟，去壳，再煮1小时加冰糖。

［用法］喝汤吃蛋和桂圆肉。

［功效］可缓解头痛。

薄菊饮

［材料］桑叶、菊花、黄芩、薄荷（后下）各6克。

［做法］将上述药材以水煎煮，取药汁。

［用法］每日2次，每日1剂。

［功效］可缓解风热头痛。

豆豉葱酒

［材料］葱段30克，淡豆豉15克，黄酒50毫升。

［做法］淡豆豉加水，煎煮15分钟，放入葱段，续煮15分钟，把黄酒调入起锅即可。

［用法］趁热服下，出微汗即停服。

［功效］解表散寒，对伤风感冒引起的头痛有较好疗效。

夏枯草汤

［材料］夏枯草10克。

［做法］夏枯草加水500毫升，煎取药汁300毫升。

［用法］每次服用100毫升，每日3次。

［功效］清热平肝，适用于风火上攻引起的头痛。

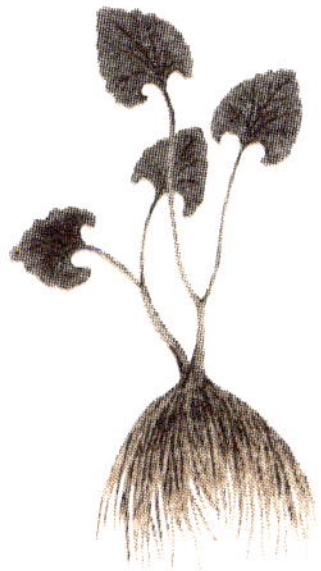

细辛

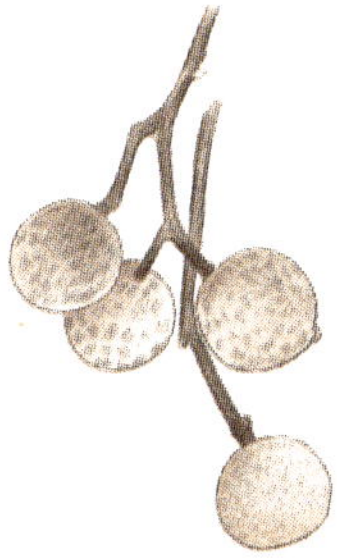

桂圆

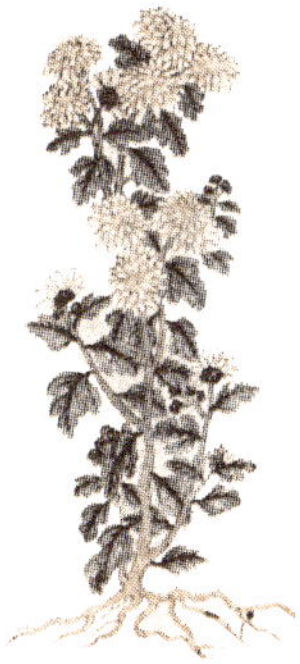

菊花

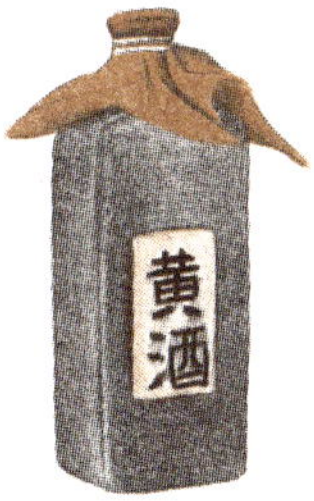

黄酒

眩晕

很多上班族由亚健康导致的眩晕多是由疲劳、不良生活习惯所导致的。主要表现为头脑不清楚，昏昏沉沉。对于亚健康所致的眩晕，我们可以使用一些偏方治疗。

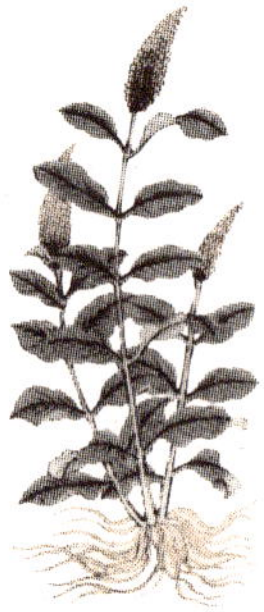

夏枯草

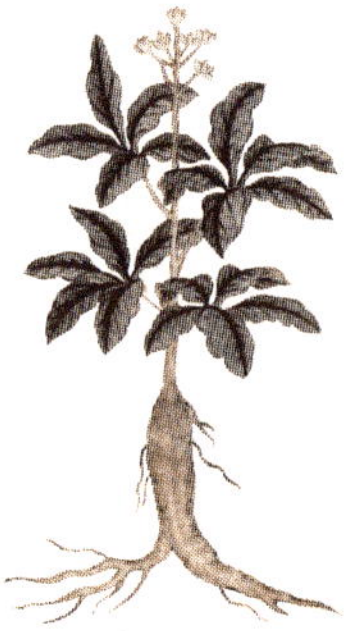

人参

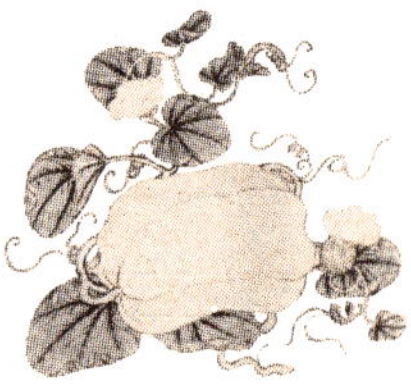

冬瓜

夏枯草猪肉汤

[材料] 夏枯草6～10克，瘦猪肉30～60克。

[做法] 上述药材加水适量，煮至肉熟即可。

[用法] 喝汤吃肉，每日1剂，每日2次。

[功效] 清肝火，散郁结。适用于肝火盛引起的头晕。

人参粥

[材料] 人参粉3克，粳米100克，冰糖适量。

[做法] 人参粉和粳米一同煮粥，再加入冰糖搅匀即成。

[用法] 佐餐用。

[功效] 适用于中气不足、清阳不升所致的眩晕。

冬瓜子方

[材料] 冬瓜子500克。

[做法] 冬瓜子烘焙干后研细末。

[用法] 每次50克，温水送服，每日2次。

[功效] 可改善肝阳上亢所致的眩晕。

白果仁桂圆肉汤

[材料] 白果仁3个，桂圆肉7枚。

[做法] 将白果仁和桂圆肉加水同煎。

[用法] 每日空腹顿服。

[功效] 可缓解晕眩、眼前发黑的症状。

酒炒大黄

[材料] 酒炒大黄30克。

[做法] 酒炒大黄研为末。

[用法] 茶水调服3克。每日2～3次。

[功效] 适用于眩晕。

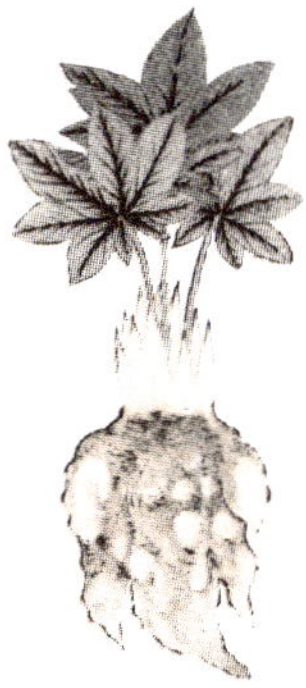

大黄

茯苓桂枝白术汤

[材料] 茯苓12克，桂枝5～10克，白术、甘草各6克。

[做法] 将上述药材加水煎煮2次，将药液混匀。

[用法] 每日1剂，每日2次。

[功效] 对缓解眩晕有一定的疗效。

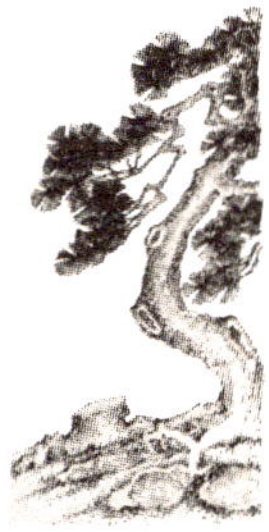

茯苓

艾叶黑豆

[材料] 艾叶45克，黑豆30克，鸡蛋1个。

[做法] 艾叶、黑豆与鸡蛋一同煮熟。

[用法] 每日1次，每次1剂，10日为1个疗程。

[功效] 适用于气血虚弱所引起的眩晕。

红枣粥

[材料] 红枣10颗，粳米100克，白糖少许。

[做法] 红枣与粳米加水煮粥，加白糖即可。

[用法] 佐餐用。

[功效] 此方适用于头晕目眩、心悸失眠、过敏性紫癜等患者。

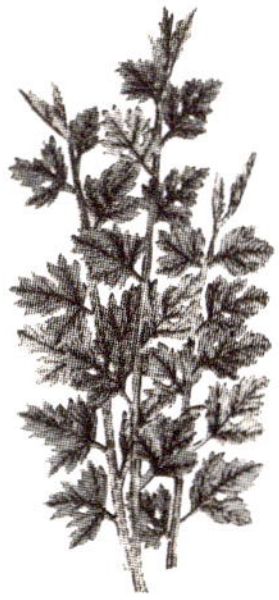

艾叶

牛肝枸杞子汤

[材料] 牛肝100克，枸杞子30克。

[做法] 将牛肝切成片，与枸杞子加水共煮成汤。

[用法] 食肝饮汤。每日1次，每次1剂。

[功效] 此方可补血养肝。具有改善肝血不足所致的头晕、眼花等症的功效。

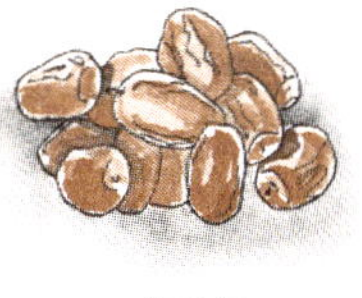

红枣

疲劳

疲劳是主观上的一种疲乏感。疲劳可因过度劳累引起，也可能是某些疾病的首发症状。如果是无任何疾病的疲劳则可能身体处于亚健康状态，如果对其“不闻不问”，不加以调适，就可能导致更为严重的后果。那么，让小偏方来帮您驱除疲劳。

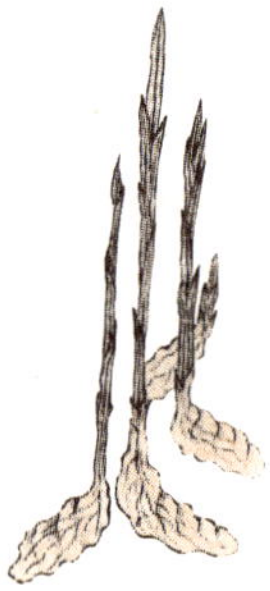

天麻

天麻鲢鱼头

［材料］鲢鱼头1个，天麻10克，盐少许。

［做法］鲢鱼头处理后和天麻一同放入砂锅中炖煮，加盐调味。

［用法］每日1次，每次1剂。

［功效］可改善头晕乏力。

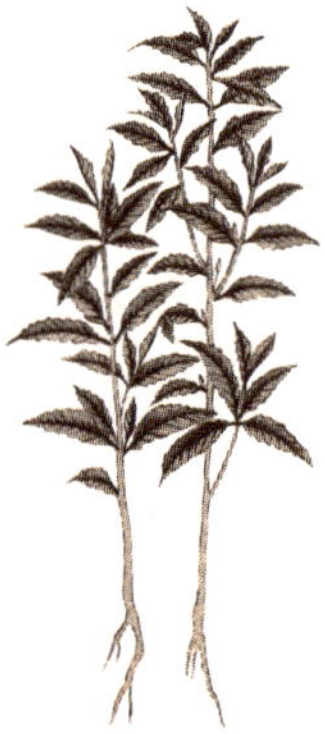

薄荷

薄荷茶

［材料］绿茶3克，干薄荷叶6克（鲜薄荷叶加倍），蜂蜜适量。

［做法］将茶材用开水浸泡5分钟左右，调入适量蜂蜜即可。

［用法］代茶频饮。

［功效］薄荷具有消除疲劳的作用。

八角莲鸡肉汤

［材料］八角莲10克，鸡肉250克。

［做法］八角莲与鸡肉一同加水炖汤。

［用法］饮汤食肉。

［功效］适用于体虚劳伤。

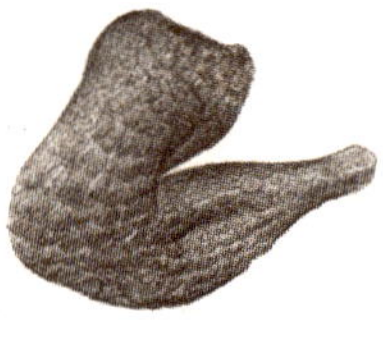

鸡肉

西洋参茶

［材料］西洋参片3克。

［做法］西洋参片放入杯内，用沸水冲泡。

［用法］代茶饮。

［功效］适用于口渴、烦热、气短乏力、劳神疲倦等症。

黑豆膏

[材料] 黑豆1000克，猪油适量。

[做法] 黑豆煮熟后去皮，然后放入坛中发酵5～6天，调入猪油熬炼成膏。

[用法] 每次1匙，开水冲服，每日2次。

[功效] 长肌肤，益颜色，增强气力。

玫瑰花茶

[材料] 玫瑰花30克。

[做法] 玫瑰花放入杯中，用沸水冲泡，加盖闷10分钟即可。

[用法] 经常饮用。

[功效] 促进血液循环，消除疲劳，养颜美容。

人参莲子汤

[材料] 人参5克，莲子10粒。

[做法] 先把人参洗净浸泡；莲子也浸泡1小时。将人参及莲子放入蒸碗当中，在已经烧开的蒸锅中放入水，用大火蒸约半小时左右，蒸好后，用汤匙拌匀即可。

[用法] 经常饮用。

[功效] 可缓解疲劳。

三稔煲荠菜

[材料] 三稔（即杨桃）4～5枚，荠菜500克，盐适量。

[做法] 将三稔切开；荠菜洗净，同煎汤，加盐调味即可。

[用法] 1次饮服。

[功效] 可恢复精力。

无花果叶浴

[材料] 晒干的无花果叶子15片左右。

[做法] 将风干的无花果叶子装袋。

[用法] 将装有无花果叶子的小袋子放入加热的洗澡水中洗浴。

[功效] 可有效缓解肌肉疲劳感。

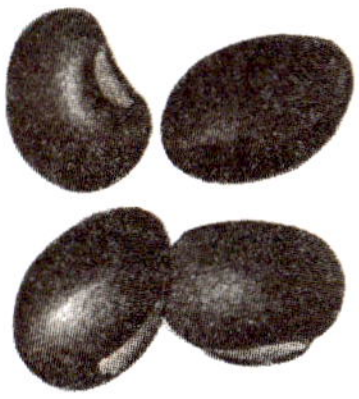
黑豆

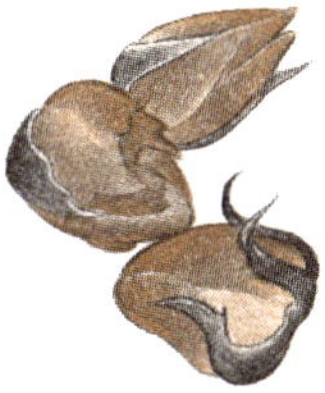
玫瑰

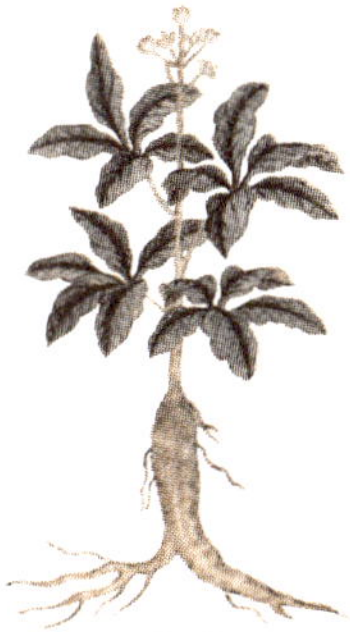
人参

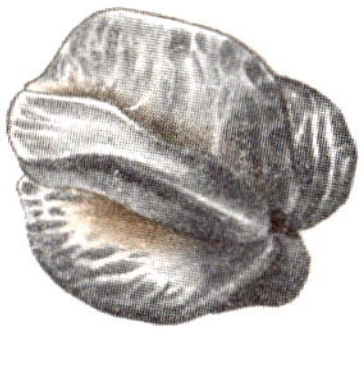
杨桃

午后犯困

上班族在午后特别容易犯困，除了因为办公室空气流通不够好，主要还是因为吃过午饭后，人体的血流主要流向了肠胃，而大脑的血流量便减少了，于是人们就会感觉到精神不振，昏昏欲睡，如果是在夏季的话，犯困的情况更甚。对于这种状况，偏方会让人保持清爽，下午精神十足。

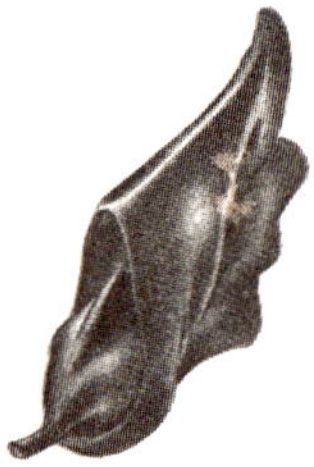

海带

凉拌海带萝卜丝

［材料］海带、白萝卜各100克，香葱15克，芥末油、味精、盐各适量。

［做法］将海带泡发，洗净切丝，入沸水锅中煮熟；白萝卜、香葱分别洗净，切丝，将海带丝倒入，最后调入芥末油、味精、盐拌匀即可。

［用法］佐餐食用。

［功效］工作辛苦易疲乏，午后爱犯困的上班族可常食本方。

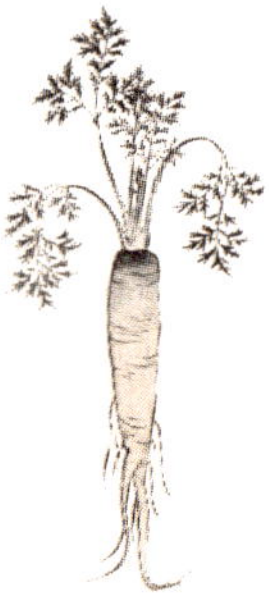

胡萝卜

杞汁滋补饮

［材料］苹果200克，胡萝卜150克，鲜枸杞子叶10克，蜂蜜15克，凉开水适量。

［做法］将苹果、胡萝卜、鲜枸杞子叶分别洗净，切细，放入榨汁机中，加入适量凉开水榨成汁，最后调入适量蜂蜜即可。

［用法］每日1次，每次1剂，长期饮用。

［功效］上班族工作劳累时，可用本方来消除疲劳。

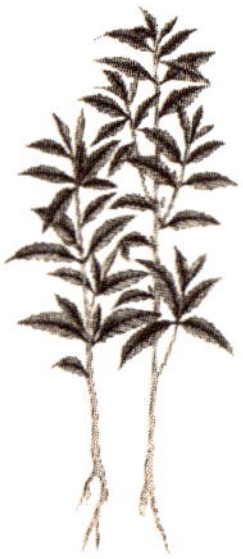

薄荷

薄荷茶

［材料］绿茶3克，干薄荷叶6克（鲜薄荷叶加倍），蜂蜜适量。

［做法］将茶材用开水浸泡5分钟左右，调入蜂蜜即可。

［用法］代茶频饮。

［功效］薄荷具有消除疲劳的作用，本方能让人平心静气、集中精力。

洛神茶

[材料] 洛神花1朵，乌梅、冰糖各适量。

[做法] 洛神花、乌梅一起放入茶杯中，用沸水冲泡5分钟，加入冰糖，等冰糖溶化即可。

[用法] 代茶饮用。

[功效] 缓解疲劳，提神醒脑。

醒脑清乏茶

[材料] 鲜薄荷叶5片，柠檬1/3个，西洋参3克，蜂蜜适量。

[做法] 柠檬洗净切片。将薄荷叶、柠檬片、西洋参一同放入杯中，用沸水冲泡，加盖闷泡10分钟左右，待茶凉至40℃左右，调入适量蜂蜜即可。

[用法] 每日1剂，每日3～4次。

[功效] 提神解乏，滋阴润燥。

党参红枣茶

[材料] 红枣5颗，党参15克。

[做法] 党参洗净，切片；红枣洗净，与党参一起用沸水冲泡，20分钟后即可饮用。

[用法] 代茶饮用，每天数次。

[功效] 此茶饮可温阳益气，养血安神，比较适合嗜睡、倦怠者饮用。

菊花玫瑰茶

[材料] 菊花12克，玫瑰花、茉莉花、薄荷各4克，蜂蜜或冰糖适量。

[做法] 将菊花、玫瑰花、茉莉花、薄荷一同放入杯中，用沸水冲泡，加盖闷泡15～18分钟即可，最后加适量蜂蜜或冰糖调味饮用。

[用法] 代茶饮用。

[功效] 提神，美容。

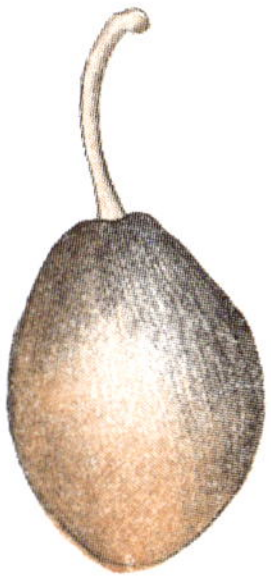

乌梅

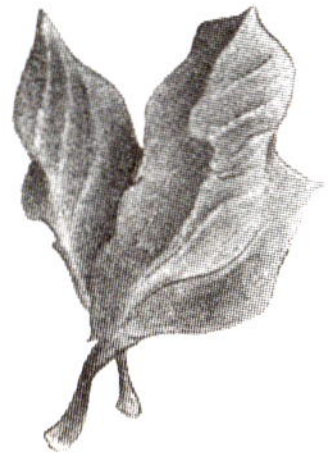

薄荷

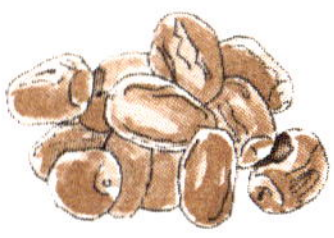

红枣

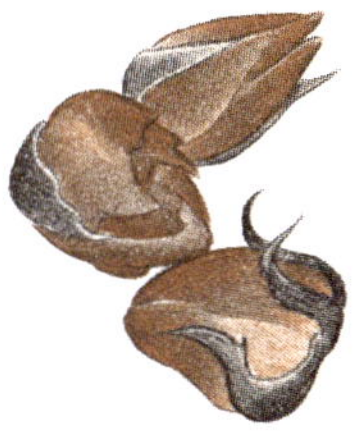

玫瑰花

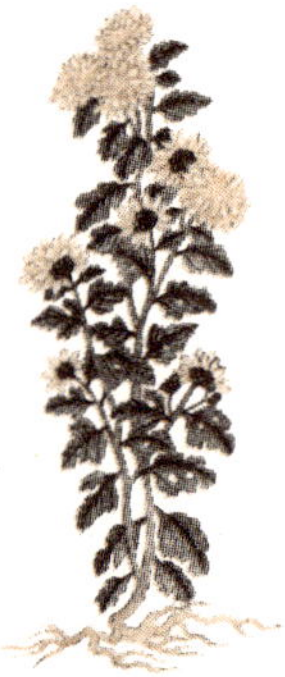

菊花

枸杞子菊花参茶

[材料] 菊花3克，西洋参4～5克，枸杞子10克。

[做法] 把西洋参切成片，同菊花、枸杞子一同放到茶杯中，用沸水冲泡。

[用法] 代茶饮用。

[功效] 提神，美容。

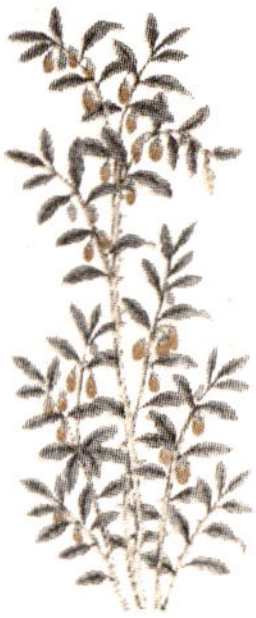

枸杞子

专心茶

[材料] 绿茶10克，炙黄芪25克。

[做法] 将上两味茶材洗净后稍研为粗末，用沸水500毫升，冲泡15分钟即可。

[用法] 代茶频饮。

[功效] 提神解乏，滋阴润燥。是集中精神、减轻疲惫感的佳饮。

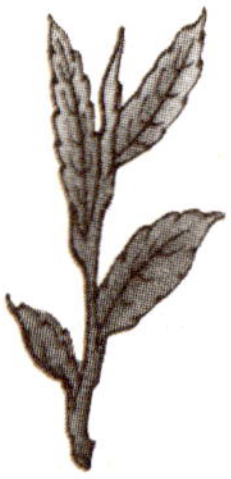

绿茶

苍芎茶

[材料] 绿茶、川芎、藁本、白芷各3克，苍术5克，细辛0.5克。

[做法] 除绿茶外的所有茶材用水过滤，然后放入砂锅中煎煮，30分钟后滤渣取汁。用煮出的汁液冲泡绿茶饮用即可。

[用法] 代茶饮。

[功效] 提神解乏。

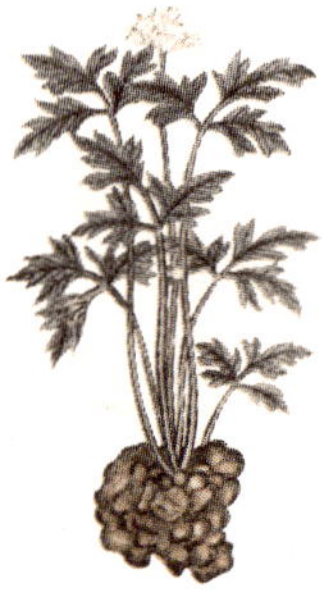

川芎

香附川芎茶

[材料] 香附子15克， 川芎、绿茶各7克。

[做法] 将上三味药材洗净后制成粗末，加入500毫升沸水冲泡，盖闷10分钟，或煮5～10分钟。

[用法] 代茶饮用。

[功效] 提神解乏，滋阴润燥。

专家小叮咛

一日三餐以吃八分饱为宜，不要吃得太饱，否则胃过度膨胀，人就容易犯困。

第二章

上班族常见情绪问题老偏方

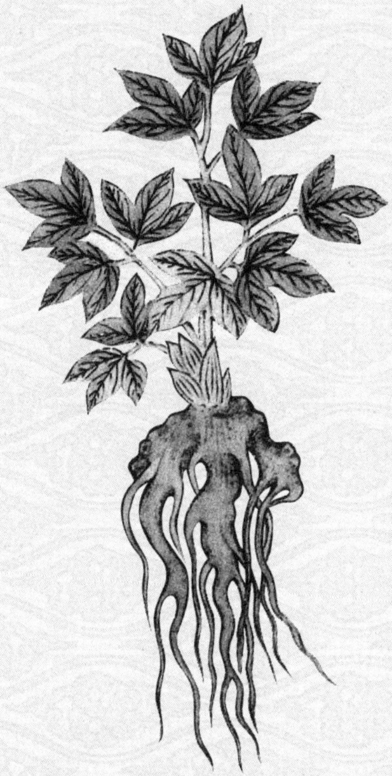

在现在这种快节奏的社会环境下，工作压力大，职场竞争激烈，工作量大，工作劳累，让很多上班族们都觉得疲惫不堪，很多人都会出现焦虑、紧张、情绪低落等问题，日常可以通过一些合理的食材、药材来调理身体。

焦虑

焦虑是常见的一种情绪状态，尤其是工作节奏很快的上班族，由于对工作上的问题担忧、紧张、不安、恐惧、不愉快等引发的综合情绪体验。常表现为心跳加速、血压升高、呼吸加深加快、失眠、尿频、肌张力降低、皮肤苍白等。如有这种症状不容忽视，不然很可能给工作带来困扰。此时方剂可帮您有效缓解此症状。

雪梨

莴苣汁

[材料] 莴苣500克。

[做法] 将莴苣洗净，莴苣头去皮切小块，连同莴苣叶一起入榨汁机中榨成汁即可。

[用法] 早晚各服用1次，每次1剂。

[功效] 可宁心安神。

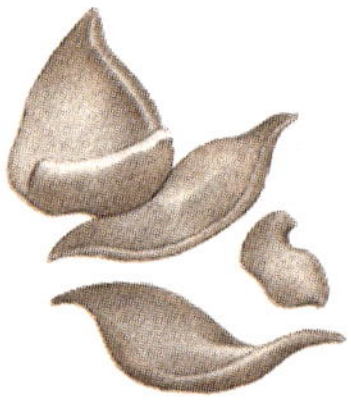

百合

银耳红枣雪梨汤

[材料] 雪梨2个，红枣10颗，银耳、莲子各少许，冰糖适量。

[做法] 莲子加热水泡软；银耳泡发撕小朵；雪梨去皮切小块。将所有材料放入锅中，加入适量清水，煲至熟烂即可。

[用法] 每日早餐食用。

[功效] 能滋阴顺气，缓解情绪焦虑。

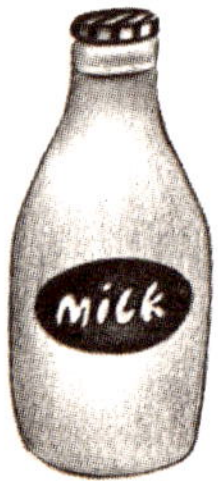

牛奶

牛奶山药百合

[材料] 山药200克，百合100克，牛奶500克，冰糖适量。

[做法] 百合剥开洗净，备用；山药去皮，切小丁。将牛奶倒入锅内煮沸，再将百合、山药丁放入锅内，煮约5分钟，最后加入冰糖调匀即可。

[用法] 佐餐食用。

[功效] 本方具有宁心安神的功用。

紧张

紧张是指人在身体和精神两个方面对外界的反应加强。负面的情绪会对人体造成伤害，过度紧张会造成失眠、烦躁、情绪低落等。上班族面对工作中棘手的问题往往会紧张，而这种紧张又是不可避免的，只有通过自身的调节，来缓解这些问题带来的紧张感。以下方剂也可以辅助缓解紧张感。

黄芪茉莉花茶

[材料] 黄芪10克，茉莉花0.5克。

[做法] 将黄芪、茉莉花用沸水冲泡，加盖闷泡20分钟左右。

[用法] 代茶温饮，每日1~2剂。

[功效] 具有松弛神经的作用，对于处于紧张情绪的人有稳定情绪的作用。

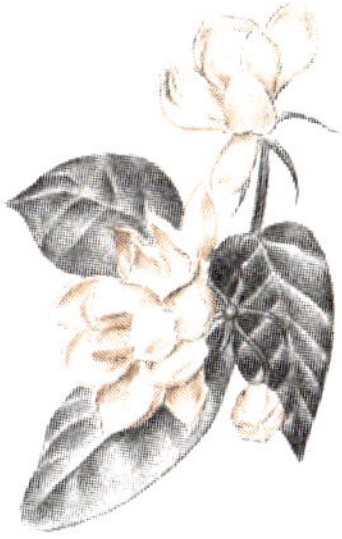

茉莉

菊香明日叶茶

[材料] 干菊花 4 ~5朵，干明日叶5克，蜂蜜适量。

[做法] 将干菊花及干明日叶用清水洗净，挤干水分。然后将洗净的菊花和明日叶放入壶中冲入热开水，静置，浸泡5分钟即可。

[用法] 可加蜂蜜随意饮。

[功效] 此茶对舒缓压力、抗紧张情绪都有很好的效果。

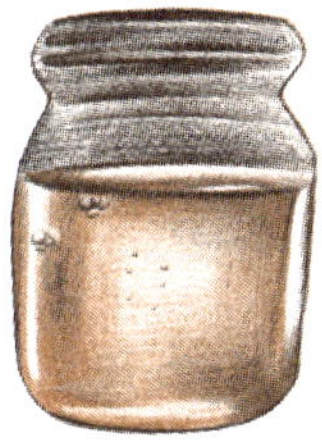

蜂蜜

玉米银耳羹

[材料] 新鲜嫩玉米100克，银耳10克，鲜牛奶适量。

[做法] 先将银耳泡发后撕成小条，备用；再将玉米粒洗净，玉米和银耳用少量水一起煮20分钟，最后再倒入牛奶，继续煮开即成。

[用法] 随意食用。

[功效] 此羹具有美容润肤、减轻压力和放松心情作用。

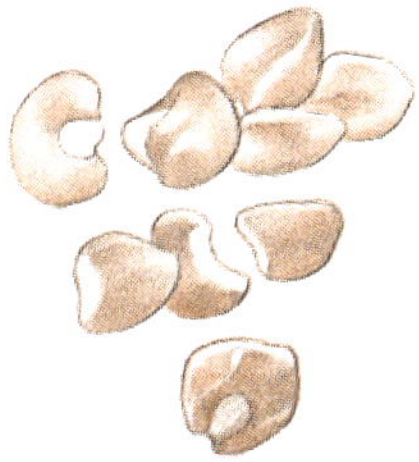

玉米

烦躁不安

烦躁不安是指内心情绪不稳造成的狂躁不安、亟欲发泄的烦闷。引起烦躁的原因有很多，“伤寒有邪在表而烦躁者”“有邪在里而烦躁者”“有阴盛而烦躁者”“内伤因脏腑实热而致烦躁者”等。上班族在工作中遇到的压力往往会使他们烦躁不安，下面的方剂可以清热去火，养心安神，帮助上班族缓解在工作中的异常情绪。

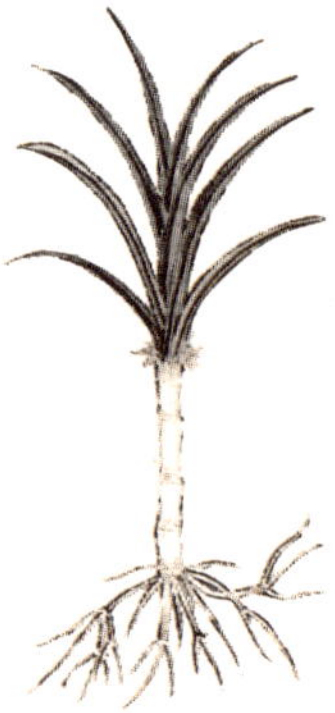

茅根

茅根瘦肉汤

［材料］鲜茅根150克，猪瘦肉250克，调味品适量。

［做法］将猪瘦肉洗净，切细丝，与茅根一起加适量水煮熟，酌加调味品。

［用法］食肉饮汤，可常服。

［功效］清热，利湿，通淋。适用于温热所致的烦躁不安。

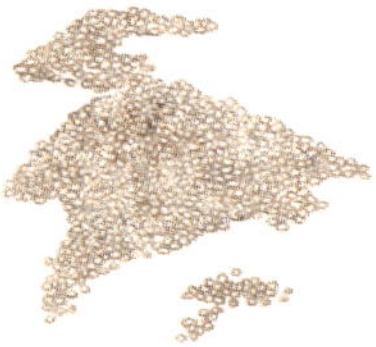

小米

白菊花茶

［材料］白菊花6克，绿茶适量。

［做法］先将白菊花和绿茶放入杯中，兑开水冲泡，盖杯泡5~10分钟，待凉。

［用法］代茶饮。

［功效］消暑解渴。适用于中暑发热、口渴、烦躁等症。

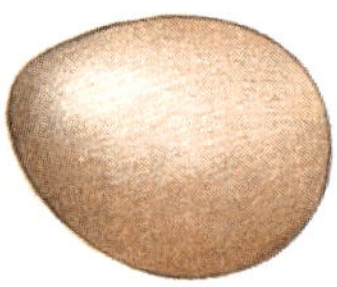

鸡蛋

小米养心粥

［材料］小米50克，鸡蛋1个。

［做法］将小米煮至粥熟，再打入鸡蛋，搅匀， 鸡蛋熟透即可食用。

［用法］每日2次空腹服食。如果在临睡前先以热水泡脚，然后食用，效果更佳。

［功效］养心安神。适用于烦躁失眠、心血不足等症。

易怒

易怒指人在极细微的条件引导下就会出现愤怒的情绪。常常发怒会使气血上升，易怒只会为身体带来负担，造成负面的影响。上班族在工作中遇到不顺很容易发怒，为了身体着想，上班族应该很好地控制自己的情绪，不要被工作中的麻烦伤害到身体。平时多用一些偏方来缓解易怒的情绪。

蒲黄方

[材料] 蒲黄100克。

[做法] 蒲黄研末。

[用法] 每次口服9克，或冷开水送服。

[功效] 适用于痰中带血、胸中刺痛、心烦易怒等症。

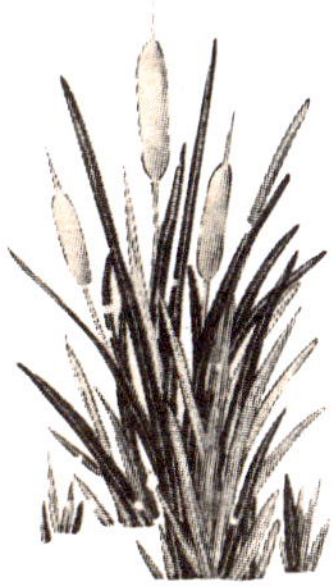

蒲黄

菊花茶

[材料] 菊花10克。

[做法] 菊花用开水冲泡。

[用法] 代茶饮。

[功效] 可改善眩晕耳鸣、头胀痛、易怒、失眠多梦等症状。

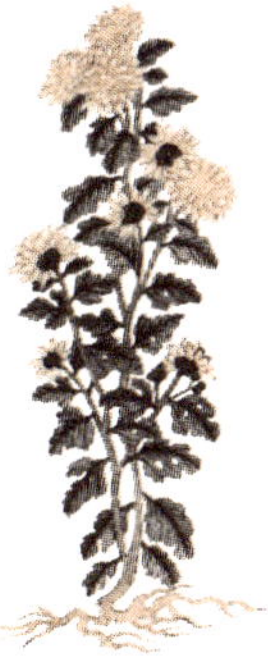

菊花

甘麦饮

[材料] 小麦30克，红枣10颗，甘草10克。

[做法] 小麦、红枣、甘草三者一同水煎。

[用法] 每日早、晚各服1次。

[功效] 适用于绝经前后伴有烦躁心悸、忧郁易怒者。

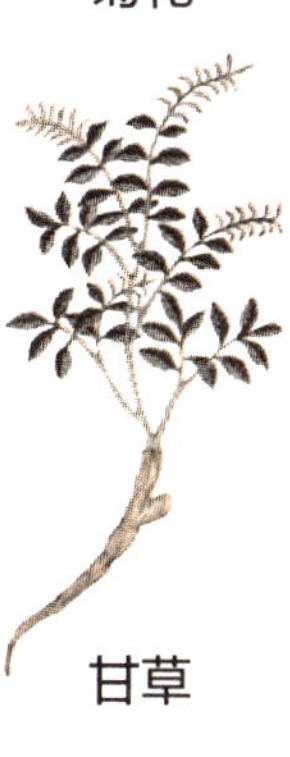

甘草

鲜青蒿方

[材料] 鲜青蒿30克，白糖适量。

[做法] 鲜青蒿水煎取汁1小碗。

[用法] 加白糖，每日2次，每次1剂。

[功效] 适用于肝火上逆所致的急躁易怒。

情绪低落

很多上班族工作压力较大，在工作中会遇到很多突发或者不愉快的事情，容易导致人的情绪低落，甚至失去理智。这种负面的情绪不仅会影响到工作，而且对身体的伤害也是很大的，平时应保持好的心态，也可以用一些方剂进行调理。

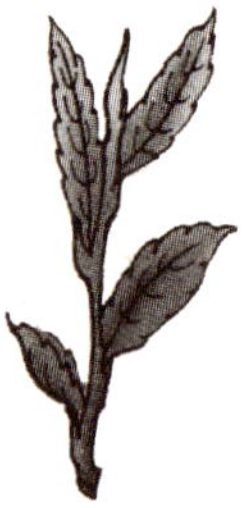

绿茶

金橘叶绿茶

[材料] 金橘叶（干品）30克，绿茶适量。

[做法] 秋季金橘成熟采摘后，收集金橘叶， 洗净，晒干或烘干，切碎，与绿茶同放入砂锅，加水浸泡片刻，用中火煎煮30分钟，以洁净纱布过滤，去渣，取汁即可。

[用法] 早、晚分服，以温热饮用为宜。

[功效] 具有疏肝、理气、解郁之功，适用于情绪忧郁等亚健康状态人群。

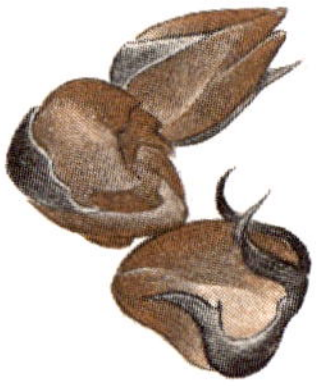

玫瑰花

玫瑰花茶

[材料] 玫瑰花15克（红枣3～5颗，枸杞子15克）。

[做法] 玫瑰花泡水喝。

[用法] 代茶频饮，每日1剂。

[功效] 理气解郁，活血散瘀。

[备注] 气虚的人可加入红枣3～5颗，肾虚者可加入枸杞子15克。

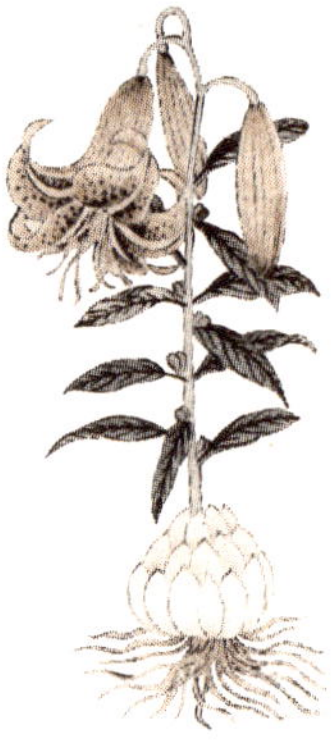

百合

桑椹百合饮

[材料] 鲜桑椹100克，鲜百合50克。

[做法] 桑椹、百合洗净，水煎服。

[用法] 每日1次。

[功效] 补阴除热，养心安神。

第三章 长时间面对电脑，老偏方保健康

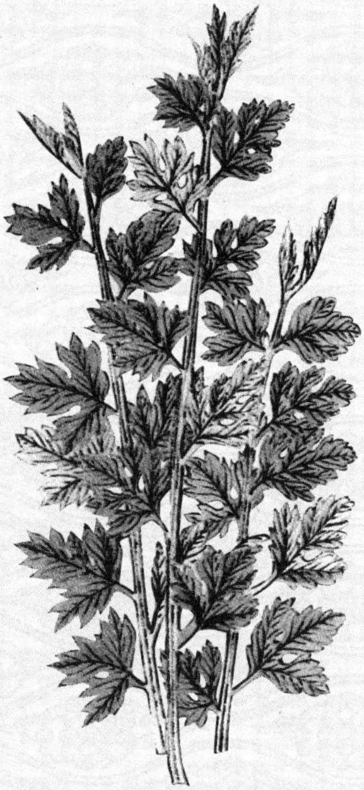

很多人现在都使用电脑办公，总是接受电脑辐射，容易引起视力下降、电脑脸、皮肤粗糙等问题，虽然这些看似不是什么大问题，但是也需要引起我们的重视，可以通过偏方来调理一下。

防辐射

现在的上班族，大部分都使用电脑办公，而电脑辐射对我们的身体健康有很大的危害，所以为了降低电脑辐射的这种危害，我们日常就应该多补充维生素C、维生素E等，也可通过小偏方来防辐射。

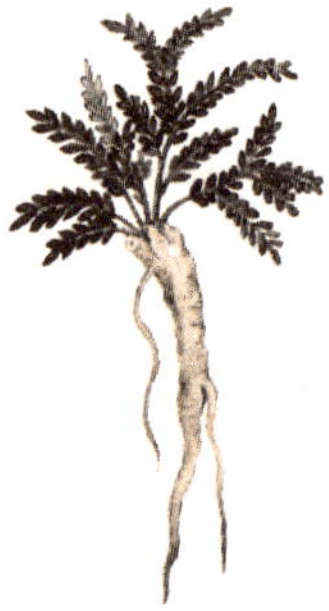

黄芪

黄芪绿茶

[材料] 黄芪、绿茶各5克。

[做法] 将黄芪和绿茶入杯中，加沸水冲泡即可。

[用法] 每日早中晚冲饮，每次1剂。

[功效] 黄芪和绿茶都可消除人体由辐射产生的各种自由基。

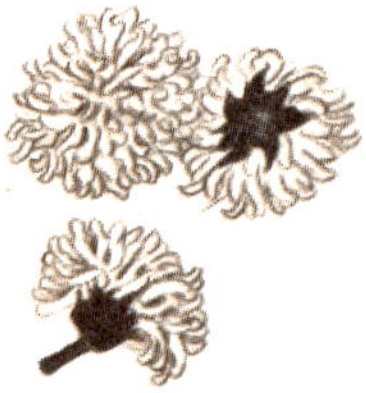

杭白菊

杭白菊茶

[材料] 干燥杭白菊1茶匙，红糖或蜂蜜适量。

[做法] 杭白菊用沸水冲泡，待温后用红糖或蜂蜜调味。

[用法] 代茶频饮。

[功效] 具有养肝明目，清热解毒，生津止渴，清心健脑，防辐射的功效。

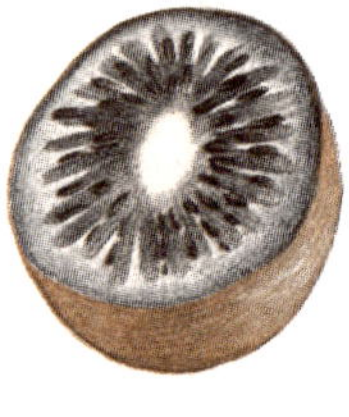

猕猴桃

猕猴桃橙柠汁

[材料] 橙子4个，猕猴桃2个，西红柿1个，柠檬半个。

[做法] 猕猴桃、西红柿分别洗净，去皮；柠檬、橙子分别洗净，去皮、去籽。将四种材料分别切成2厘米见方的小块，然后加入1杯凉开水搅打成汁。

[用法] 每日晚饭后喝一杯。

[功效] 这道偏方中的四种材料均含有丰富的维生素C，可以消除人体内自由基，起到防辐射的作用，还可以有效地淡化脸上的斑点，爱美的办公室女性不妨多喝点。

颈椎病

颈椎病是颈椎骨关节炎、增生性颈椎炎、颈神经根综合征、颈椎间盘突出症的总称，是一种以退行性病理改变为基础的疾病。由于电脑族几乎天天使用电脑，导致颈椎长期劳损致使颈椎脊髓、神经根或椎动脉受压，就会出现颈椎病，以下方剂可有效缓解颈椎病。

臭梧桐根方

[材料] 臭梧桐根50克。

[做法] 臭梧桐根水煎取汁。

[用法] 每日服2次，5日为1个疗程。

[功效] 适用于颈椎病。

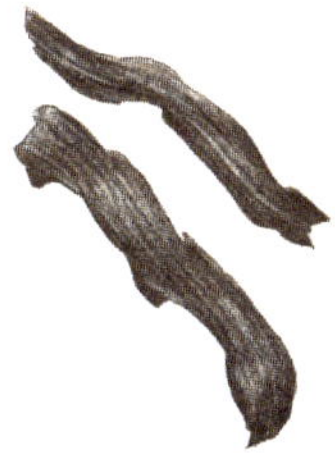

梧桐根

乌梢蛇酒

[材料] 乌梢蛇1条，白酒500毫升。

[做法] 乌梢蛇放于酒瓶中，用白酒浸泡3~4日。

[用法] 每次服1~2小杯，每日3次。

[功效] 祛风通络。适用于颈椎病肌肤麻木等。

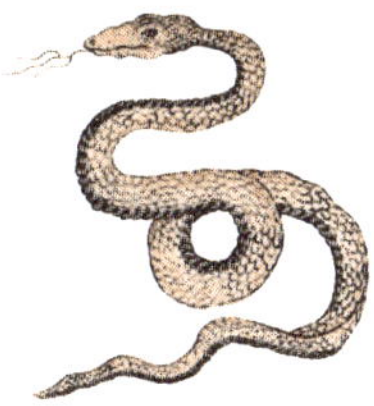

乌梢蛇

独活茶

[材料] 独活20克。

[做法] 独活用水煎制。

[用法] 代茶饮。

[功效] 祛风散寒。适用于神经根型颈椎病。

人参红枣粥

[材料] 人参粉10克，粳米50克，红枣15克，白糖适量。

[做法] 粳米与红枣同煮粥，最后加入人参粉、白糖即可。

[用法] 每日食用1次，每次1剂。

[功效] 补益气血。适用于气血亏虚所致的颈椎病的患者。

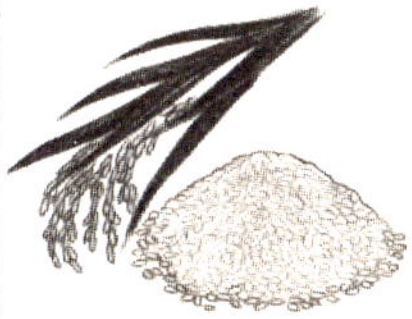

粳米

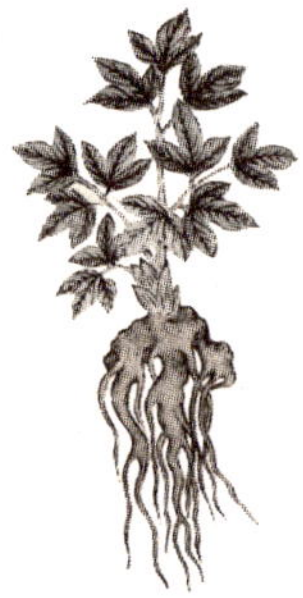

当归

五加皮酒

[材料] 五加皮200克，当归150克，川牛膝120克，红花50克，白酒200毫升。

[做法] 将上述前四味材料浸入白酒中1个月。

[用法] 适量饮用，每日3次。

[功效] 可改善颈椎病症状。

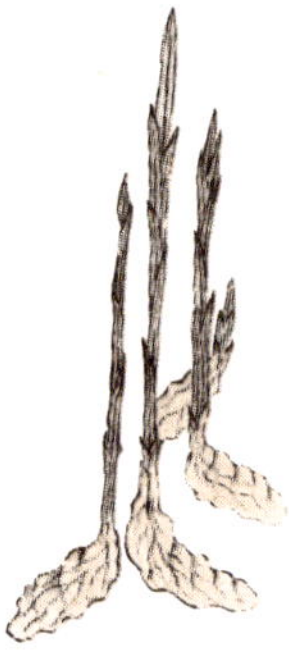

天麻

天麻炖猪脑

[材料] 猪脑1个，天麻10克，盐适量。

[做法] 将天麻切碎与猪脑入炖盅，加水、盐，隔水炖熟。

[用法] 每日1次，每次1剂，连服3～4次。

[功效] 可改善颈椎病的头痛眩晕，肢体麻木不仁。

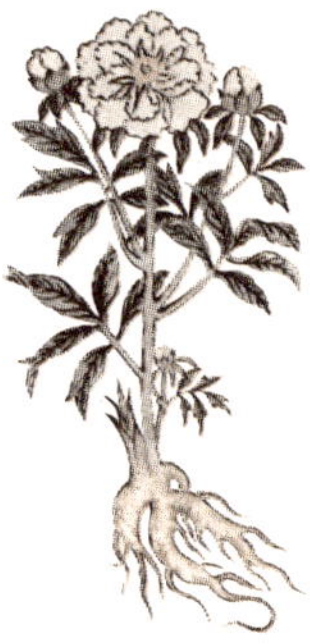

白芍

白芍木瓜汤

[材料] 白芍30克，鸡血藤、威灵仙各15克，木瓜、葛根、甘草各12克。

[做法] 将上述药材以水煎煮，取药汁。

[用法] 每日1剂，每日2次。

[功效] 滋补肝肾，疏通筋骨。适用于缓解骨质增生性颈椎病。

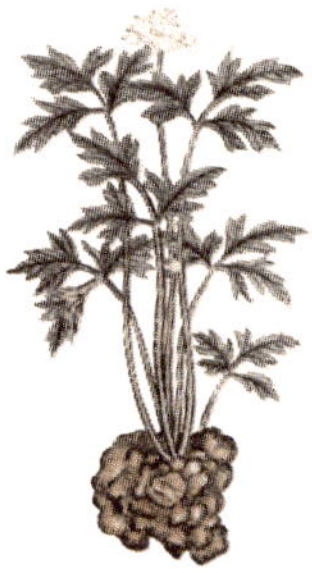

川芎

药枕方

[材料] 当归、羌活、黑附片、川芎、赤芍、红花、地龙、菖蒲、灯心草、细辛、桂枝、紫丹参、防风、莱菔子、威灵仙各300克，乳香、没药各200克，冰片20 克

[做法] 上述药材除冰片外研极细末，和入冰片，装入枕芯，当枕头使用。

[用法] 每日使用6小时以上，3个月为1个疗程。

[功效] 祛风通络，活血止痛。适用于颈椎病。

肩周炎

肩周炎是以肩部疼痛和活动障碍为主要症状的疾病，本病常因汗出当风、夜卧不慎、风寒外袭、邪郁肌肤，或久卧寒湿之地、汗出后浸渍冷水、沐水雨淋、感受寒湿，或由内、外伤及慢性劳损等引发。肩周炎虽然好发于50岁左右的中老年人，但是现在很多上班族因为缺乏锻炼，终日坐于电脑前，也容易引发肩周炎。下面的方剂对缓解肩周炎有一定的疗效。

五藤饮

［材料］宽筋藤、天仙藤各30克，血枫藤、石楠藤、络石藤各15克，沙柳草15～30克。

［做法］将上述药材以水煎煮，取药汁。

［用法］每日1剂，每日2次。

［功效］祛风湿，通经络，补气血，养肝肾。对肩周炎有一定疗效。

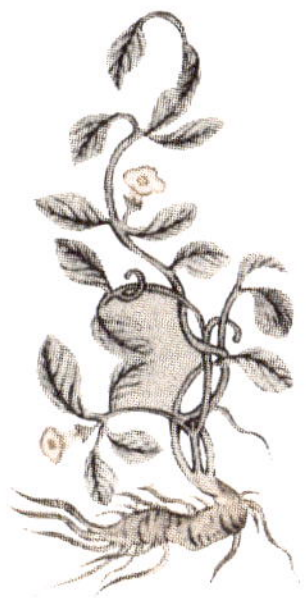

天仙藤

四子熏洗方

［材料］薏苡仁、莱菔子、菟丝子、紫苏子、吴茱萸、盐各30克。

［做法］盐炒黄；余药炒至变色。

［用法］装入布袋熨患处，同时活动肩关节。每日3次，连续2日，第3日将药水煎熏洗患处。10日为1个疗程。

［功效］散寒通络止痛。适用于肩周炎。

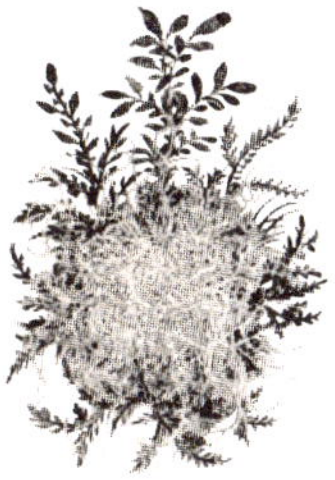

菟丝子

芪归炖小鸡

［材料］黄芪30克，当归20克，童子鸡1只，生姜、盐各适量。

［做法］先将童子鸡宰杀，去毛及内脏后清洗干净，再将黄芪、当归、生姜洗净后塞入鸡腹中，然后放入砂锅内，加适量水、盐，用大火烧沸，再转小火慢炖2小时即可。

［用法］吃鸡肉，喝汤，3日1剂。

［功效］可活血化瘀，对肩周炎有一定疗效。

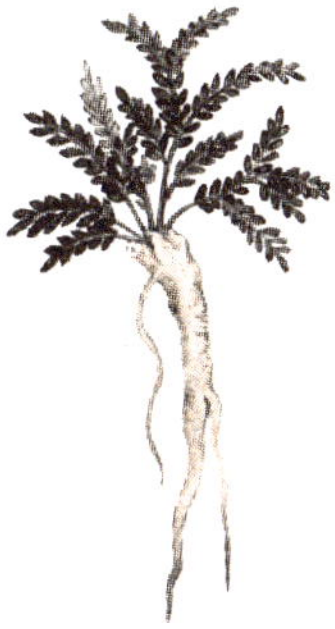

黄芪

当归煮瘦肉

[材料] 猪瘦肉60克，当归20克，胡椒12克。

[做法] 将当归、胡椒、猪瘦肉共炖熟。

[用法] 每日1次，每次1剂。

[功效] 活血化瘀，适用于肩周炎。

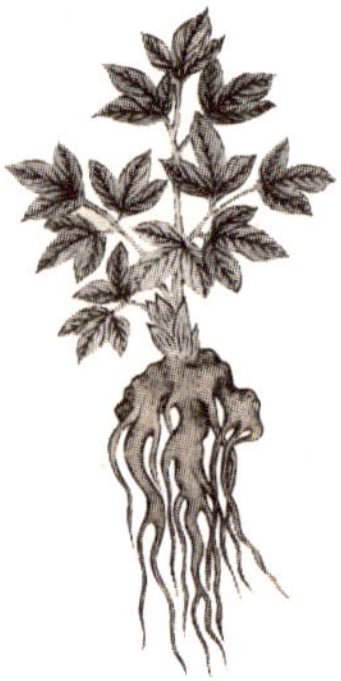

当归

当归血藤鸡蛋汤

[材料] 全当归、鸡血藤各12～15克，木香、陈皮、赤芍各8～10克，桑枝15～20克，鸡蛋1个。

[做法] 将鸡蛋与诸药同煮，待蛋熟后去壳再煮5～10分钟。

[用法] 食蛋饮汤，每日3次，每次1个。

[功效] 活血舒筋，对肩周炎有一定的疗效。

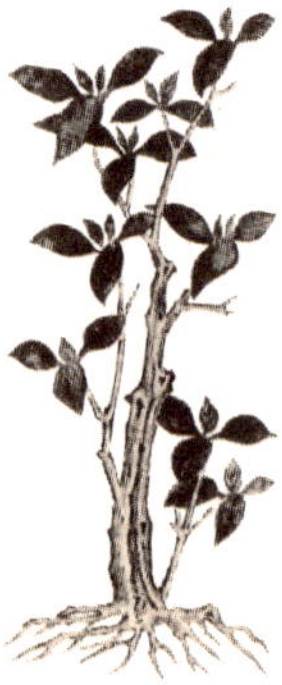

木香

川樟方

[材料] 川乌10克，樟脑9克，醋适量。

[做法] 川乌与樟脑共研成末，用醋调和，摊于纱布上即可。

[用法] 贴敷于疼痛处，同时用热水袋热敷30分钟。每日1次，连用4～6日。

[功效] 适用于肩周炎。

[备注] 川乌有大毒，用时宜慎。

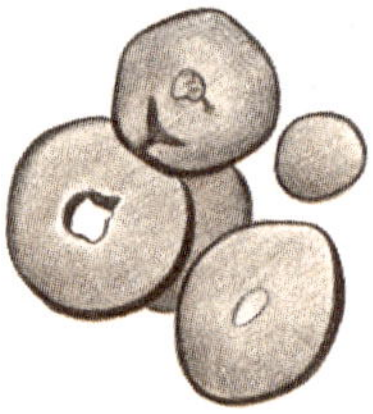

桑枝

仙人掌方

[材料] 仙人掌适量。

[做法] 仙人掌去刺，捣成泥状。

[用法] 贴在患处周围，外包一层塑料薄膜，用胶布固定。

[功效] 适用于肩周炎。

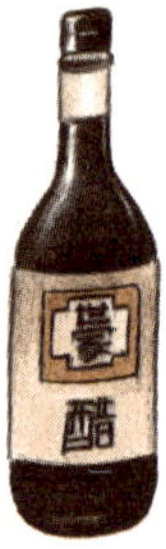

醋

穿山甲方

[材料] 穿山甲适量。

[做法] 穿山甲焙焦研末。

[用法] 温开水冲服，每日2次，每次1～2克，连用10日。

[功效] 适用于肩周炎。

面部皮肤粗糙

面部皮肤粗糙表现为脸部皮肤毛孔粗大，纹理粗糙。多因肤热当风，风邪侵入毛孔，郁久而燥，肌肤失养；或者风寒外袭，营卫失调；或者湿浊浸淫肌肤；或者津液不足，不能滋养肌肤而成。此外，常坐电脑前工作或频繁使用碱性、酸性过强的化妆品，都可导致皮肤粗糙。适当喝一些饮品，对改善皮肤干燥有很好的效果。

菟丝子天冬饮

[材料] 菟丝子30克，天冬、金毛狗脊各15克，冬瓜皮、威灵仙、陈皮各10克。

[做法] 将上述药材以水煎煮，取药汁。

[用法] 每日1剂，每日2次。

[功效] 滋阴补肾，润泽肌肤。适用于面部皮肤粗糙。

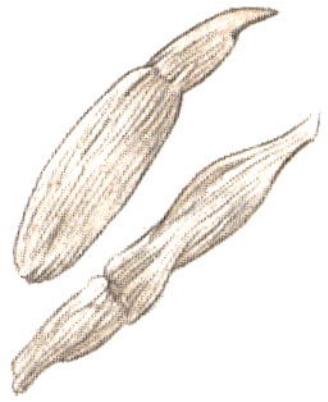

天冬

红枣桂圆党参汤

[材料] 红枣50克，桂圆肉30克，党参15克。

[做法] 将红枣用水浸泡1小时；党参用布包好，与桂圆肉一同入锅，加适量水，煮汤。

[用法] 吃枣饮汤，日服1剂，每日2次，连服4～6剂为1个疗程。

[功效] 补气养血，润肤悦色。适用于面部皮肤粗糙。

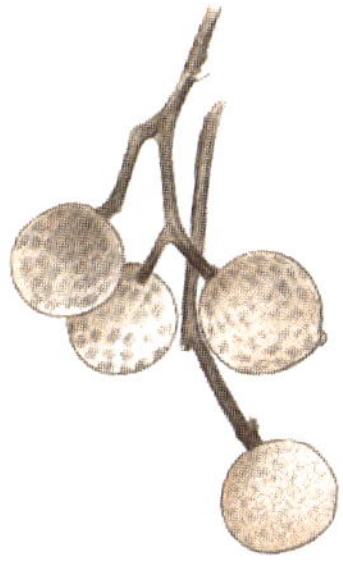

桂圆

核桃补骨脂蜜

[材料] 补骨脂（炒香、捣为细末）150克，白蜜120克，核桃肉（研如泥）60克。

[做法] 先将白蜜与核桃泥同煮如稀糊状，再加入补骨脂末，和为丸，如梧桐子大小，盛瓷器中保存。

[用法] 每日早、晚2次，每次服20克，空腹时用温开水送下。

[功效] 本方久服令人容颜美泽，皮肤细腻。

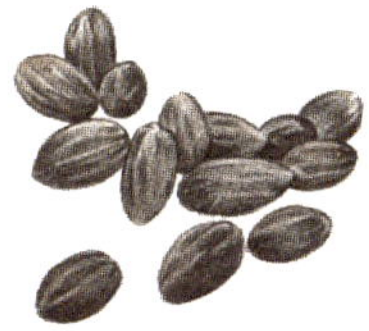

补骨脂

『电脑脸』

“电脑脸”主要表现为面部肌肉僵硬，目光呆滞，面色萎黄，有的人甚至对生活缺乏应有的热情，这主要还是因为长期面对着电脑工作，工作压力又大，缺乏应有的调剂，时间一久自然就形成了“电脑脸”。小小的方剂配上积极的心态，让您远离这种状态。

桂圆莲子汤

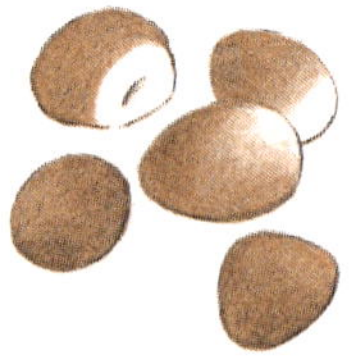
芡实

[材料] 薏苡仁50克，芡实、莲子各30克，桂圆肉8克，蜂蜜少许。

[做法] 将所有材料（蜂蜜除外）放入锅中，加适量清水大火煮沸，转小火煮约1小时，起锅待温后加入少许蜂蜜调味即可。

[用法] 佐餐食用，每日1次，每次1剂。

[功效] 此方适用于工作压力大，常用电脑的上班族。

核桃黄豆糊

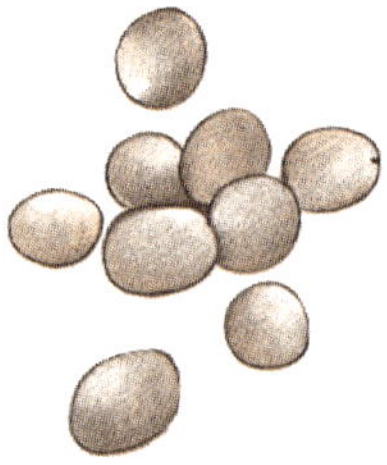
黄豆

[材料] 黄豆300克，核桃仁100克，粳米50克，白及10克，白糖25克。

[做法] 粳米洗净；黄豆洗净沥干，与白及一同炒熟磨成粉；核桃仁与粳米一同擀碎，加水浸泡，滤渣取汁，倒入锅内，再加清水，放入黄豆粉和白芨粉，调入白糖，煮成糊状即可。

[用法] 每日1次，每次1剂。

[功效] 适用于常用电脑，面色枯黄的上班族。

甘麦枣藕汤

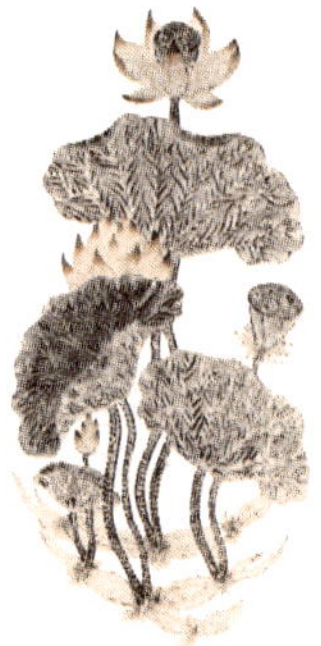
莲藕

[材料] 藕250克，小麦75克，甘草10克，红枣5颗，盐少许。

[做法] 将小麦洗净，浸泡1小时；藕洗净去皮。所有食材入砂锅中煮2小时，调入少许盐调味即可。

[用法] 佐餐食用，每日1次，每次1剂。

[功效] 此方具有防止皮肤衰老及面部色素沉着的功效。

色斑

色斑就是和周围皮肤颜色不同的斑点。色斑包括雀斑、黑斑、黄褐斑和老年斑等，属色素障碍性皮肤病。很多上班族因为长期使用电脑，并且工作压力大，进而激素分泌失调，就很容易诱发黄褐斑。以下方剂可以还您“皮肤本色”。

黄精酒

[材料] 黄精100克，米酒2500毫升。

[做法] 将黄精泡入米酒中，1周后服用。

[用法] 每次50克，每日1~2次。

[功效] 适用于淡化黄褐斑。

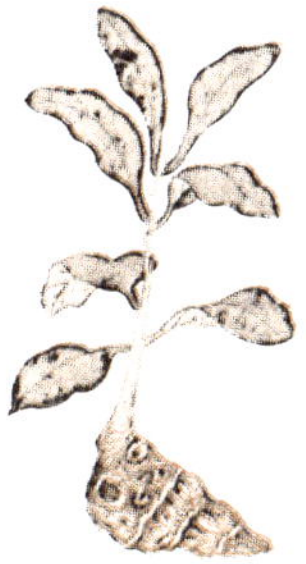

黄精

瓜瓤方

[材料] 瓜蒌瓤90克，杏仁10克，猪胰1具。

[做法] 将瓜蒌瓤、杏仁、猪胰一起捣烂如泥。

[用法] 每晚涂于患处，连用10日。

[功效] 适用于淡化黄褐斑。

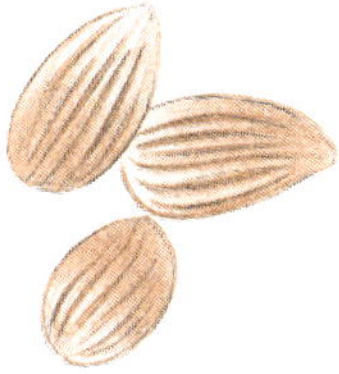

杏仁

茉莉花果仁蜜

[材料] 紫茉莉花果仁（去壳）30克，蜂蜜适量。

[做法] 将紫茉莉花果仁研为细末，调入蜂蜜，制成膏状。

[用法] 洗脸后取蜜膏敷于患处，每日3次。

[功效] 润肤去斑。适用于面部黄褐斑者。

白僵蚕方

[材料] 白僵蚕100克。

[做法] 白僵蚕晒干，研为细末，然后储存于瓶中备用。

[用法] 临睡前洗净脸，用此药粉擦面。

[功效] 可祛风消斑。

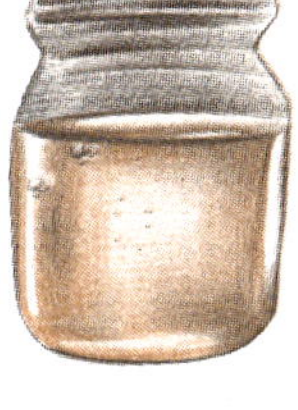

蜂蜜

桃花茶

[材料] 冬瓜仁5克，干桃花4克，白杨树皮3克。

[做法] 将以上三种材料放入杯中，用沸水冲泡，盖盖闷10分钟后即可饮用。

[用法] 每日3~4次。

[功效] 本方可有效祛除黑斑。

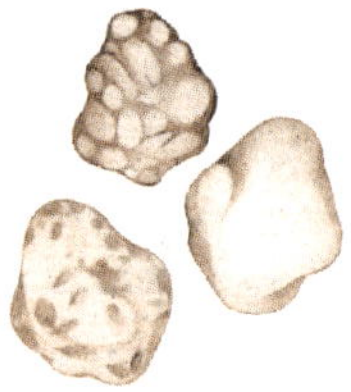

桃花

合欢绿茶

[材料] 合欢花5克，绿茶适量。

[做法] 先将合欢花择洗干净，与绿茶一起用沸水冲泡。

[用法] 代茶饮。

[功效] 适用于淡化黄褐斑。

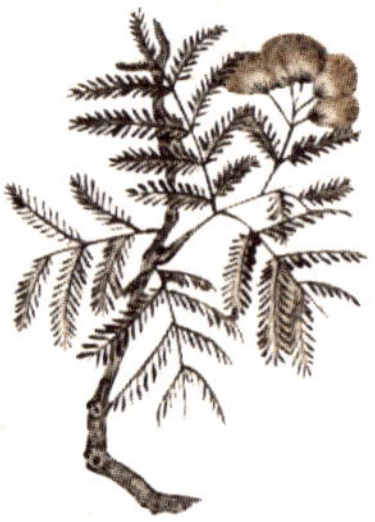

合欢花

藏红花茶

[材料] 藏红花1克。

[做法] 藏红花用开水冲泡。

[用法] 每日代茶饮，可长期饮用。

[功效] 适用于淡化黄褐斑。

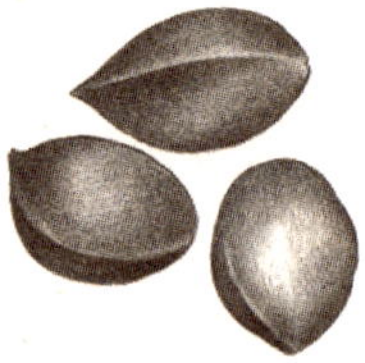

白果

白果方

[材料] 白果适量。

[做法] 先将白果去掉外壳，捣烂如泥，再取其浆液。

[用法] 将浆液涂于面部。

[功效] 适用于淡化黄褐斑。

黑豆丸

[材料] 黑豆5升，猪油适量。

[做法] 将黑豆洗净，制成酱，待酱色变成黄色后，捣成细末，用猪油炼成膏状和丸子。

[用法] 每次服50～100丸，温汤送服。

[功效] 适用于淡化黄褐斑。

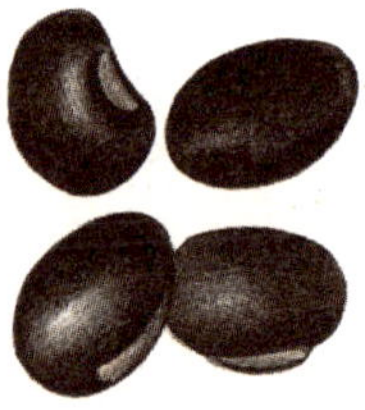

黑豆

柿叶膏

[材料] 青嫩柿叶、凡士林各适量。

[做法] 柿叶晒干，研为细末，加入溶化的凡士林中，搅拌成膏状。

[用法] 使用时涂于患处即可。

[功效] 适用于淡化黄褐斑。

丝瓜柠檬面膜

[材料] 新鲜柠檬半个，丝瓜半根，牛奶适量。

[做法] 将丝瓜和柠檬分别洗净、切碎，一起放入榨汁机中榨成汁，滤渣取汁，加入牛奶，调匀。

[用法] 将调好的汁液敷于面部，15分钟之后将脸洗净即可，使用之前放入冰箱冷藏半小时效果更佳。

[功效] 此面膜适用于经常对着电脑工作的上班族，可以防治色斑。

芍药花茶

[材料] 干芍药花瓣1茶匙，蜂蜜或红糖适量。

[做法] 将芍药花瓣用沸水冲泡，闷泡约10分钟后即可（可依个人口味调入适量蜂蜜或红糖）。

[用法] 每日1次，每次1剂，代茶饮用。

[功效] 具有养血柔肝、祛斑养颜的功效，还能促进细胞新陈代谢，提高肌体免疫力，延缓皮肤衰老。

桃花冬瓜仁蜜

[材料] 桃花、冬瓜子各等份，蜂蜜适量。

[做法] 将桃花阴干，研成细粉；冬瓜子去壳，研末。混合后加入蜂蜜调匀。

[用法] 每晚以此蜜敷面，晨起洗净，每日1次。

[功效] 本方可润肤淡斑。

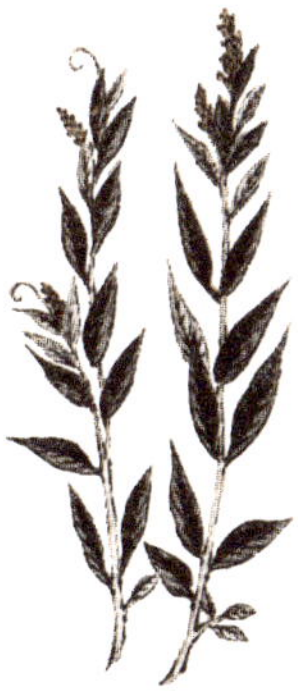
柿叶

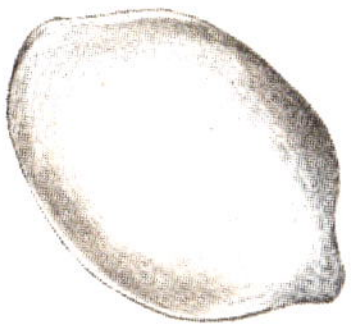
柠檬

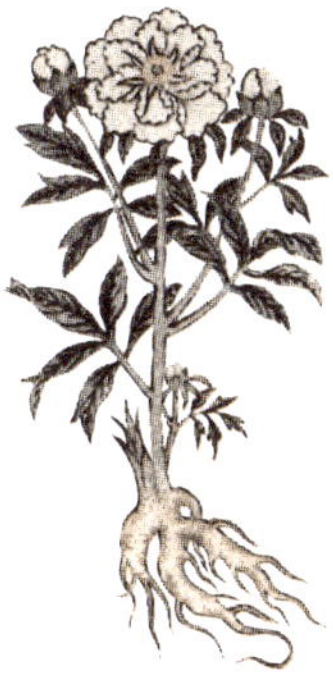
芍药

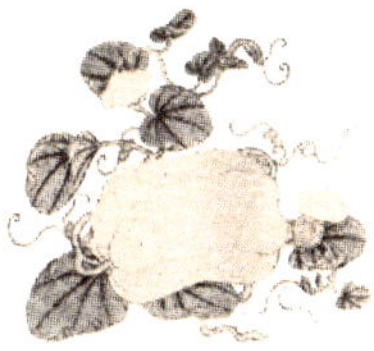
冬瓜

『鼠标手』

“鼠标手”是一种人体的正中神经以及进入手部的血管在腕管处受到压迫所产生的症状，它属于腕管综合征的一种。中医中属“伤筋”范畴，主要是由于积劳伤筋或者因受寒凉而导致气血凝滞而发病，工作中总使用电脑的上班族容易患上该病。以下偏方可以缓解手掌、手臂酸痛或发麻，活血消肿。

花椒水

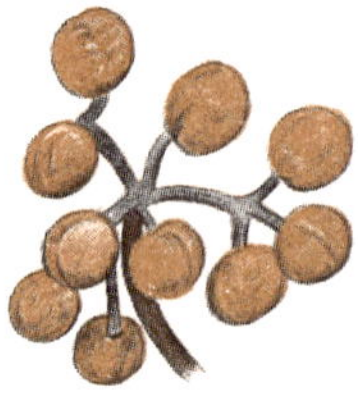

花椒

[材料] 花椒适量。

[做法] 将花椒放入锅中，加水煮开15分钟左右即可。

[用法] 待花椒水温后泡手，每日1次。

[功效] 本方具有温中散寒、除湿止痛的功效，对鼠标手疗效很好。

泽兰红糖饮

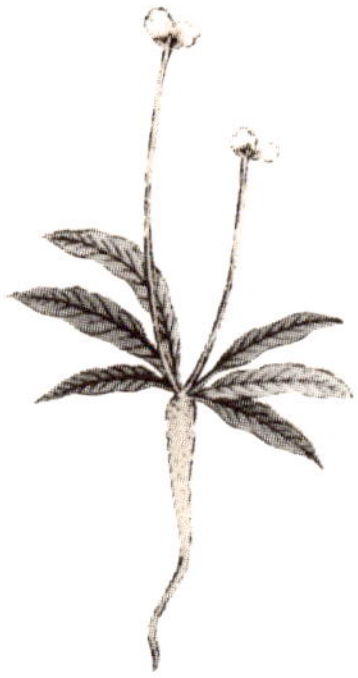

泽兰

[材料] 艾叶6克，泽兰9克，红糖适量。

[做法] 将艾叶、泽兰放入砂锅中，加水煎成汁，再加入红糖调匀即可。

[用法] 代茶饮。

[功效] 本方具有舒筋活血、止痛散结的功效，能有效缓解手腕、手臂发麻。

红豆粥

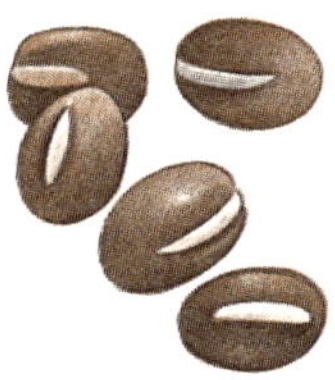

红豆

[材料] 红豆50克，粳米100克，白糖适量。

[做法] 将红豆、粳米淘洗干净，加水浸泡一段时间，再一起放入锅中，加适量水大火烧开，再转小火煮成粥，最后加白糖调味即可。

[用法] 代主食食用。

[功效] 可活血消肿。

视力下降

视力下降多由于不注意用眼卫生，过度用眼，使眼肌极度疲劳造成的。上班族长期坐在电脑前，缺乏活动，没有很好的调节眼部，就很容易引起视力下降。中医认为，出现近视眼与肝肾关系最为密切，因肝开窍于目、肾注精于目，所以用偏方调理眼疾多从肝肾来入手。

枸杞子桂圆汤

［材料］枸杞子约30克，桂圆干约30克，当归约9克，黑枣约30克，鸡肝1副。

［做法］将上药分别洗净，加4碗水，放入锅中大火烧开，再转小火炖半小时即成。

［用法］全部用料均可连汤一起吃，或喝汤亦可，但是唯独鸡肝至少应食用半副以上才有效果。每日1剂，分数次服完，至少食用1周以上。

［功效］本方有滋补肝肾、益精明目功效。

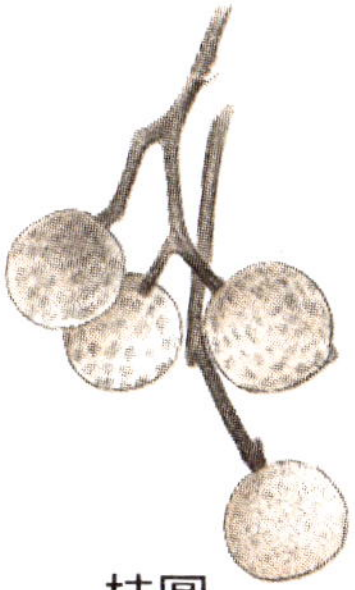

桂圆

菠菜猪肝汤

［材料］鲜菠菜90克，猪肝120克。

［做法］将菠菜、猪肝分别处理干净，一起入锅加水同煮至熟。

［用法］汤料同食。

［功效］本方有养肝明目功效。

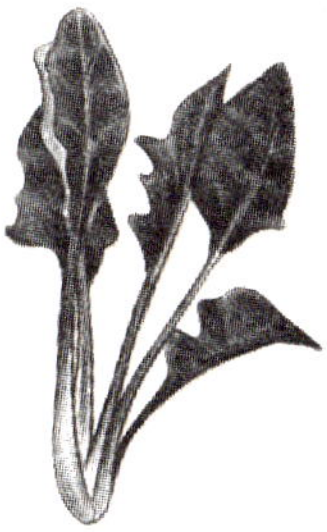

菠菜

鸡肝羹

［材料］鸡肝50克，盐适量。

［做法］鸡肝洗净切片，入沸水中汆烫一下，去除血污然后捞出，趁热捣烂，加入盐调匀即可食用。

［用法］佐餐食用。

［功效］具有养肝明目的作用。

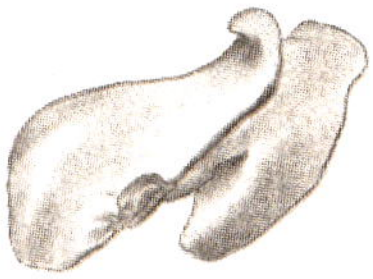

鸡肝

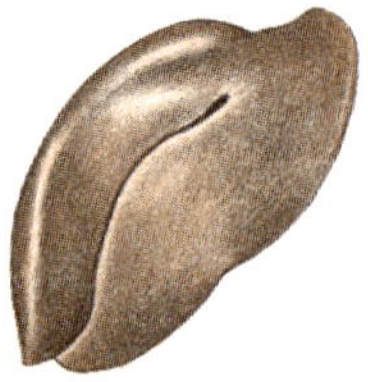

猪肝

猪肝方

[材料] 猪肝100克，鸡蛋2个，盐、淡豆豉、葱白各适量。

[做法] 猪肝洗净，切片，放于锅中加水适量，先用小火将肝煮熟，再加入淡豆豉、葱白，然后打入鸡蛋2个，加入盐调味即可。

[用法] 汤料同食。

[功效] 具有养肝明目的作用。适用于儿童青少年性近视。

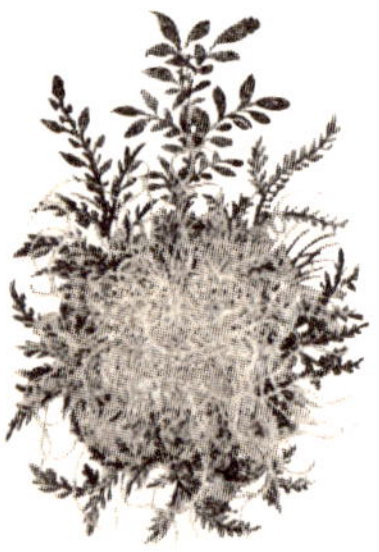

菟丝子

酱油肝

[材料] 鲜兔肝1具，酱油少许。

[做法] 兔肝切片，加水煮熟即可。

[用法] 蘸酱油食用。

[功效] 本方可有养肝明目功效。

菟丝子鸡蛋方

[材料] 鸡蛋1个，菟丝子10克。

[做法] 菟丝子研末，入鸡蛋搅匀，加水适量煮至蛋熟。

[用法] 食蛋饮汤。

[功效] 可改善头晕眼花，视物不清。

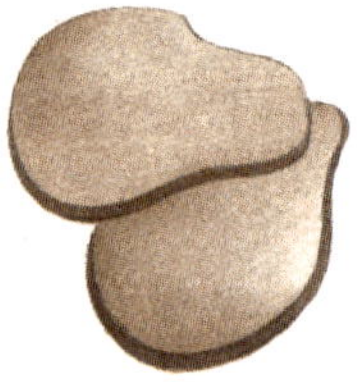

羊肝

羊肝粥

[材料] 羊肝1具，葱1把，粳米适量。

[做法] 羊肝去膜切碎，与葱炒焦黑，研末共加水炖烂，去渣取汁，入粳米煮粥即可。

[用法] 佐餐用。

[功效] 适用于头晕眼花，有明目的功效。

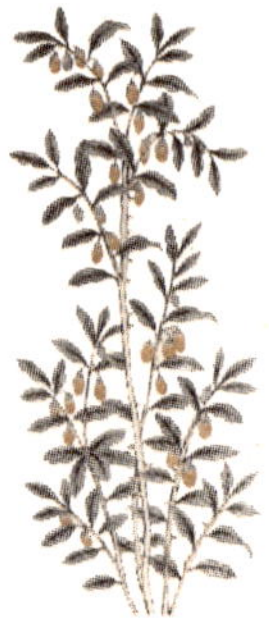

枸杞子

猪肝枸杞子叶

[材料] 猪肝200克，鲜枸杞子叶150克。

[做法] 先将猪肝洗净切条，同枸杞子叶共煮至熟即可。

[用法] 饮汤食肝，每日2次。

[功效] 有改善视力的作用。

第四章

上班族常见疾病老偏方

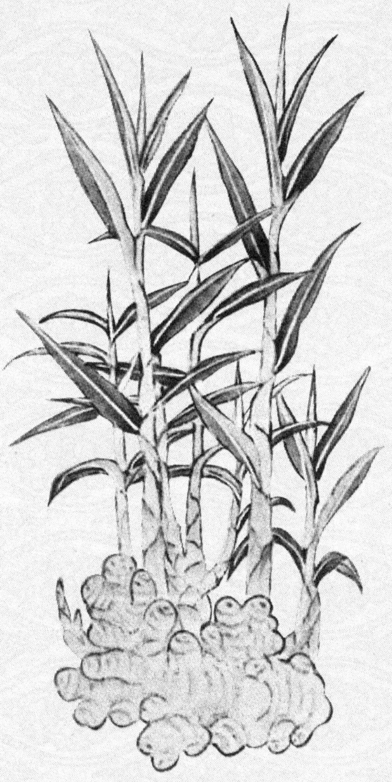

慢性病治疗起来时间长，起效慢，但贵在坚持，很多上班族忙于工作、加班、应酬，疏于照顾自己的身体，早把身体的健康给忘得一干二净，这是很不正确的做法，平日无论我们多么忙，还是应该以身体为重。

低血压

低血压是指体循环动脉压力低于正常值的状态。世界卫生组织对低血压的诊断尚无统一标准，一般认为成年人血压低于90／60毫米汞柱即为低血压。现在很多上班族因为生活节奏过快，饮食不规律，三餐也不注意营养搭配，就容易引发低血压。一些偏方可以调理由饮食引起的低血压。

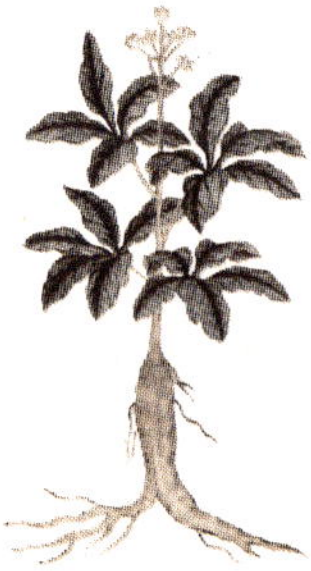

人参

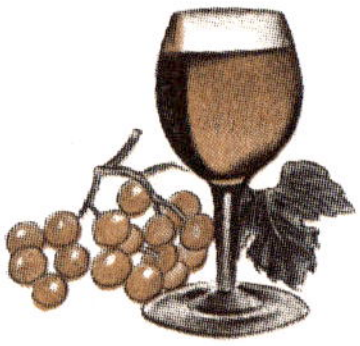

红葡萄酒

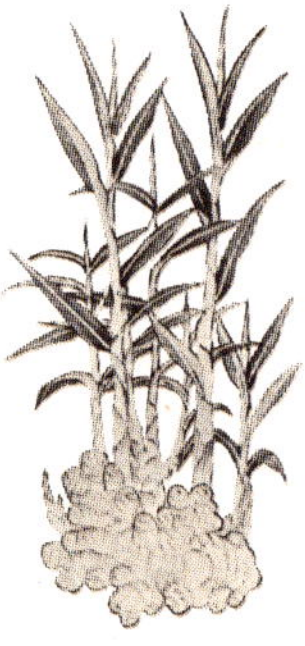

姜

参麦五味子糯米粥

[材料] 人参、麦冬、五味子各5克， 糯米10～15克。

[做法] 将前3味药煎汁，与糯米煮成粥。

[用法] 食粥，每周2次，每次1剂，连服9周。

[功效] 对缓解低血压有辅助作用。

党参泡红酒

[材料] 党参1根（约30克），红葡萄酒1瓶。

[做法] 将党参放进红葡萄酒中泡3天即可。

[用法] 每晚临睡前喝半杯（小酒杯），约25毫升。

[功效] 本酒主要适合低血压患者。

生姜红糖茶

[材料] 生姜5克，红糖50克。

[做法] 将生姜捣烂，然后与红糖拌匀即可。

[用法] 每日1次，每次1剂，用开水冲泡，代茶饮用。

[功效] 可提升血压，对低血压有疗效。

人参炖莲子

[材料] 人参、莲子各10克，冰糖30克。

[做法] 将上3味材料水煎煮直至莲肉烂熟。

[用法] 每日1次，每次1剂，连服3日。

[功效] 本方适合低血压患者。

阿胶糯米

［材料］糯米50克，阿胶10克。

［做法］糯米洗净，入锅加水适量煮粥，将熟时放入阿胶，及时搅拌，至粥稠胶化为止。

［用法］早晚服用。

［功效］有助于缓解低血压。

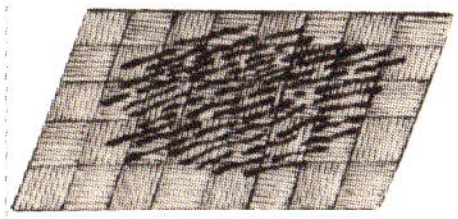

阿胶

鹿茸粉方

［材料］鹿茸粉3~6克。

［做法］将鹿茸粉0.3克灌入胶囊。

［用法］每日1次，每次1粒。每日空腹服，连服10~20天。

［功效］有助于低血压患者恢复正常血压。

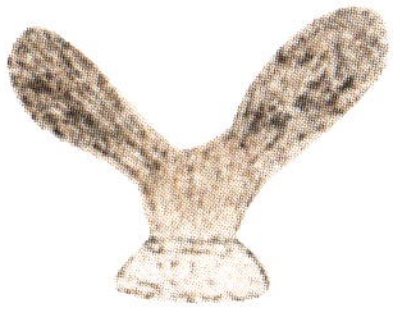

鹿茸

陈皮核仁甘草汤

［材料］陈皮15克，核桃仁20克，甘草6克。

［做法］将上药以水煎煮，取药汁。

［用法］每日2次，每次1剂，连服3日。

［功效］对低血压有疗效。

［备注］本方中的陈皮也可以用橘皮代替，疗效基本相同。

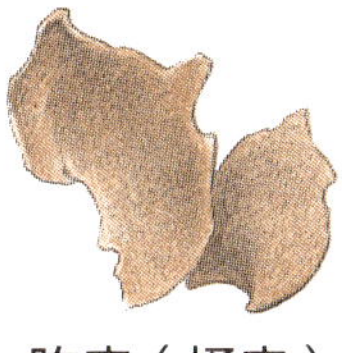

陈皮（橘皮）

枸杞子酒

［材料］枸杞子200克，白糖300克，白酒2000毫升。

［做法］将枸杞子和白糖倒入2000毫升白酒中，放置在阴凉处，但不能放入冰箱，2个月后即成黏稠的枸杞子酒。

［用法］每晚睡前饮服20毫升。

［功效］对于缓解低血压很好的效果。

人参粳米粥

［材料］人参3克（或党参10克），粳米100克，冰糖适量。

［做法］人参研末，与粳米煮成粥，调入冰糖即可。

［用法］每日1剂，每日2~3次。

［功效］大补元气，益血生津。缓解低血压症状。

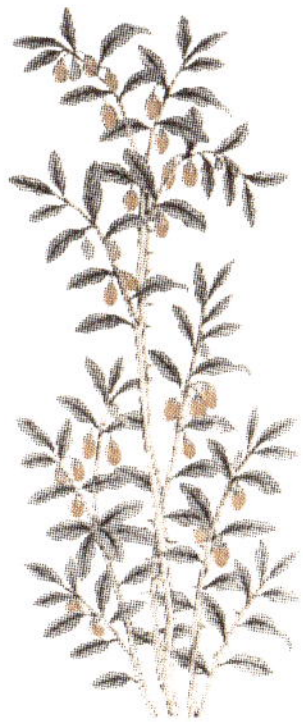

枸杞子

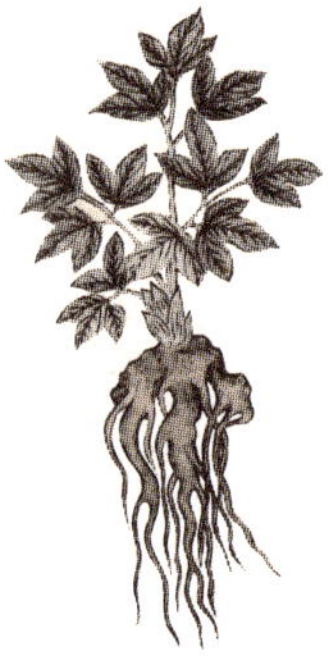

当归

当归川芎鸡

[材料] 鸡肉250克，当归30克，川芎5克。

[做法] 将上3味一起放入蒸锅中蒸熟即可。

[用法] 每日1次，每次1剂，连服3日。

[功效] 本方可补益气血，缓解低血压症状。

当归生姜炖羊肉

[材料] 当归、生姜各70克，羊瘦肉1000克，大料、桂皮各少许。

[做法] 将上述各材料放入锅中加水适量，小火焖至肉烂熟，拣去药渣即可。

[用法] 食肉喝汤，每次适量，每日2次。

[功效] 可逐步缓解低血压症状。

[备注] 阳性体质者不宜过量食用。

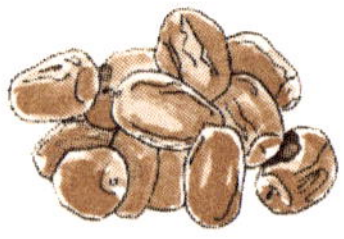

红枣

红枣粳米粥

[材料] 牛奶500毫升，红枣10颗，粳米60克，蜂蜜30毫升， 淀粉糊20克。

[做法] 红枣去内核，洗净，煮熟；将粳米用水淘洗干净；把牛奶倒入锅中煮沸，放入红枣和淀粉糊、粳米，边煮边搅拌，熟后加入蜂蜜拌匀即成。

[用法] 每日1次，每次1剂。

[功效] 本方可补血益气、美容养颜，预防低血压。

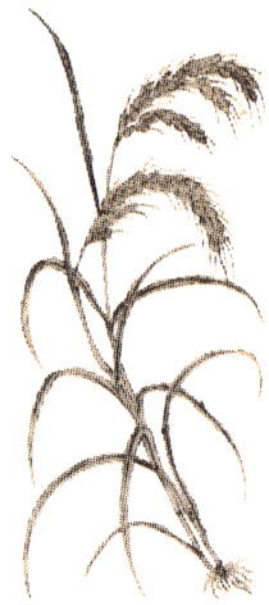

粳米

肝肚粳米粥

[材料] 猪肝、猪肚、粳米各100克，盐、味精各适量

[做法] 猪肝、猪肚用碱洗干净后，放入锅中煮熟；粳米淘洗干净。猪肝、猪肚切成细丝，放入锅内，与粳米同煮成粥，加盐、味精调味即可。

[用法] 每日1次，每次1剂。

[做法] 本方适用于低血压人群。

高血压

高血压是以体循环动脉压增高为主要表现的临床综合征，是最常见的心血管疾病。年龄、职业、环境及肥胖，高脂、高钠饮食，嗜酒、吸烟等因素，都可促使高血压的发生。之所以现在职场上那么多人有高血压也是这些原因所引起的。在日常生活中，上班族应多注重保养，而且有一些方剂对高血压有很好的疗效，可以用来降血压，方便实用。

三草汤

[材料] 夏枯草、龙胆草各12克，益母草、芍药各9克，白芍、甘草各6克。

[做法] 将上述药材以水煎煮，取药汁。

[用法] 每日1剂，每日2次。

[功效] 清热，平肝，降压。

四味降压方

[材料] 黄精20克，夏枯草、益母草、车前子各15克。

[做法] 先将上述各药用水浸泡30分钟，再煎煮30分钟，每剂煎2次，将2次煎液混合。

[用法] 每日1剂，每日2次，早、晚服。

[功效] 此方有清热平肝、通经利尿、降压之效。

山楂冰糖茶

[材料] 山楂50克，冰糖30克。

[做法] 将山楂清洗干净，去核；冰糖捣碎。山楂、冰糖一同放入砂锅内，水煎。

[用法] 代茶饮用，每日1剂。

[功效] 此茶在工作之余饮用，山楂的酸甘搭配冰糖的清甜，口感舒适，具有扩张血管、降压降脂的功效。

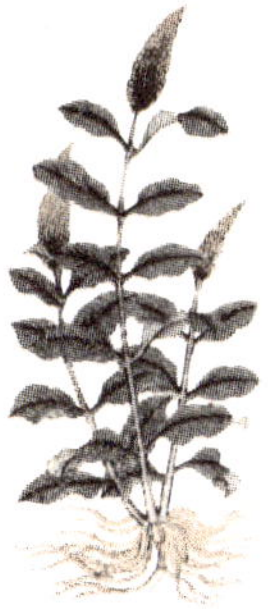

夏枯草

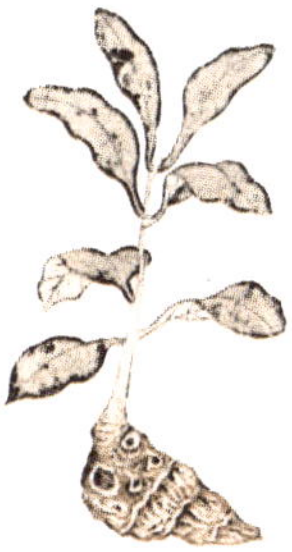

黄精

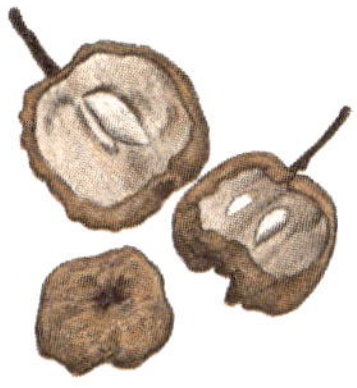

山楂

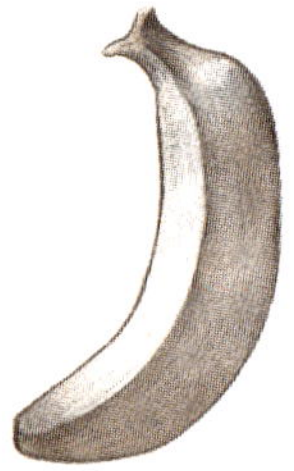

香蕉

香蕉蜜茶

[材料] 香蕉50克，绿茶、蜂蜜各适量。

[做法] 将绿茶放入茶杯中，用开水泡好。香蕉研碎，加到茶水中，再加蜂蜜即成。

[用法] 代茶温饮。

[功效] 可清热解毒，润肺滑肠，降血压。适用于高血压及其并发症，如动脉粥样硬化、冠心病等。

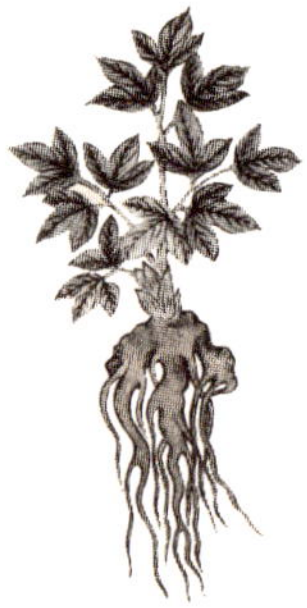

当归

七物降下汤

[材料] 当归、芍药、川芎、地黄各4克，黄柏2克，黄芪、钩藤各3克。

[做法] 将上述药材以水煎煮，取药汁。

[用法] 每日1剂，每日3次。

[功效] 养血，潜阳，息风。用于高血压，症见头昏眼花、疲倦乏力、面色不华、舌质淡、脉细。

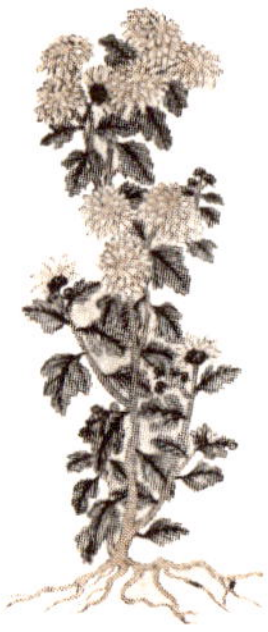

菊花

枯草苦丁茶

[材料] 夏枯草30克，苦丁茶15克，菊花3~5朵，草决明12克。

[做法] 以夏枯草、苦丁茶、草决明入锅煎煮成汤，冲泡菊花饮用。

[用法] 代茶饮用，每日1剂。

[功效] 清热泻火，疏肝解郁。适用于肝郁化火、风阳上扰型高血压。

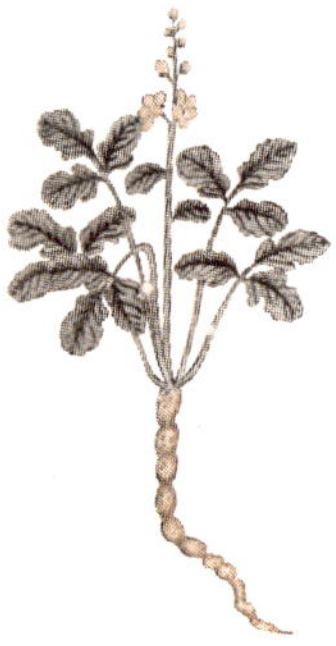

黄连

黄连解毒汤

[材料] 黄连、黄柏各1克，黄芩3克，栀子1～3克。

[做法] 将上述药材以水煎煮，取药汁。

[用法] 每日1剂，每日3次。

[功效] 本方剂具有泻火解毒的作用。用于高血压病，证见面红烦躁、喜喝冷饮、头昏眼花、舌红苔黄、脉数有力。

山楂白术茶

[材料] 山楂25克，白术15克。

[做法] 将山楂、白术一同放入砂锅中，加入适量水，煎沸后续煮20分钟左右，滤渣取汁，即可饮用。

[用法] 代茶温饮，每日1剂，药渣可再煎服用。

[功效] 此茶饮适用于胃纳欠佳、面色萎黄、神疲乏力的高血压患者饮用。

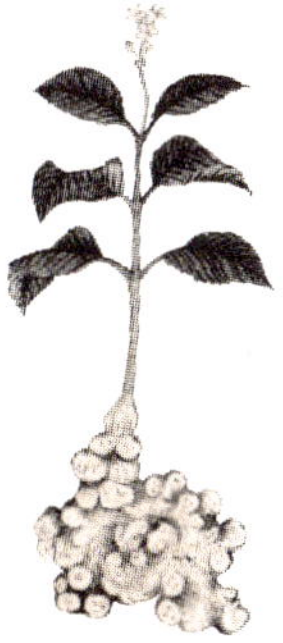

白术

芹菜汁

[材料] 芹菜250克。

[做法] 将芹菜连根叶一起洗净切碎，加适量温开水一起放入榨汁机中榨成浆汁，留汁饮用。

[用法] 每日1剂，每日2次，当日服完。

[功效] 此方具有调节血压、软化血管的功效。

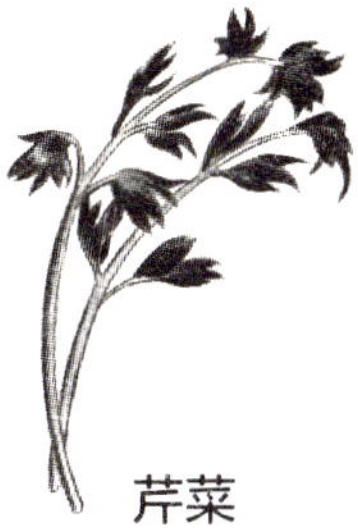

芹菜

芝麻冰糖蒸鲜藕

[材料] 鲜莲藕250克，生芝麻500克，冰糖500克。

[做法] 鲜莲藕切成条（片）；生芝麻压碎后，放入藕条（片）中，加冰糖，上锅蒸熟，分成5份，温后食用。

[用法] 每日1份，一般服用5份为1个疗程。

[功效] 此方降血压效果较为明显。

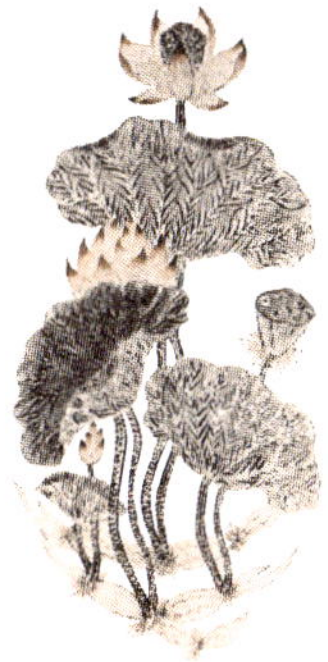

莲藕

香蕉皮菠菜汁

[材料] 香蕉皮、夏枯草各30克，菠菜50克。

[做法] 将上述药材以水煎煮，取药汁。

[用法] 每日1剂，每日2次。

[功效] 对高血压有一定疗效。

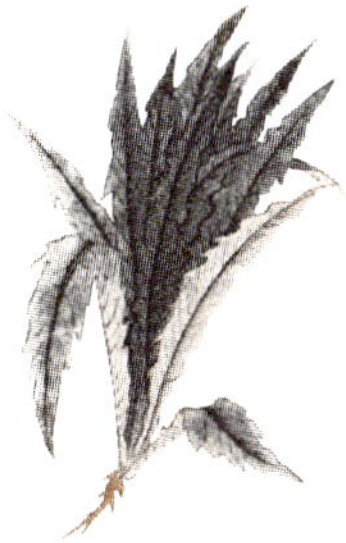

菠菜

专家小叮咛

严格限制盐的摄入量，盐有收缩血管的作用，因此高血压患者应该控制盐的摄入量，以每日3~5克为宜。

高脂血症

本病的发生首先与膳食有关，因为饮食是血脂的主要来源。事实证明，凡食用过多的动物脂肪，胆固醇升高，血脂也会升高。其次是精神因素，紧张的脑力劳动会使血中胆固醇升高。再次是内分泌因素，因为垂体激素、肾上腺皮质激素、甲状腺素、性激素等均能影响脂肪代谢。上班族的高脂血症多是由前面两个因素引发。我们可以选用一些降脂、降压的偏方来调理。

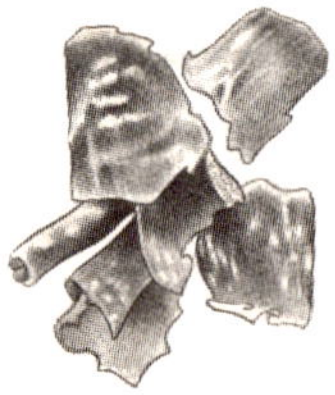

冬瓜皮

加味乌龙茶

[材料] 乌龙茶3克，冬瓜皮、槐角各18克，何首乌30克，山楂肉10克。

[做法] 将槐角、何首乌、冬瓜皮、山楂肉等4味加清水共煎汤，冲乌龙茶。

[用法] 每日1剂，代茶饮，不拘次数。

[功效] 本方可利尿，并具有降血脂的功效，适用于高脂血症患者。

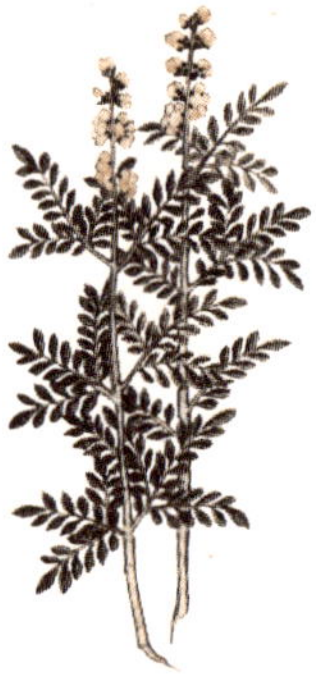

决明子

菊花决明子粥

[材料] 菊花30克，决明子10克，糯米100克，白糖适量。

[做法] 将决明子微炒，煮水滤汁，加糯米煮粥，熟后加菊花，再煮10分钟，放白糖调味。

[用法] 每日1剂，每日2次。

[功效] 降脂降压，清肝明目。

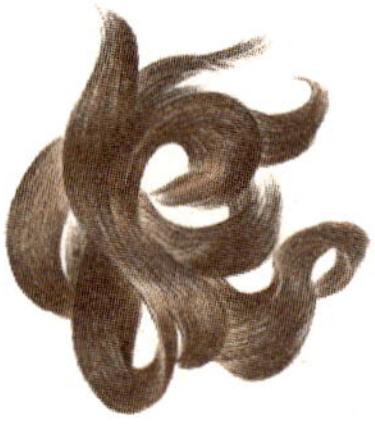

玉米须

二根茶

[材料] 山楂根、茶树根、荠菜花、玉米须各10克。

[做法] 将山楂根、茶树根碾成粗末；荠菜花、玉米须切碎。四者一起水煎。

[用法] 每日1剂，代茶饮，不拘次数。

[功效] 降血脂，化浊，利尿，降血糖。适用于高脂血症患者。

荷叶茶

[材料] 新鲜荷叶1～2张。

[做法] 新鲜荷叶水煎。

[用法] 代茶饮。

[功效] 适用于高脂血症。

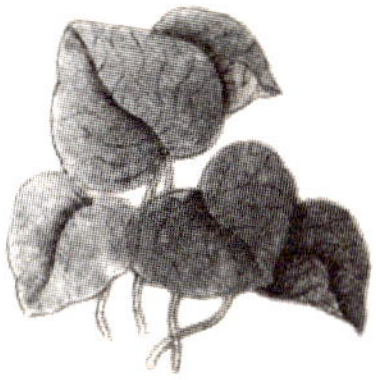

荷叶

灵芝决明子汤

[材料] 灵芝、山楂各9克，泽泻、决明子各10克，赤芍12克。

[做法] 将上述药材以水煎煮，取药汁。

[用法] 每日1剂，每日2次。

[功效] 本方具有通便、降血脂的功效。

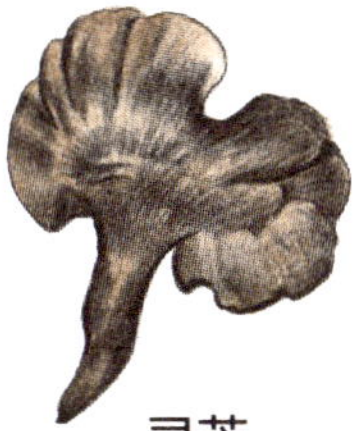

灵芝

山楂菊花茶

[材料] 山楂10克，白菊花10克。

[做法] 上药用开水冲泡。

[用法] 每日1剂，代茶饮，不拘次数。

[功效] 降血脂，清导通滞。适用于高脂血症患者。

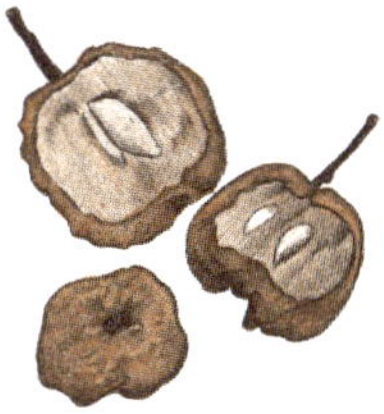

山楂

山楂香橙汁

[材料] 山楂肉30克，香橙2个，荸荠淀粉10克，白糖60克。

[做法] 将山楂肉加水两碗在砂锅内煮后，用纱布滤渣汁待用；香橙捣烂用纱布滤取汁。两汁调匀煮沸，加糖溶化后用淀粉勾芡成糊食用。

[用法] 每日1剂，每日2次，宜用温开水送服。

[功效] 对高脂血症有一定的疗效。

山楂枸杞子茶

[材料] 山楂、枸杞子各20克。

[做法] 以上药放在瓷杯中，沸水冲泡，温浸10分钟。

[用法] 每日1剂，代茶饮，不拘次数。

[功效] 本方具有滋补肝肾、益精明目、消食健胃的功效，对降血脂、降血压有显著作用。

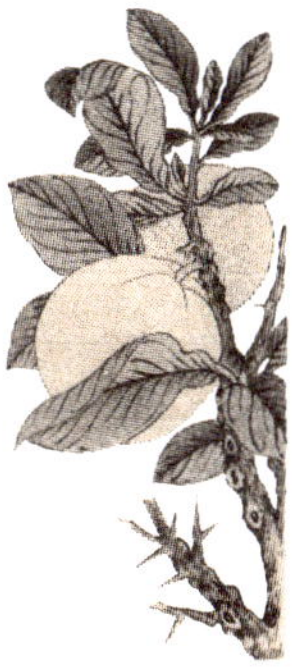

香橙

草莓荷叶冬瓜子汤

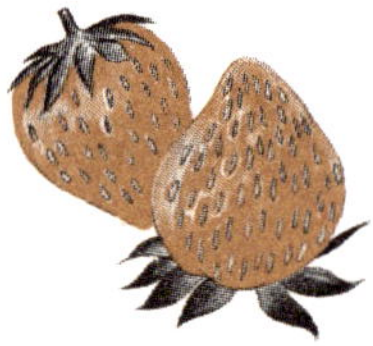
草莓

[材料] 草莓100克，山楂30克，荷叶、冬瓜皮、冬瓜子各10克。

[做法] 将上述药材以水煎煮，取药汁。

[用法] 每日1剂，每日2次。

[功效] 降血脂，清热利水。适用于高脂血症患者。

樱桃萝卜汁

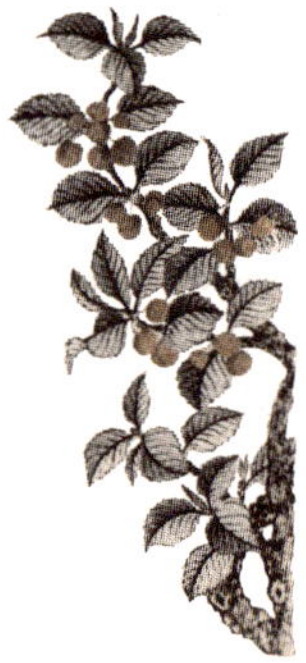
樱桃

[材料] 樱桃10颗，菠萝1/8个，酸奶2瓶。

[做法] 菠萝、樱桃分别洗净，切片，与1瓶酸奶一起倒入榨汁机中搅打；打细后，再加入另1瓶酸奶，继续搅打均匀。

[用法] 每日服用1次。

[功效] 能降低血中胆固醇含量，缓解高血脂症状。

水蛭降脂散

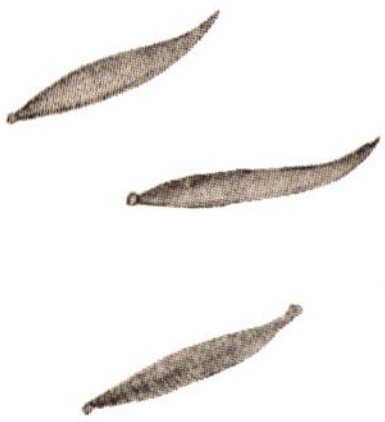
水蛭

[材料] 水蛭150克。

[做法] 水蛭烘干研粉。

[用法] 每晚3~5克，用开水冲泡，30日为1个疗程。

[功效] 破血，逐瘀，化浊。适用于高脂血症。

大藕点心

[材料] 大藕4节，绿豆200克，胡萝卜120克，白糖适量。

[做法] 胡萝卜洗净，捣成泥；用白糖将绿豆和胡萝卜泥调匀塞入藕洞内，塞满为止，煮熟即成。

[用法] 可当点心，随意取食。

[功效] 适合高脂血症患者。

萆薢方

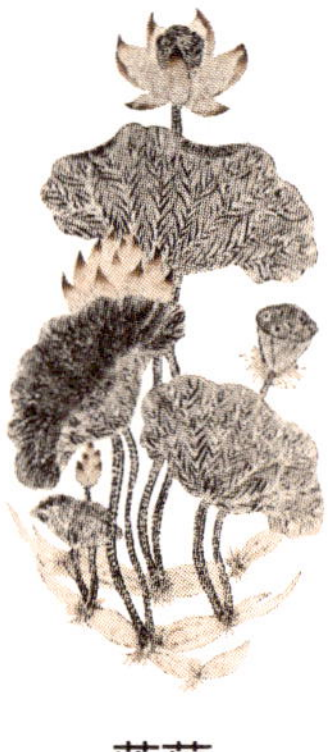
莲藕

[材料] 萆薢450克。

[做法] 萆薢碾成粉末。

[用法] 每次用5克，每日3次，温开水送服，30日为1个疗程。

[功效] 利湿去浊，适用于阴虚燥热引起的高脂血症。

香菇红枣汤

[材料] 香菇50克，红枣20颗，红糖适量。

[做法] 将香菇和红枣加水适量，煮熟后，加入适量红糖，再煮片刻即可。

[用法] 每日1剂，每日2次。

[功效] 经常饮用此汤，有降脂降压、补脾和胃的功效。

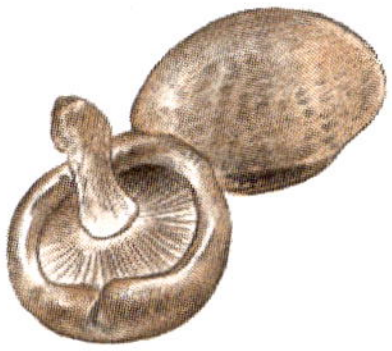
香菇

桃花方

[材料] 鲜桃花3朵。

[做法] 鲜桃花阴干，研细末。

[用法] 空腹服，每日3次，每次1剂。

[功效] 适用于高脂血症。

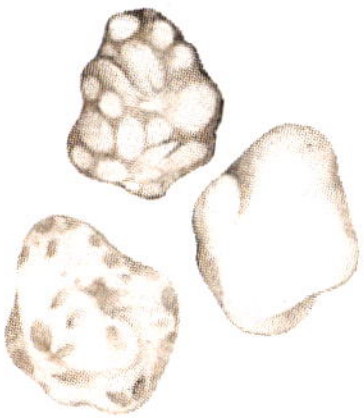
桃花

苦瓜绿茶

[材料] 苦瓜200克，绿茶3克。

[做法] 苦瓜洗净，剖开去瓤，装入绿茶，再合闭，挂通风处阴干。使用时连同茶叶切碎，每次10克，沸水冲泡30分钟。

[用法] 代茶饮。

[功效] 平肝降压，降糖调脂。

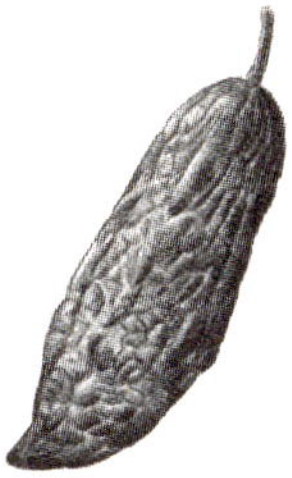
苦瓜

西柚杨梅汁

[材料] 杨梅15颗，西柚半个。

[做法] 西柚去皮及籽，取瓤撕碎，与杨梅一起放入榨汁机中，加适量凉开水搅匀。

[用法] 每日1次，每次1剂。

[功效] 有利于消脂减肥。

泽泻方

[材料] 泽泻15克。

[做法] 泽泻用水煎服。

[用法] 每日1剂，每日3次，1个月为1个疗程。

[功效] 适用于阴虚燥热引起的高脂血症。

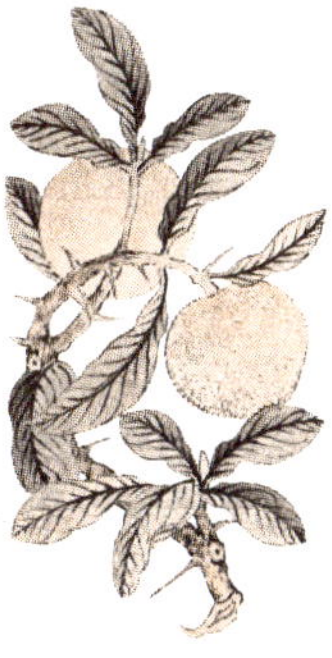
西柚

脂肪肝

脂肪肝是指由于各种原因引起的肝细胞内脂肪堆积过多的病变。一般而言，脂肪肝属可逆性疾病，早期诊断并及时治疗，常可恢复正常。营养过剩是发生脂肪肝最常见也是最重要的原因，即脂肪和糖摄取过量。因此，上班族在治疗脂肪肝的过程中须从控制饮食入手，以减轻体重为原则，注意饮食营养的合理搭配，并兼顾科学的食疗，也可搭配以下方剂进行调理。

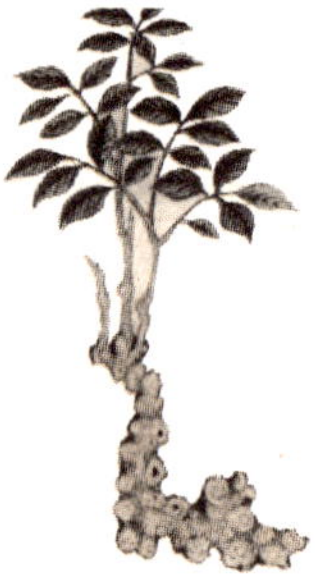

白术

降脂疏肝饮

[材料] 绞股蓝30克，白术、丹参、山楂各15克，葛根、郁金、枳壳、泽泻各10克，枸杞子12克。

[做法] 将上述药材以水煎煮，取药汁。

[用法] 每日1剂，每日2次。

[功效] 对脂肪肝有一定疗效。

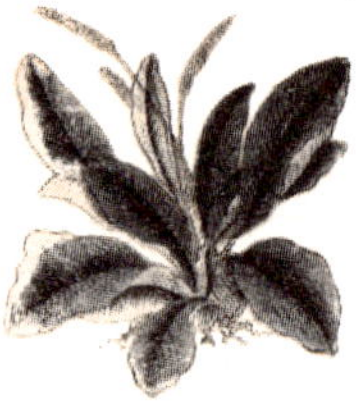

车前草

金钱草砂仁鱼

[材料] 金钱草、车前草各60克，砂仁10克，鲤鱼1条，盐、姜各适量。

[做法] 将鲤鱼去鳞、鳃及内脏，同其他3味药材加水同煮，鱼熟后加盐、姜调味。

[用法] 佐餐食用。

[功效] 本方有养阴润燥、减脂、降压的功效。

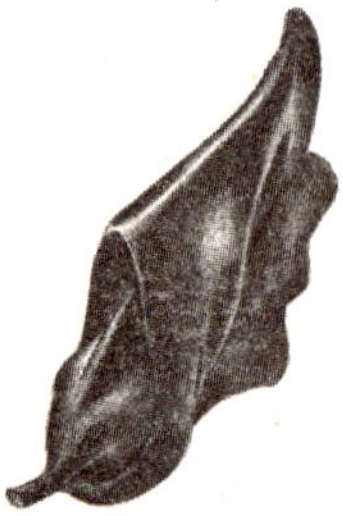

海带

脊骨海带汤

[材料] 海带丝、动物脊骨各适量，盐、醋、味精、胡椒粉各少许。

[做法] 将海带丝洗净，先蒸一下；将动物脊骨炖汤，汤开后去浮沫，投入海带丝炖烂，加盐、醋、味精、胡椒粉调味即可。

[用法] 佐餐食用，食海带，饮汤。

[功效] 对脂肪肝有辅疗作用。

当归郁金楂橘饮

[材料] 红花10克，山楂50克，当归、郁金各30克，橘皮12克。

[做法] 将上述药材以水煎煮，取药汁。

[用法] 每日1剂，每日2次。

[功效] 降脂解毒，对脂肪肝有一定疗效。

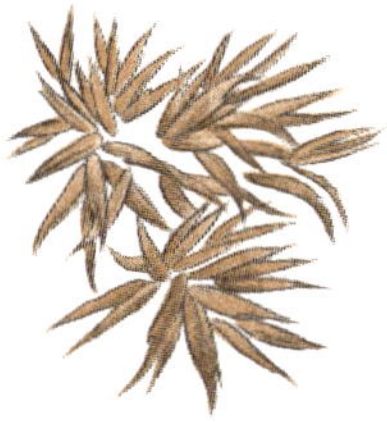

红花

银杏叶茶

[材料] 银杏叶5克。

[做法] 将银杏叶洗净切碎，沸水闷泡30分钟即可。

[用法] 每日1剂，代茶饮。

[功效] 降脂化浊，清热解毒。

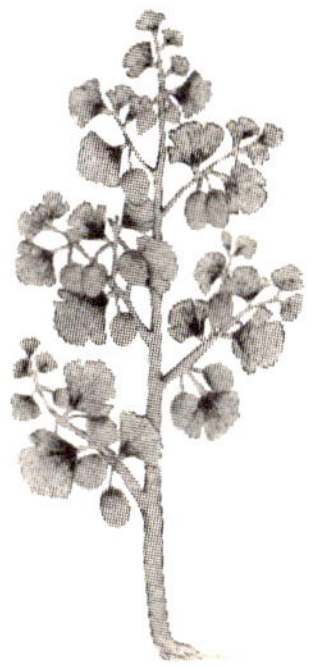

银杏

芹菜黄豆汤

[材料] 鲜芹菜100克，黄豆20克。

[做法] 鲜芹菜洗净切成小段；黄豆先用水泡胀。锅内加水适量，将芹菜段与黄豆同煮熟即可。

[用法] 吃黄豆、芹菜，喝汤。每日2次，连服3个月。

[功效] 有降血脂的功效。

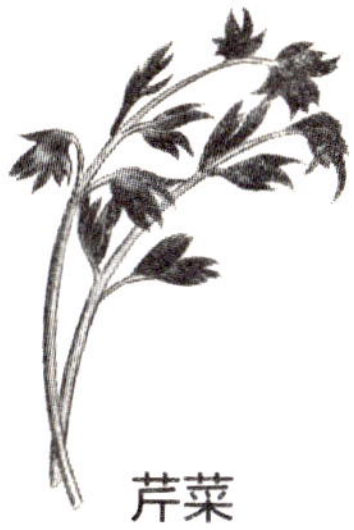

芹菜

兔肉煨山药

[材料] 兔肉500克，山药50克。

[做法] 将兔肉洗净，与山药共煮至熟。

[用法] 饮汤吃肉。

[功效] 适用于脂肪肝患者食用。

灵芝蚌肉汤

[材料] 灵芝20克，蚌肉250克，冰糖60克。

[做法] 河蚌去壳取肉洗净；灵芝入砂锅加水煎煮约1小时，取浓汁加入蚌肉至熟煮，放入冰糖即可。

[用法] 饮汤吃肉。

[功效] 适用于脂肪肝。

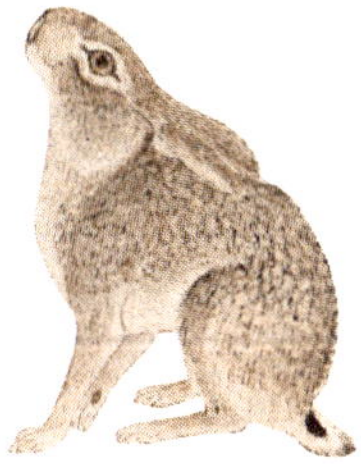

兔

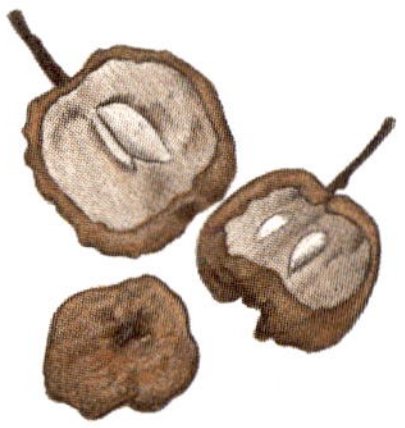
山楂

龙井山楂茶

[材料] 龙井茶、山楂各5克，陈皮少许。

[做法] 将上述茶材用200毫升冷矿泉水浸泡4小时以上。

[用法] 代茶频饮。

[功效] 降血脂，降胆固醇，预防脂肪肝。

茵陈茶

[材料] 茵陈15克。

[做法] 茵陈水煎。

[用法] 代茶饮。每日1剂，1个月为1个疗程。

[功效] 适用于脂肪肝患者饮用。

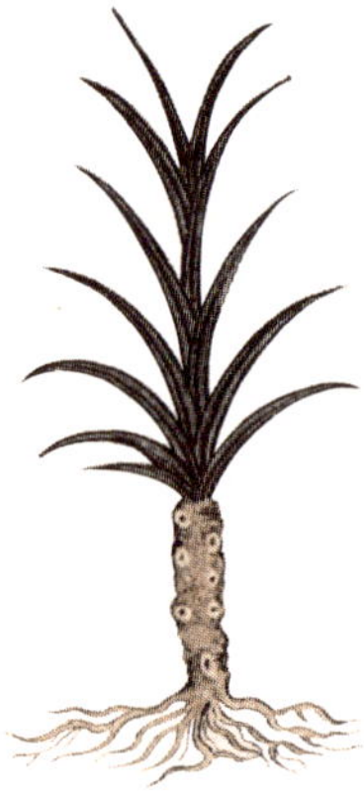
柴胡

柴胡白芍汤

[材料] 柴胡5克，白芍2克，红花1克，大燕麦半碗。

[做法] 将前3味药材放于150毫升热水中闷泡5分钟，取汤汁倒入大燕麦中充分搅拌后煮汤即可。

[用法] 每天当早餐食用。

[功效] 适用于脂肪肝患者饮用。

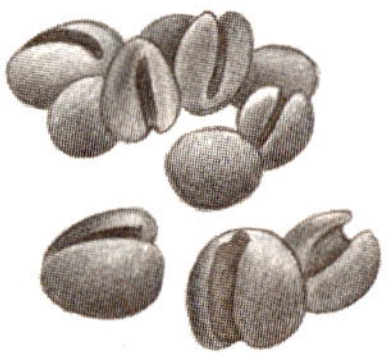
薏苡仁

绿豆薏苡仁粥

[材料] 绿豆、薏苡仁各1大匙，蜂蜜少许。

[做法] 将浸泡过的绿豆和薏苡仁倒入锅中，加水，大火烧开，转小火煮熟即可食用。待粥温后可依个人口味放少许蜂蜜调味。

[用法] 每日1次，每日1剂。

[功效] 适用于脂肪肝患者饮用。

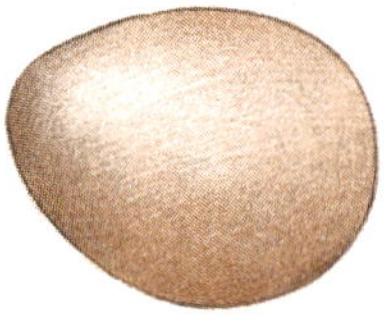
鸡蛋

菠菜蛋汤

[材料] 菠菜200克，鸡蛋2个，盐、味精各适量。

[做法] 先将菠菜洗净，入锅内煸炒，加适量水，煮沸后，打入鸡蛋，加盐、味精调味即可。

[用法] 佐餐用。

[功效] 适用于脂肪肝患者饮用。

糖尿病

糖尿病发病时症状多种多样，典型症状是“三多一少”，即多尿、多饮、多食和体重减轻，还可伴有疲乏、倦怠，因抵抗力降低而易合并各种感染。患有糖尿病的上班族在工作的同时一定要注意调节作息时间，规律饮食，积极配合治疗。选择一些滋阴生津、健脾利湿的偏方进行调理。

花粉枸杞子汤

[材料] 枸杞子、天花粉各30克，淮山120克。

[做法] 将淮山洗净后放入锅内蒸熟备用。取枸杞子、天花粉，煎汤送服淮山。

[用法] 每日2次。连服1个月为1个疗程。

[功效] 滋阴生津，降糖止渴。适用于糖尿病患者。

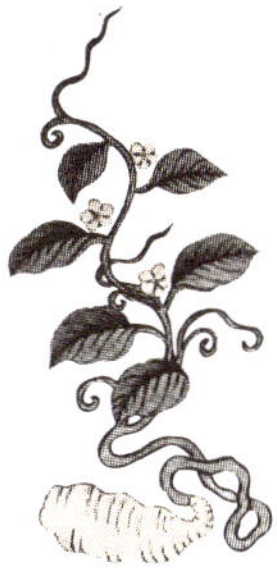

天花粉

海带玉米须

[材料] 海带30克，玉米须150克。

[做法] 海带泡发，切丝；玉米须漂净，装入纱布袋内扎口。将两种材料一同放入砂锅内，加水以大火煮30分钟，取出玉米须袋即可。

[用法] 直接饮服。

[功效] 适用于糖尿病患者。

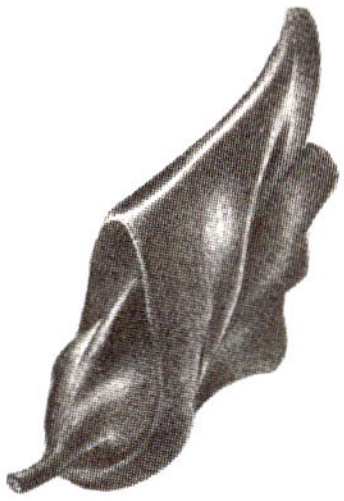

海带

乌梅四物汤

[材料] 乌梅5个，当归身（炒）、生地黄各20克，生白芍、熟地黄、天花粉各10克。

[做法] 将上述药材以水煎煮，取药汁。

[用法] 每日1剂，每日2次。

[功效] 滋阴降火、消渴。

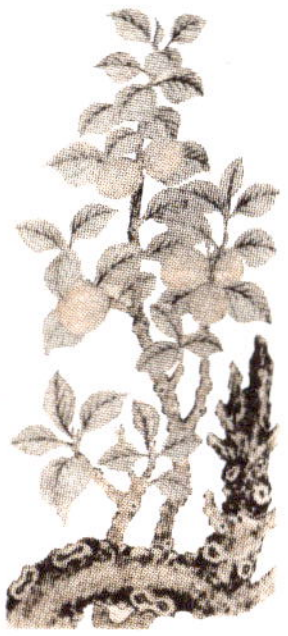

乌梅

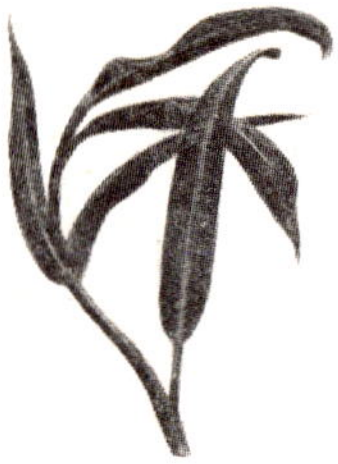
空心菜

空心菜玉米须饮

[材料] 空心菜60克，玉米须30克。

[做法] 空心菜和玉米须水煎。

[用法] 直接饮服，每日1次，每次1剂。

[功效] 适用于糖尿病患者。

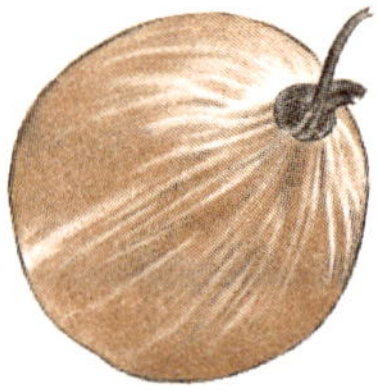
南瓜

南瓜汤

[材料] 鲜南瓜250～500克。

[做法] 鲜南瓜加水煮熟食之。

[用法] 每日1剂，每日1～2次。

[功效] 适用于糖尿病患者。

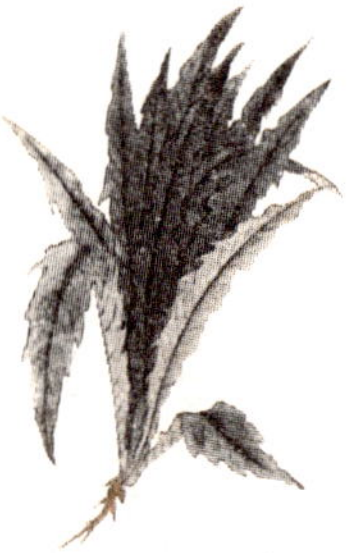
菠菜

菠菜根粥

[材料] 鲜菠菜根250克，鸡内金10克，粳米适量。

[做法] 菠菜根洗净切碎，与鸡内金加水煎煮半小时，再加入淘净的粳米，煮烂成粥。

[用法] 每日1剂，每日1次。

[功效] 可止渴润肠。

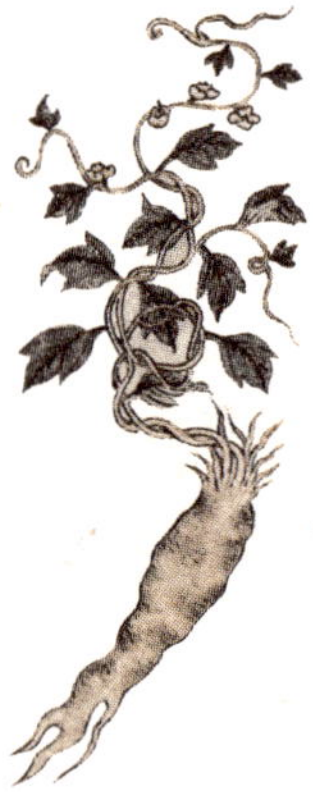
葛根

花粉葛根汤

[材料] 天花粉50克，葛根30克，生地黄、麦冬各15克，甘草、五味子各6克。

[做法] 将上述药材以水煎煮，取药汁。

[用法] 每日1剂，每日2次。

[功效] 可生津止渴 。

海蛤壳方

[材料] 海蛤壳12克。

[做法] 将海蛤壳洗净，研为细末。

[用法] 用温开水送服，每日1剂，每日2～3次。

[功效] 适用于糖尿病患者口渴饮水不止。

清蒸茶鲫鱼

[材料] 鲫鱼500克，绿茶适量。

[做法] 将鲫鱼去鳃、内脏，洗净，腹内装满绿茶，放盘中，上蒸锅清蒸，熟透即可。

[用法] 每日1次，每次1剂，淡食鱼肉。

[功效] 适用于糖尿病口渴。

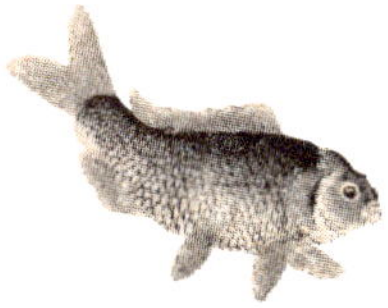

鲫鱼

茯苓炖猪骨

[材料] 猪脊骨500克，土茯苓100克。

[做法] 将猪脊骨加适量水煮至剩3碗汤，去骨、皮、浮油，加土茯苓，然后再煮半小时左右即可。

[用法] 佐餐食，每周1～2剂。

[功效] 健脾利湿。

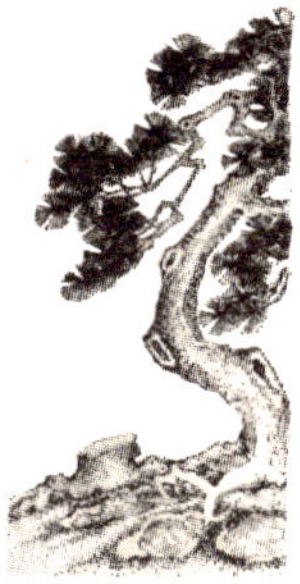

茯苓

蚕蛹方

[材料] 蚕蛹30克，酒适量。

[做法] 蚕蛹与酒、水同煮，去蚕蛹，煎汁。

[用法] 温服，每日1次，每次1剂。

[功效] 适用于糖尿病心神烦乱诸症。

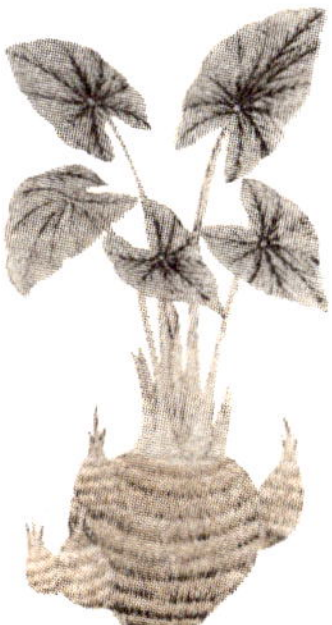

芋头

熟芋头方

[材料] 芋头200克。

[做法] 芋头洗净，放入锅中，加适量水煮至芋头熟。

[用法] 直接食用，每日1剂，每次1～3次。

[功效] 适用于糖尿病患者。

笋米粥

[材料] 鲜竹笋1个，粳米100克。

[做法] 将鲜竹笋去皮切片，与粳米同煮成粥。

[用法] 每日2次，每次1剂。

[功效] 适合糖尿病患者食用。

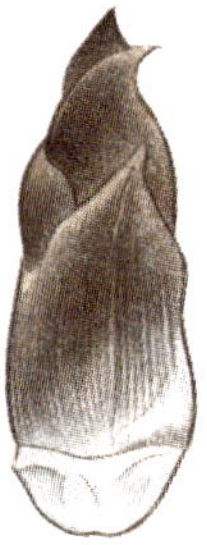

竹笋

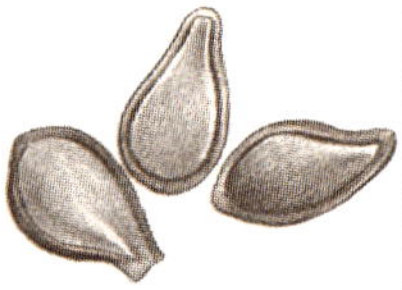

南瓜子

南瓜子方

[材料] 南瓜子50克。

[做法] 南瓜子炒熟，然后以水煎。

[用法] 每日1次，每次1剂。

[功效] 适用于糖尿病患者。

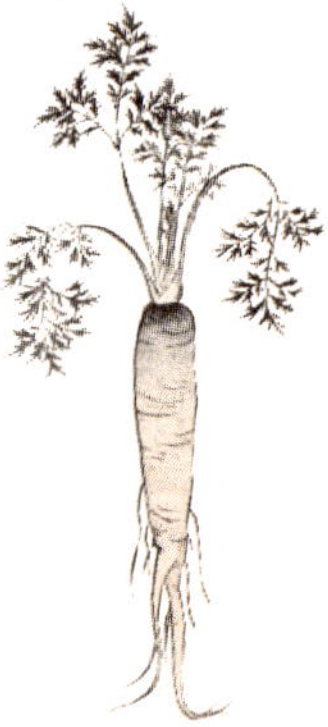

胡萝卜

土茯苓猪骨汤

[材料] 猪脊骨500克，土茯苓50～100克。

[做法] 将猪脊骨加适量水熬成3碗，去骨及浮油，入土茯苓，再煎至2碗即可。

[用法] 每日1次，每次1剂。

[功效] 可健脾气，利水湿。

胡萝卜粥

[材料] 鲜胡萝卜适量，粳米60克。

[做法] 胡萝卜洗净切碎，同粳米按常法煮粥。

[用法] 每日早、晚食用，每次1剂。

[功效] 适用于糖尿病患者。

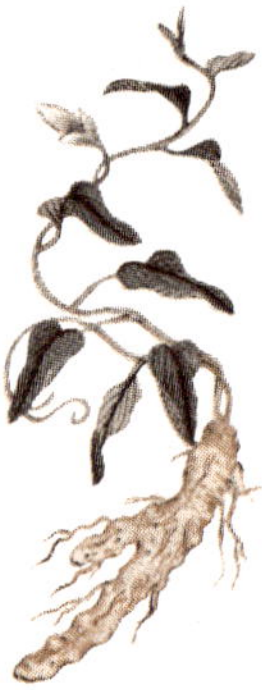

山药

山药炖猪肚

[材料] 猪肚、山药块各适量，盐少许。

[做法] 先将猪肚煮熟，捞出切片，再入山药块同炖至烂，稍加盐调味。

[用法] 空腹食用，每日1次，每次1剂。

[功效] 适用于糖尿病多尿者。

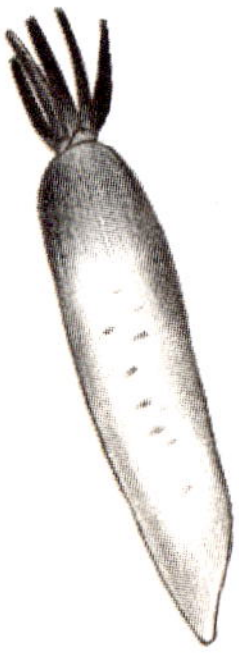

白萝卜

白萝卜方

[材料] 白萝卜150克。

[做法] 白萝卜绞汁。

[用法] 直接饮用，每日1次，每次1剂。

[功效] 适用于糖尿病口干者。

山药方

[材料] 山药200克。

[做法] 山药洗净蒸食。

[用法] 饭前服用，每日2次，每次1剂。

[功效] 可改善糖尿病口渴、尿多、易饥等症者。

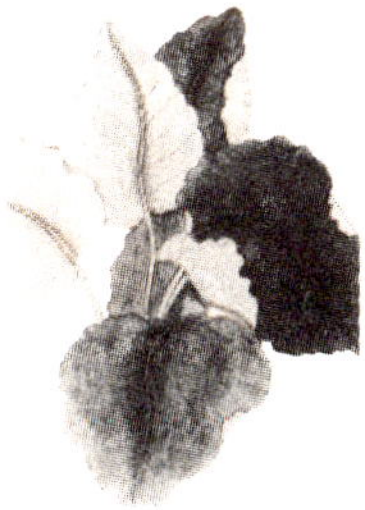

牛蒡

牛蒡根叶

[材料] 牛蒡根、叶各适量。

[做法] 牛蒡根和叶洗净后加水煮熟。

[用法] 随意食用。

[功效] 适用于糖尿病患者。

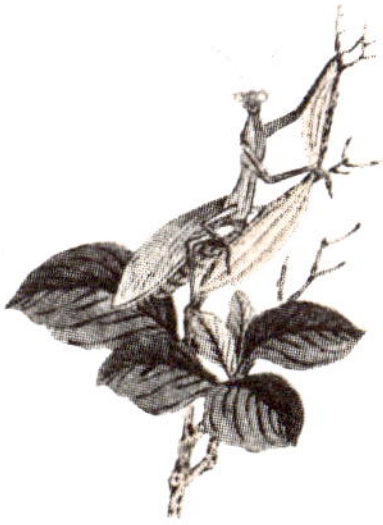

桑螵蛸

桑螵蛸方

[材料] 桑螵蛸60克。

[做法] 桑螵蛸研成粉。

[用法] 用开水冲服。每次6克，每日3次。

[功效] 适用于糖尿病尿多、口渴者。

沙苑子方

[材料] 沙苑子15克。

[做法] 沙苑子水煎。

[用法] 每晚饭后服，每日1剂，每日1次，连服7～10日。

[功效] 适用于糖尿病患者。

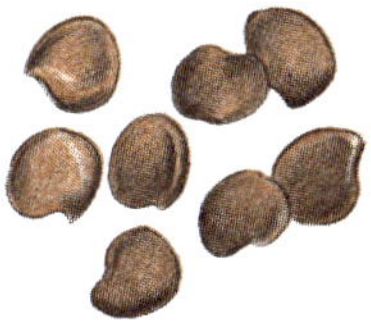

沙苑子

西瓜皮方

[材料] 西瓜皮200克，盐适量。

[做法] 西瓜皮上留少许红瓤，削去西瓜绿色的硬皮后，切小块，入锅内炒熟，加盐调味即可。

[用法] 1周食2～3次，每次1剂。

[功效] 适用于糖尿病和高血压患者食用。

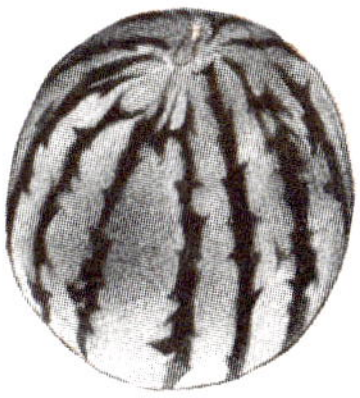

西瓜

痛风

中医认为，痛风多由平时过食膏粱厚味，以致湿热内蕴，兼因外感风邪，侵袭经络，气血不能畅通，以致局部灼热红肿，功能障碍，甚则气滞血瘀，经络阻塞，而致关节畸形。患有痛风的上班族，日常饮食一定要注意节制，同时用一些对症偏方辅助治疗。

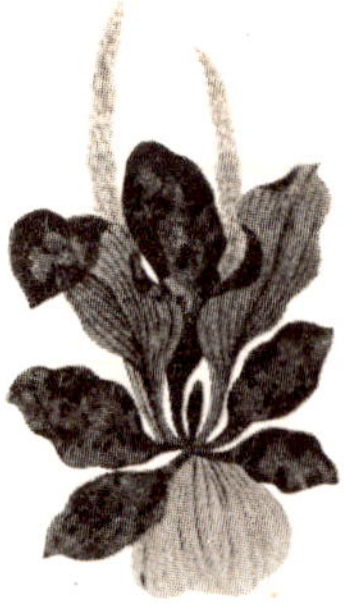

车前子

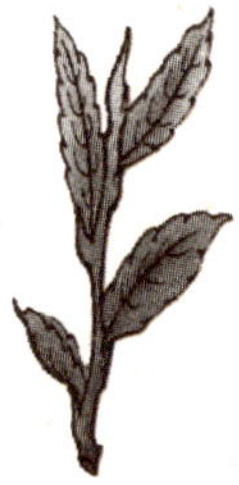

绿茶

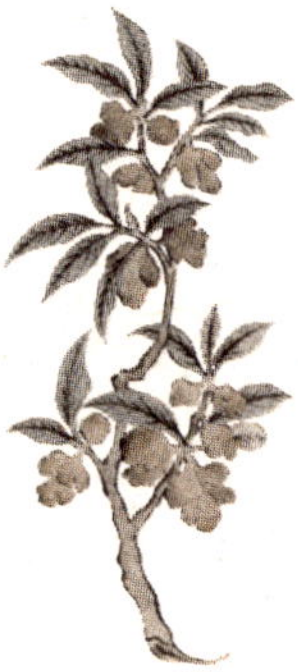

五倍子

川木通方

[材料] 川木通60克。

[做法] 川木通锉细，加水煎汁。

[用法] 取汁1次服下（出现红疹为正常现象）。

[功效] 适用于痛风患者。

雷公藤根叶

[材料] 雷公藤的根和叶适量。

[做法] 将雷公藤的根和叶捣烂。

[用法] 敷于痛处，半小时以后将药膏取下。

[功效] 对于以关节疼痛为主症的痛风患者有效。

车前子茶

[材料] 车前子、绿茶各适量。

[做法] 春末夏初来临之际，采车前子晒干，水煎。

[用法] 代茶饮。每次40～100克，每日2次。

[功效] 适用于痛风患者。

五倍子叶方

[材料] 五倍子叶、桐油适量。

[做法] 五倍子叶捣烂，桐油炒热。

[用法] 布包揉身。

[功效] 适用于痛风患者。

黄花菜根方

[材料] 鲜黄花菜根30克，黄酒适量。

[做法] 黄花菜根水煎后去渣取汁。

[用法] 每日1次，每次1剂，冲入黄酒温服。

[功效] 可改善痛风引起的关节疼痛、红肿等症。

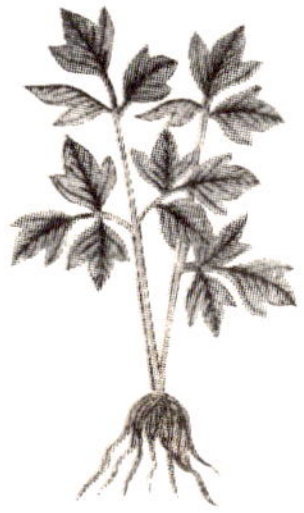

黄花菜

蒲公英粳米粥

[材料] 鲜蒲公英30克，粳米50克，冰糖适量。

[做法] 鲜蒲公英连根，洗净切细，用水煎取浓汁200毫升，加入粳米煮粥，用冰糖调味。

[用法] 每次1剂，每日2次，温服，3～5日为1个疗程。

[功效] 清热解毒。适用于湿热蕴遏型痛风患者。

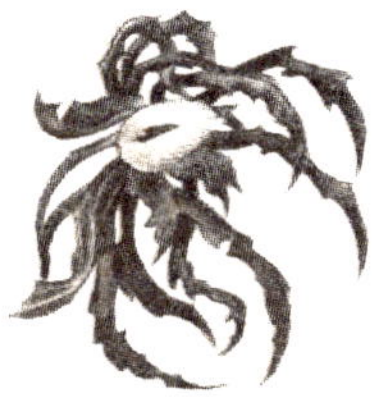

蒲公英

何首乌粥

[材料] 何首乌粉25克，粳米50克，白糖适量。

[做法] 粳米加水煮粥，至半熟时调入何首乌粉，边煮边搅至黏稠时调入白糖。

[用法] 佐餐用。

[功效] 适用于肝肾亏虚型痛风患者。

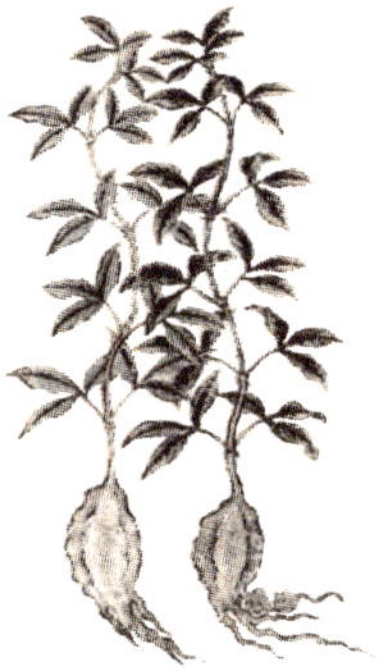

何首乌

牛膝茎粥

[材料] 牛膝茎叶20克，粳米100克。

[做法] 牛膝茎叶加水200毫升共煎至100毫升，去渣留汁，加入粳米，再加水约500毫升煮成稀粥。

[用法] 佐餐用。

[功效] 补益肝肾。适用于肝肾两虚型痛风患者。

仙人掌方

[材料] 仙人掌适量。

[做法] 仙人掌捣碎，敷患处（厚1～2毫米）。

[用法] 每日1次，每次1剂。

[功效] 适用于急性痛风性关节炎患者。

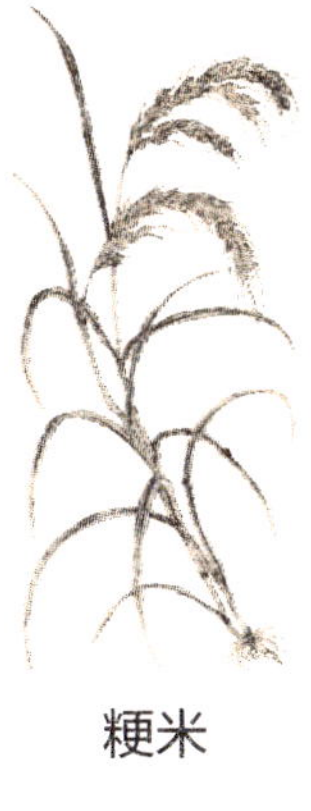

粳米

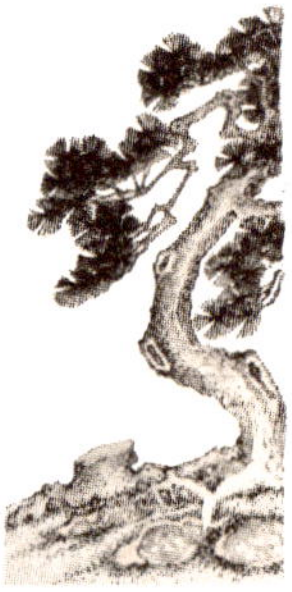
茯苓

茯苓粥

[材料] 茯苓粉15克，粳米30克。

[做法] 粳米加入适量水煮粥，待粥将熟时，调入茯苓粉。

[用法] 佐餐用。

[功效] 健脾化湿。适用于脾虚湿盛型痛风患者。

腹水草方

[材料] 腹水草30克。

[做法] 腹水草水煎，去渣取汁。

[用法] 餐前空腹服，每日1剂，每日2次。

[功效] 具有祛风败毒、行气活血的作用。适用于痛风患者。

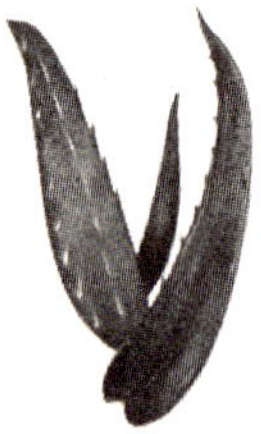
芦荟

鲜芦荟汁

[材料] 鲜芦荟适量。

[做法] 将鲜芦荟叶剖开，取汁。

[用法] 将芦荟汁敷于患处，再敷上塑胶纸，用胶布固定。如果同时服用芦荟汁，则效果更好。

[功效] 可有效缓解痛风发作后疼痛。

威灵仙

[材料] 威灵仙6~9克

[做法] 煎汤。

[用法] 每日1剂，每日1次。

[功效] 对痛风顽痹有很好的疗效。

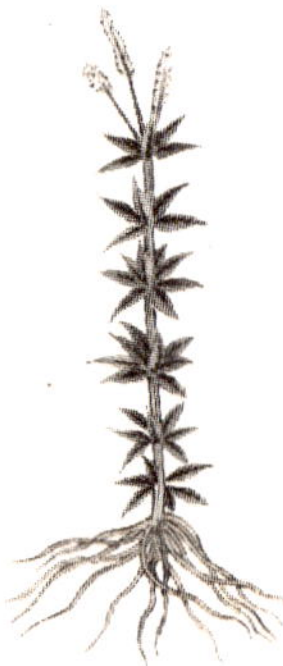
威灵仙

专家小叮咛

◎平时可以多吃一些碱性食物，如白菜、油菜、胡萝卜与瓜类等。此类黄绿色蔬菜呈碱性，可以促进尿液中尿酸溶解，增加尿酸的排出量，从而达到帮助维持身体的酸碱平衡的目的。

◎少吃海参、海鱼、紫菜、虾、蟹、鱿鱼、墨鱼等海鲜、河鲜。少吃盐，少用强烈刺激性的调味品或香料。

贫血

贫血是指血液中红细胞的数量或红细胞中血红蛋白的含量不足。造成贫血的原因很多，出血、溶血、缺铁、造血功能障碍等都可造成贫血。在我国缺铁性贫血的女性患者尤其常见。很多职业女性为了保持苗条的身材，节食或素食，久而久之就造成了缺铁性贫血。以下偏方对调理贫血症状有很好的效果。

姜枣红茶

[材料] 红茶0.5~1.5克，红枣25~30克，姜10克，蜂蜜适量。

[做法] 把红枣加水煮熟晾干；生姜切片炒干，再加入蜂蜜炒到微黄。把红茶、红枣、生姜用沸水冲泡5分钟即可。

[用法] 代茶温饮，每日1剂。

[功效] 此方饮具有健脾补血的功效，贫血的女性朋友可多饮用一些。

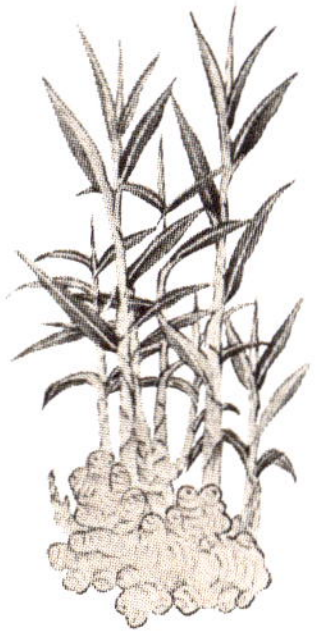

姜

补血花生粥

[材料] 花生仁50克（不去红衣），淮山30克，粳米100克，冰糖适量。

[做法] 将花生仁和淮山用清水洗净，再分别将花生仁和淮山捣成泥状。将粳米淘洗干净，锅内放入备好的花生泥、淮山泥同煮，熬煮至熟，加入冰糖调匀即可。

[用法] 每日1次，每次1剂。

[功效] 本方适用于贫血的人群。

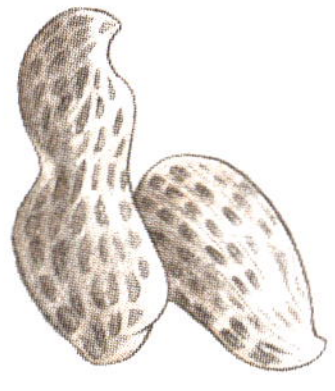

花生

红枣黑豆汁

[材料] 红枣60克，黑豆100克。

[做法] 红枣、黑豆加水浓煎。

[用法] 食枣、豆饮汁。

[功效] 补中益气，养血补肾。适用于各种贫血，提高抵抗力。

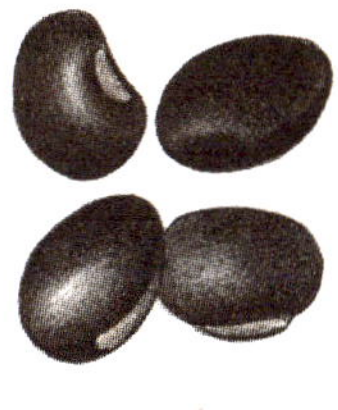

黑豆

红薯粥

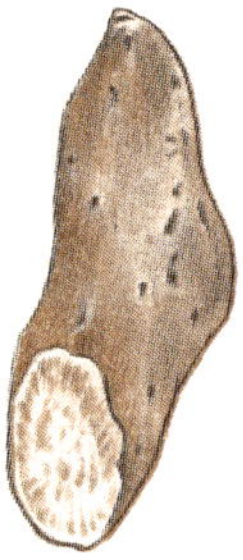

红薯

[材料] 红薯300克，粳米500克，白糖适量。

[做法] 将红薯洗净去皮，切块与粳米同煮粥。粥煮熟后依个人口味加适量白糖食用。

[用法] 佐餐食用。

[功效] 健脾补胃，补虚强体。适用于体弱贫血、脾胃消化力差者。

熟地黄糯米粥

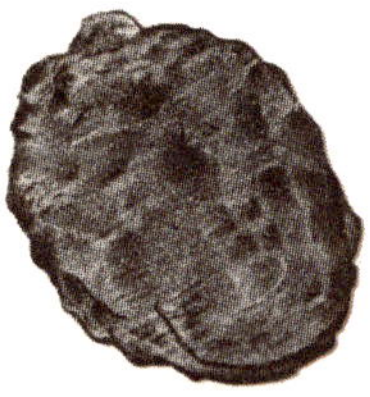

熟地黄

[材料] 熟地黄10克，红糯米、红糖各适量。

[做法] 熟地黄煎水取汁，加入红糯米煮成粥。

[用法] 加红糖调服，分2次服食。

[功效] 适用于肾阴虚型贫血。

木耳白糖饮

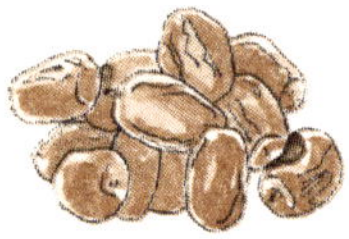

红枣

[材料] 黑木耳20～30克，白糖适量。

[做法] 黑木耳熬汤，与白糖水一起冲泡。

[用法] 宜久服，一般3月余。

[功效] 适用于缺铁性贫血。

荔枝红枣汤

[材料] 荔枝干、红枣各7颗。

[做法] 荔枝干、红枣共水煎。

[用法] 每日1剂，每日2次。

[功效] 补养气血。适用于失血性贫血。

桂圆小米粥

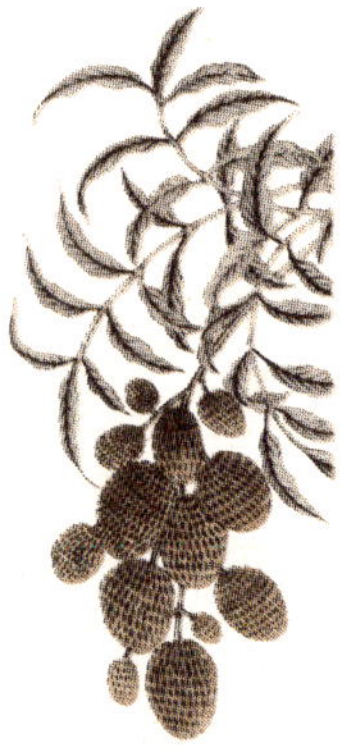

荔枝

[材料] 桂圆肉30克，小米100克，红糖适量。

[做法] 桂圆肉和小米一同煮粥，待粥熟，加红糖。

[用法] 空腹食用，每日2次。

[功效] 补血，养心，安神。适用于失眠健忘、惊悸、贫血等。

党参鸡蛋

[材料] 明党参50克。

[做法] 明党参切细，与鸡蛋一同搅和均匀，蒸熟。

[用法] 佐餐用。

[功效] 适用于贫血引发眩晕的人群。

桂圆红枣养血茶

[材料] 桂圆肉3克，红枣3颗。

[做法] 将红枣去核切碎，与桂圆肉一起放入容器内，用沸水冲泡，加盖闷15~20分钟，去渣取汁后备用。

[用法] 每剂泡1次，代茶饮，最好将茶材一同嚼烂。

[功效] 对脾虚不生血、心弱不主血的贫血、面色苍白有较好的疗效。

乌龙何首乌茶

[材料] 何首乌30克，桑椹9克，枸杞子10克，乌龙茶适量。

[做法] 将全部材料一同放入砂锅中，加适量水，煎沸20分钟，滤渣取汁。

[用法] 代茶温饮，每日1~2剂，药渣可再煎服用。

[功效] 此方能滋阴补血、平补肝肾。

牡蛎肉方

[材料] 牡蛎肉25克。

[做法] 牡蛎肉洗净水煎。

[用法] 1次服下。

[功效] 适用于贫血、盗汗、神经衰弱等症。

肉苁蓉方

[材料] 肉苁蓉末300克。

[做法] 温开水送服。每次5克，每日3次，2个月为1个疗程。

[功效] 适用于虚劳贫血。

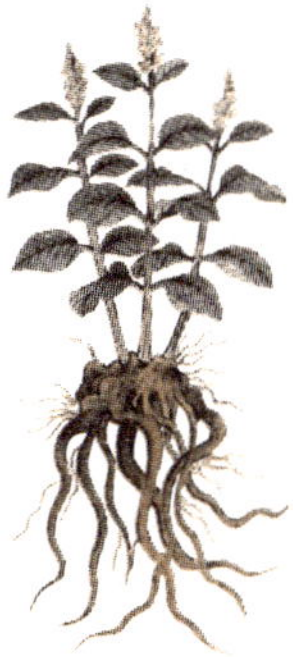

党参

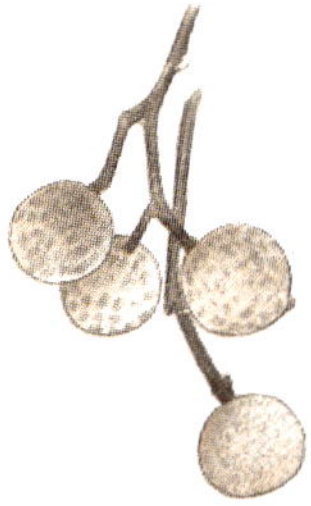

桂圆

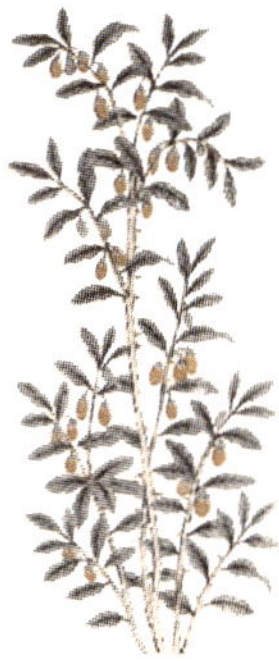

枸杞子

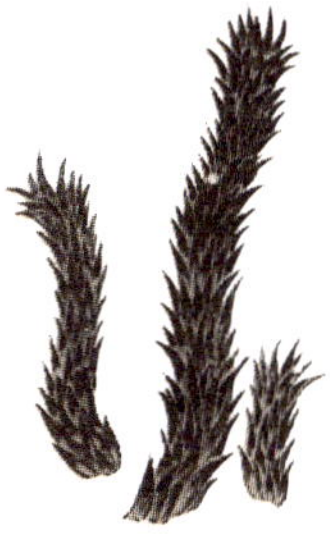

肉苁蓉

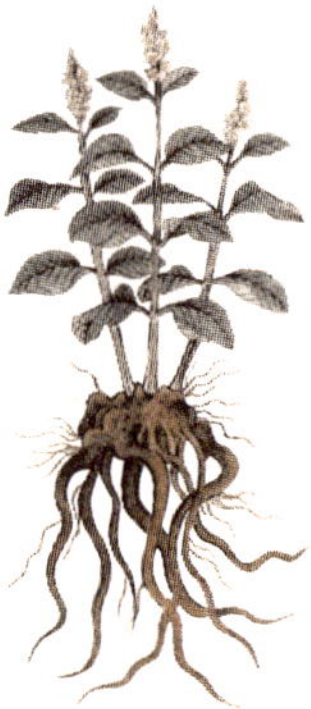

丹参

丹参茶

[材料] 丹参15克。

[做法] 丹参切成薄片，用开水冲泡。

[用法] 代茶饮。

[功效] 活血养血，养心安神。

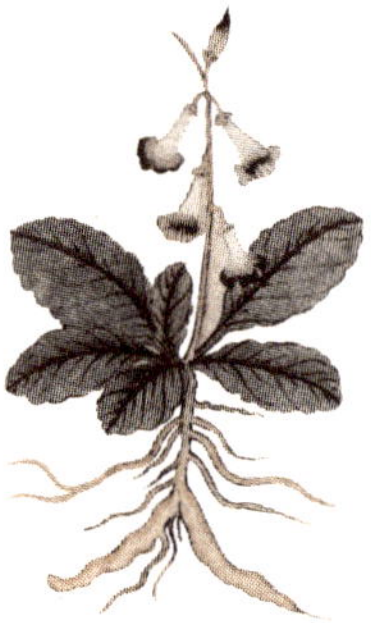

地黄

地黄蜜饮

[材料] 生地黄2500克，白蜜1升。

[做法] 生地黄捣取汁，入砂锅内用小火煮2～3沸，投入白蜜，再煎至3升。

[用法] 每服半升，每日3次，久服。

[功效] 适用于贫血患者。

铁落醋方

[材料] 铁落100克，醋100毫升。

[做法] 将铁落煅红放醋中，浸30分钟，去渣，分次服下。

[用法] 每日2剂。

[功效] 适用于缺铁性贫血。

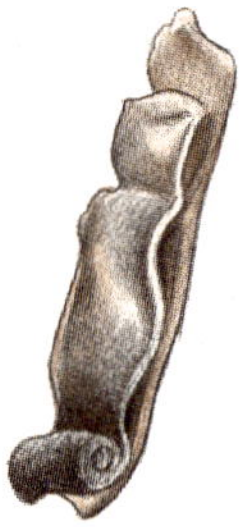

猪肚

猪肚方

[材料] 全猪肚1具。

[做法] 猪肚洗净，去脂，焙干，捣碎，研末。

[用法] 每次服15克，每日2次，连续服用1个月。

[功效] 可缓解恶性贫血。

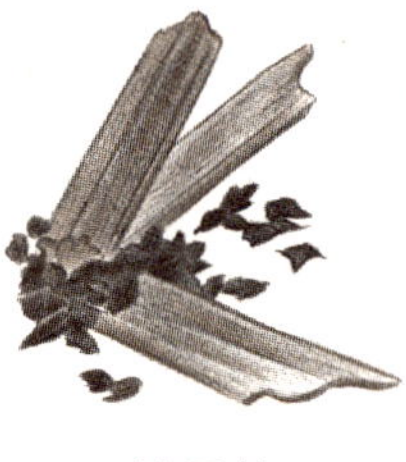

益母草

益母草花饮

[材料] 益母草花10克，红枣10颗，白糖适量。

[做法] 益母草花与红枣、白糖一同水煎。

[用法] 佐餐用。

[功效] 适用于体虚贫血。

何首乌红枣粥

[材料] 何首乌60克，粳米100克，红枣10颗，冰糖适量。

[做法] 何首乌煎取浓汁，放入粳米、红枣和适量冰糖同煮成粥。

[用法] 佐餐用。

[功效] 能益肾养肝，补血。

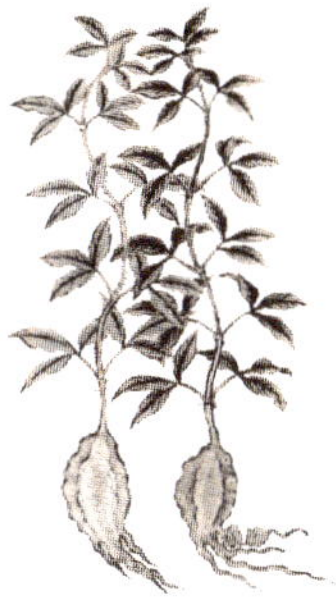

何首乌

黄芪红枣粥

[材料] 黄芪30克，粳米100克，红枣10克，陈皮适量。

[做法] 黄芪煎取液汁后与粳米、红枣同煮成粥，调入陈皮煮沸即可。

[用法] 食粥。

[功效] 补血益气，健脾养胃。

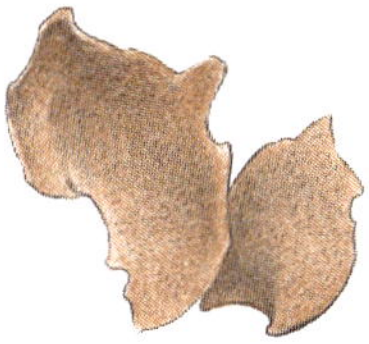

陈皮

山药方

[材料] 山药50克。

[做法] 山药打碎，水煎。

[用法] 分2次服。

[功效] 适用于心脾两虚型贫血，症见面色无华、头晕乏力、心悸气短、食欲不振。

专家小叮咛

◎烟有抑制造血的作用，因此贫血患者要忌烟。另外贫血患者不要喝浓茶。

◎日常起居要规律，适当活动，切勿劳累。人群密集的地方要少去。

◎饮食要高营养、易消化，多吃含铁丰富的食物。鸡蛋、瘦肉、鱼虾、豆腐、蔬菜要合理烹调，适量食用，饮食不可过于油腻、过于辛辣。主食要粗粮、细粮合理搭配。

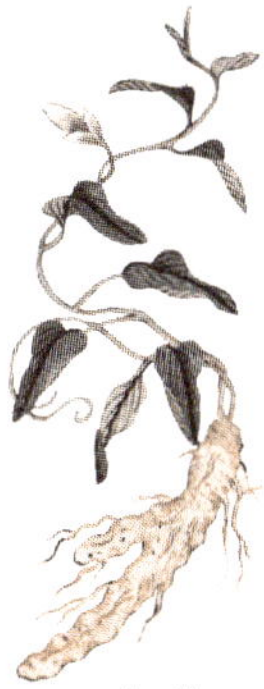

山药

消化性溃疡

消化性溃疡是一种常见的慢性全身性疾病，分为胃溃疡和十二指肠溃疡，又叫做消化性溃疡。本病多由饮食不节、服药不当、脾胃受伤、情志不舒、肝气犯胃，劳倦过度、损伤脾气，导致脾胃功能失调而发。经常应酬、喝酒的上班族如果有消化性溃疡一定要注意调节自己的饮食，用一些利脾胃的偏方进行调理。

花生仁牛奶汤

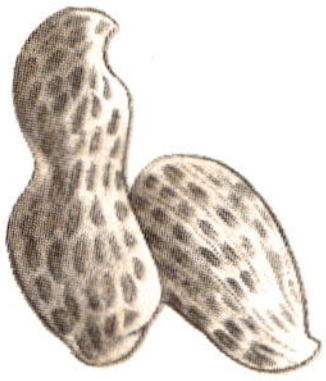
花生

[材料] 花生仁50克，纯牛奶200毫升，蜂蜜30毫升。

[做法] 先将花生仁用清水浸泡30分钟，取出捣烂；牛奶用锅煮沸，加入捣烂的花生仁，再煮沸，取出凉凉，调入蜂蜜即成。

[用法] 每日1次，每次1剂，睡前食用。

[功效] 对胃溃疡有较好疗效。

土豆浆汁

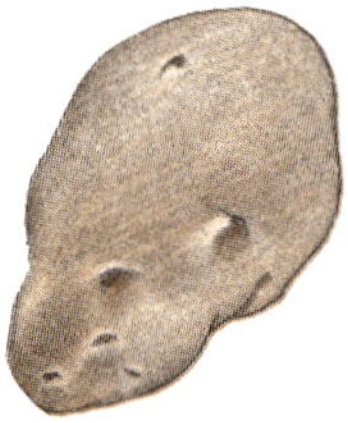
土豆

[材料] 土豆2000克。

[做法] 将土豆去芽根，切碎捣烂，装入布袋，放在1000毫升清水内反复揉搓，搓出一种白色粉质，把液体倒入铁锅煎熬，先大火熬开后改小火，使浆汁变成一种黑色膜状物，取出研末。

[用法] 每次饭前服1～2克，每日服3次。

[功效] 对胃溃疡有较好疗效。

红薯粉

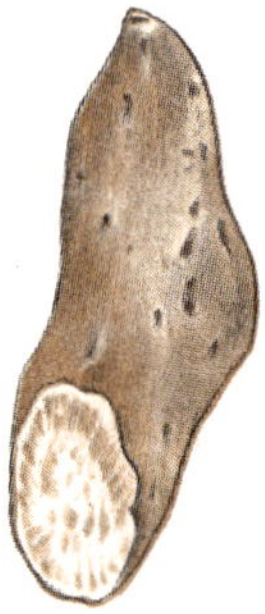
红薯

[材料] 红薯适量。

[做法] 红薯晒干研粉。

[用法] 每日3次，首次服120克，以后每次服60克，温开水调匀服。

[功效] 适用于消化性溃疡出血。

旱莲红枣饮

[材料] 旱莲草50克，红枣10颗，红糖适量。

[做法] 旱莲草和红枣加清水2碗煎至1碗，去渣加红糖调匀。

[用法] 食枣饮汤。

[功效] 滋阴补胃。适用于胃及十二指肠溃疡。

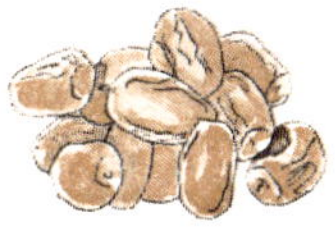

红枣

三七核桃茶

[材料] 三七10克，核桃仁10克，蜂蜜20毫升。

[做法] 将三七研成粉；核桃仁研成末；将蜂蜜、核桃仁粉、三七粉同放杯内，加入白开水250毫升搅匀，盖上盖，5分钟后即可饮用。

[用法] 代茶饮用。

[功效] 用于脾胃虚寒的胃溃疡出血患者。

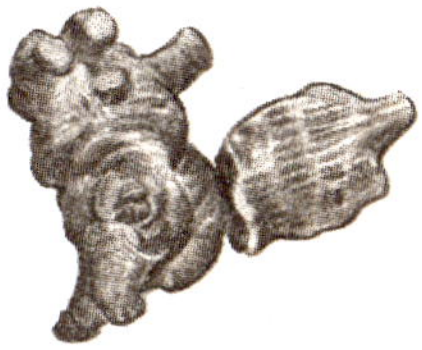

三七

三七炖瘦肉

[材料] 三七适量，猪瘦肉100克。

[做法] 三七研为细末，取3克与猪瘦肉加水炖至肉熟。

[用法] 饮汤食肉。

[功效] 可止血、定痛，适用于胃溃疡出血患者。

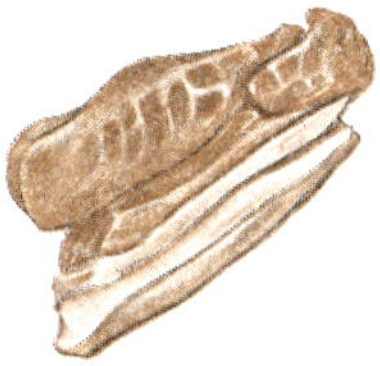

猪瘦肉

蜂蜜方

[材料] 蜂蜜100克。

[用法] 每日早、中、晚饭前分服蜂蜜，服至第10日后，每日增至150～200克。

[功效] 适用于气郁化火型溃疡，症见痛势急迫，痛时泛酸，口苦，口干，烦躁易怒，喜冷畏热等。

卷心菜汁

[材料] 新鲜卷心菜叶适量。

[做法] 将卷心菜叶洗净捣烂，用清洁纱布包扎绞汁。

[用法] 餐前温服200～300毫升，每日2次，10天为1个疗程。

[功效] 适用于消化性溃疡患者。

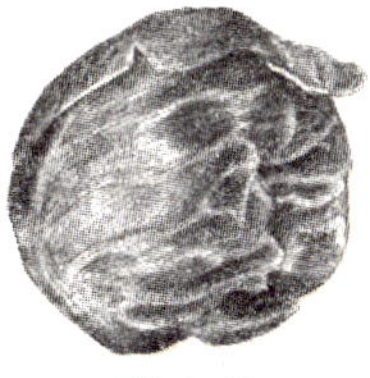

卷心菜

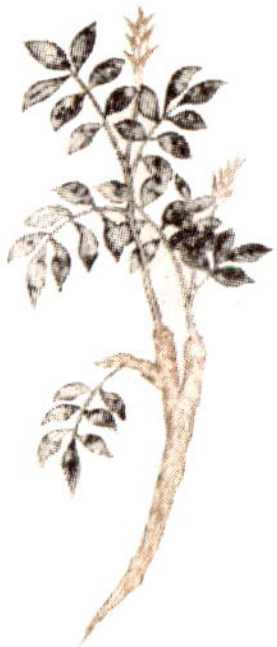

甘草

甘草方

[材料] 甘草适量。

[做法] 甘草研成粉末，用开水调成糊状。

[用法] 空腹服用。

[功效] 适用于消化性溃疡患者。

吴茱萸粥

[材料] 吴茱萸末5克，粳米150克，葱10克，盐3克。

[做法] 将粳米淘洗干净；葱切花，放入铝锅内，加水适量，锅置大火上烧沸，下入吴茱萸末、粳米，再用小火炖煮10分钟，加入盐拌匀即成。

[用法] 正餐食用，每日1次，每次100克。可单食，热服。

[功效] 暖脾胃，适用于胃溃疡患者。

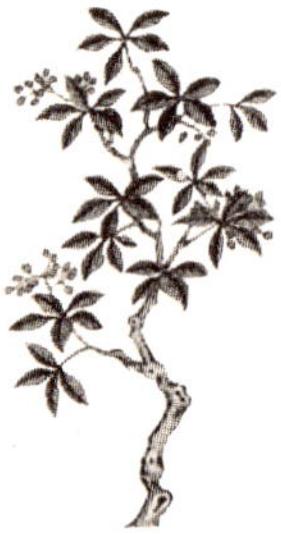

吴茱萸

珍珠母粉

[材料] 生珍珠母（或珍珠贝壳）适量。

[做法] 生珍珠母或珍珠贝壳的内层，研细末。

[用法] 每次2.5克，每日2次，饭后半小时左右吞服，5周为1个疗程。

[功效] 适用于消化性溃疡患者。

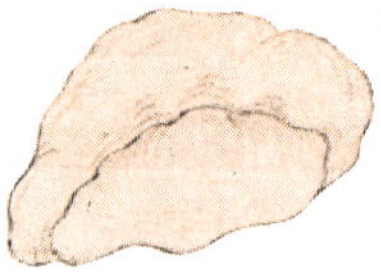

珍珠母

木瓜方

[材料] 木瓜15克。

[做法] 木瓜加水煎，去渣取汤。

[用法] 每日1次，每次1剂。

[功效] 适用于消化性溃疡患者。

金钱草方

[材料] 金钱草20克。

[做法] 金钱草水煎取汤。

[用法] 每日1剂，每日2次。

[功效] 适用于胃及十二指肠溃疡患者。

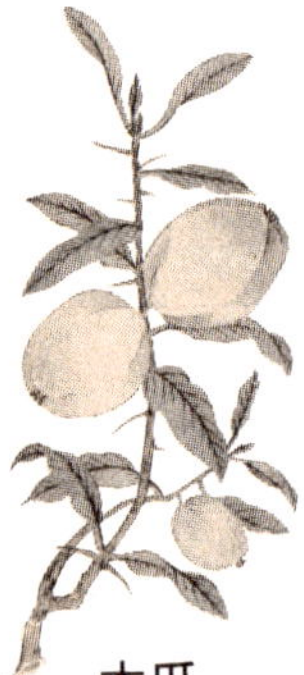

木瓜

生姜方

[材料] 鲜生姜50克。

[做法] 鲜生姜洗净，切碎，加水400毫升煎成30毫升。

[用法] 每日3次，2日1剂。

[功效] 改善消化性溃疡症状。

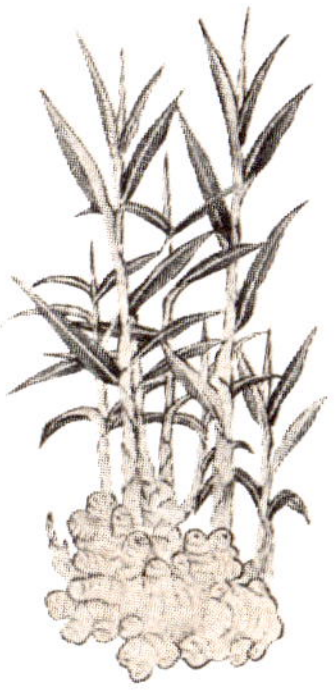

姜

侧柏叶方

[材料] 侧柏叶15克。

[做法] 侧柏叶加水300毫升煎至150毫升为1剂，备用。

[用法] 每日3次，每次1剂。

[功效] 适用于胃及十二指肠溃疡出血患者。

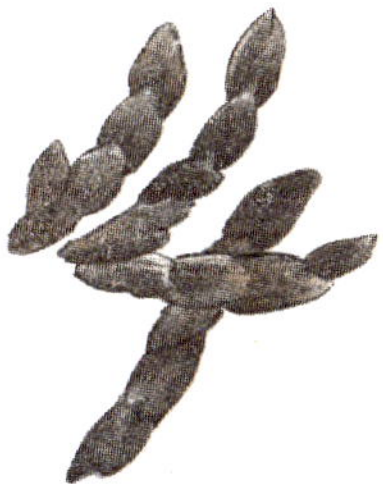

侧柏叶

蒲公英根方

[材料] 蒲公英根适量。

[做法] 蒲公英根研成末，沸水冲泡。

[用法] 代茶饮，每次2克，每日3次。

[功效] 适用于消化性溃疡患者。

杏仁方

[材料] 杏仁适量。

[做法] 杏仁用开水浸泡24小时，去皮及尖，炒微黄。

[用法] 每次饭后嚼服10粒。

[功效] 适用于消化性溃疡。

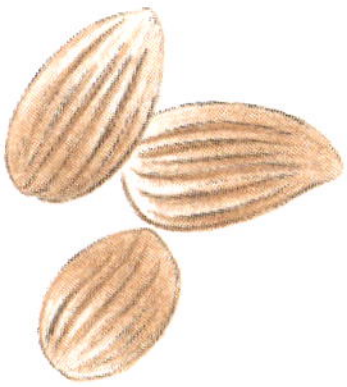

杏仁

白及牛奶饮

[材料] 白及20克，牛奶250毫升，蜂蜜30毫升。

[做法] 将白及洗净，切成片，用水适量，煎煮20分钟，除去白及，留药液。将白及药液和牛奶同放奶锅内烧沸，加入蜂蜜即成。

[用法] 代茶饮用。

[功效] 养阴，止血，生肌。胃及十二指肠溃疡出血患者食用尤佳。

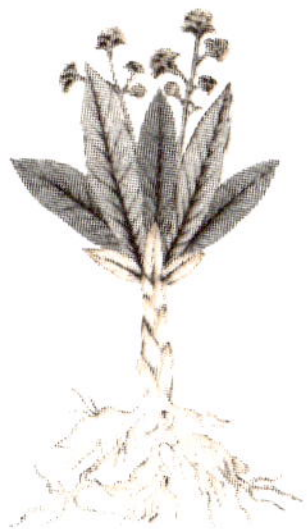

白及

慢性胃炎

慢性胃炎是指不同病因引起的各种慢性胃黏膜炎性病变，是一种常见病。慢性胃炎多属于中医的“呃逆”“反胃”等症，在病机上属胃气上逆。对于职场人来说，经常食用快餐，或者没有好的就餐习惯，不能按时吃饭，就容易导致慢性胃炎的产生。此时选择一些理气、养胃的偏方对慢性胃炎有很好的治疗效果。

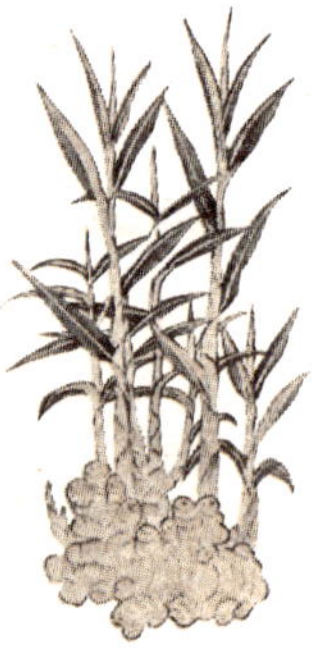

姜

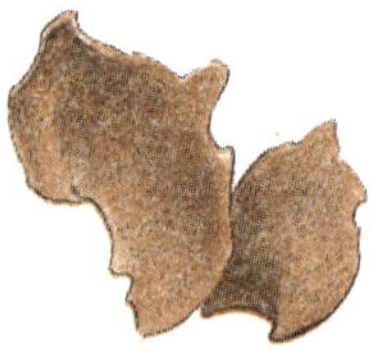

陈皮

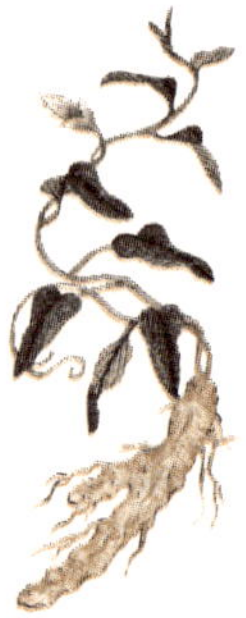

山药

玫瑰佛手茶

[材料] 玫瑰花6克，佛手花10克。

[做法] 上2味用沸水冲泡5分钟。

[用法] 代茶饮，每日1剂。

[功效] 本方具有理气解郁、和胃止痛的功效。

生姜陈皮汤

[材料] 生姜、陈皮各9克。

[做法] 生姜、陈皮水煎取汤。

[用法] 随量饮服。

[功效] 适用于慢性胃炎、胃痛呕吐者。

玫瑰花汤

[材料] 玫瑰花10克。

[做法] 玫瑰花放入茶杯内，以沸水冲泡即可。

[用法] 每日1剂，代茶饮。

[功效] 适用于慢性胃炎。

山药羊乳

[材料] 山药末50克，羊乳500毫升，白糖适量。

[做法] 羊乳烧沸，加入山药末和白糖搅匀即可。

[用法] 每日服1次，每次1剂。

[功效] 益气养阴，补肾健脾。适用于慢性胃炎、呃逆反胃者。

胡椒半夏丸

[材料] 白胡椒、半夏各30克。

[做法] 白胡椒、半夏共研末制成绿豆大的丸。

[用法] 每次服10丸，每日2次。

[功效] 适用于慢性胃炎患者。

蒲公英方

[材料] 蒲公英15克，米酒1小匙。

[做法] 蒲公英、米酒水煎2次后混合。

[用法] 每日三餐后服，每次1剂。

[功效] 适用于慢性胃炎患者。

酸枣根汤

[材料] 酸枣根20克。

[做法] 酸枣根水煎取汤。

[用法] 每日1剂，代茶频饮。

[功效] 祛瘀止痛。适用胃络瘀阻型慢性胃炎患者。

曲末粥

[材料] 神曲10克，粳米30克。

[做法] 神曲捣碎，水煎取汁，再加入粳米煮成稀粥即可。

[用法] 每日1剂，早、晚2次温服。

[功效] 适用于脾胃虚弱、食欲不振、食积难消等症。

蒲公英煎剂

[材料] 干蒲公英根2克（鲜品6克)。

[做法] 加水2碗，水熬至1碗。

[用法] 每日1剂，每日2次，餐后服用，不可间断，坚持1月即可见效。

[功效] 适用于慢性胃炎患者。

[备注] 蒲公英根有健胃、解热、发汗、强壮的功效，是民间常用的健胃药。

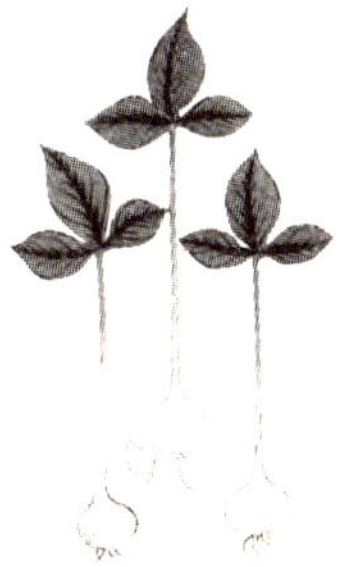

半夏

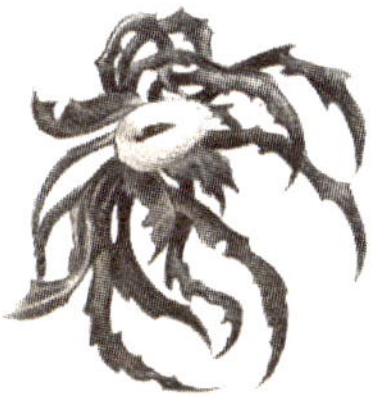

蒲公英

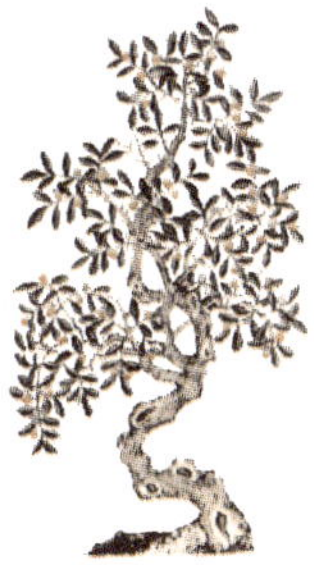

酸枣

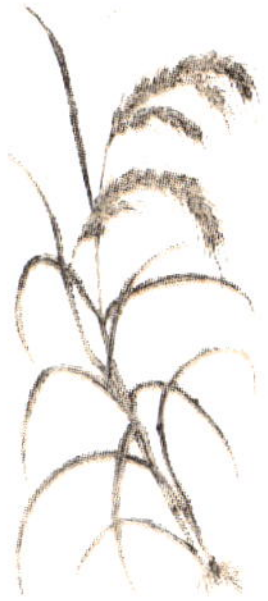

粳米

玉竹粥

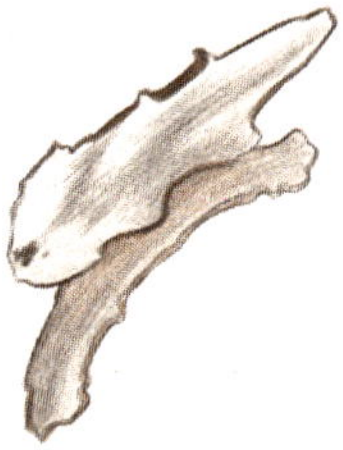

玉竹

[材料] 鲜玉竹、粳米各60克，冰糖少许。

[做法] 玉竹洗净，去根须，切碎，水煎取浓汁，加粳米煮为稀粥，加入冰糖。

[用法] 每日1剂，每日3～4次。

[功效] 适用于胃火炽盛或阴虚内热消谷善饥之胃炎患者。

金橘酒

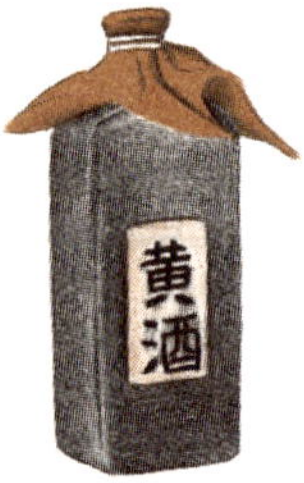

黄酒

[材料] 金橘250克，黄酒500毫升。

[做法] 将金橘浸入黄酒中，封口2周即可。

[用法] 每次饮酒5毫升，每日2次。

[功效] 方可清热健胃消食，可缓解胃热不和、食滞不化型胃痛。

白萝卜蜂蜜方

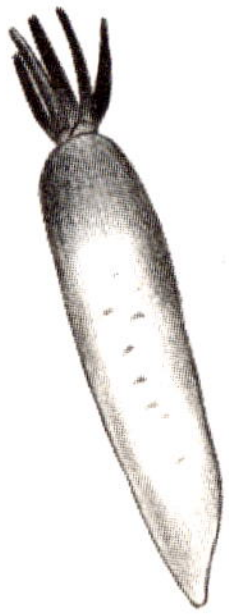

白萝卜

[材料] 白萝卜500克，蜂蜜150克。

[做法] 萝卜洗净，切丁，入沸水中煮熟捞出，晾晒半日，入锅内加入蜂蜜，然后用小火煮沸，调匀，冷却后装瓶。

[用法] 每日服3汤匙。

[功效] 适用于慢性胃炎，症见胃部胀痛。

枸杞子方

[材料] 枸杞子600克。

[做法] 枸杞子烘干即可。

[用法] 每日嚼服2次，每次5克，连服60日。

[功效] 适用于慢性萎缩性胃炎患者。

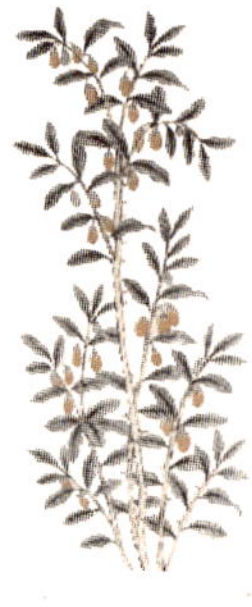

枸杞子

绿萼梅茶

[材料] 绿萼梅6克，绿茶6克。

[做法] 绿萼梅、绿茶用沸水冲泡5分钟即可。

[用法] 代茶饮。

[功效] 疏肝理气，和胃止痛。

红糖芝麻泥

[材料] 红糖500克，黑芝麻250克，九制陈皮2袋。

[做法] 红糖、陈皮、黑芝麻和匀研成细末。

[用法] 每日3次，每次6克，开水冲服。

[功效] 本方可健脾理气润燥，适用于慢性胃炎、胃溃疡患者。

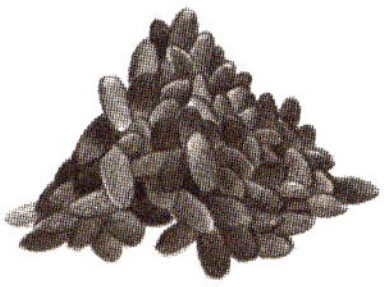

黑芝麻

仙人掌方

[材料] 仙人掌适量。

[做法] 仙人掌去毛刺，切片晒干，研细末。

[用法] 空腹开水送服，每次1克，每日2次。

[功效] 适用于慢性胃炎患者。

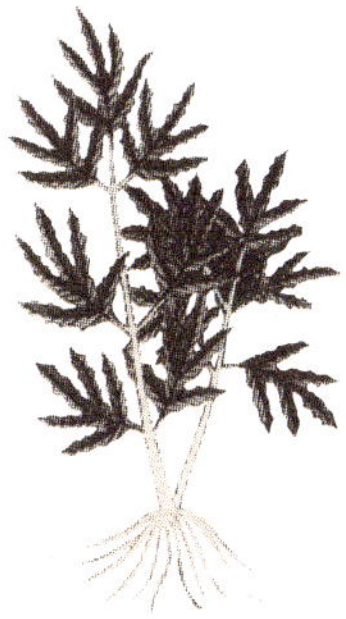

仙人掌

玫瑰花汤

[材料] 玫瑰花10克。

[做法] 玫瑰花放入茶杯内，以沸水冲泡即可。

[用法] 每日1剂，代茶饮。

[功效] 适用于慢性胃炎患者。

生姜粳米粥

[材料] 粳米100克，生姜9克。

[做法] 将粳米用水浸泡后，用麻纸5~6层包好，烧成炭，研成细末。

[用法] 用生姜煎水，冲服粳米炭粉末6~9克，早、晚各1次。

[功效] 本方可补中和胃，适用于慢性胃炎患者。

[备注] 服药后1周内以流食为主，忌吃生冷油腻食物。

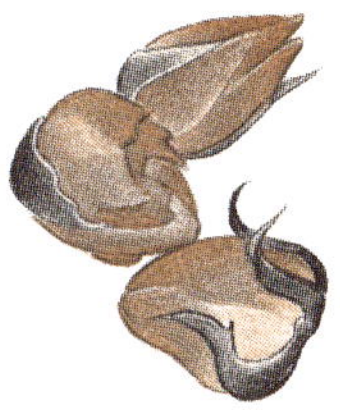

玫瑰

砂仁煮猪肚

[材料] 猪肚1具，砂仁末10克，盐、味精各适量。

[做法] 将猪肚洗净、切片，放入锅内煮沸，撇去浮沫，下砂仁末和调味料，煨至肚烂即成。

[用法] 饮汤食肚，每日2次，每次1小碗。

[功效] 本方可疏肝和中、调和胃气，可辅疗肝胃气滞型胃炎。

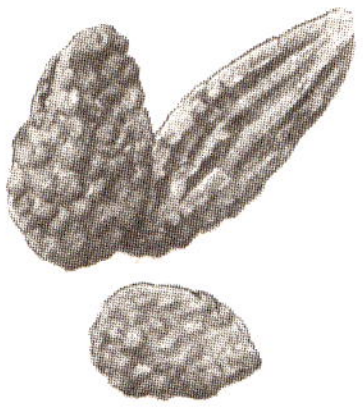

砂仁

胃下垂

胃下垂是由于膈肌悬力不足，支撑内脏器官韧带松弛或腹内压降低，腹肌松弛，导致站立时，胃大弯达盆腔，胃小弯弧线最低点降至髂嵴连线以下。中医认为，本病主要是由于脾胃虚弱或思虑伤脾，以致中气下陷所致。上班族久坐，很容易诱发本病。我们可以通过选择一些以升阳益胃、补中益气的偏方来进行调理。

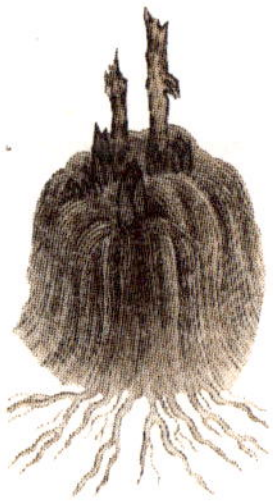
升麻

蓖麻仁升麻药饼

[材料] 蓖麻仁10克，升麻2克。

[做法] 将蓖麻仁捣烂如泥，升麻研成粉，混合拌匀，制成直径2厘米、厚1厘米的圆药饼。

[用法] 剃去患者百会穴周围2厘米内头发，敷以药饼加以固定。患者仰卧，用灌有80℃左右的热水瓶子熨烫药饼30分钟。每日3次，药饼可连用5日，10日为1个疗程。

[功效] 对胃下垂有一定疗效。

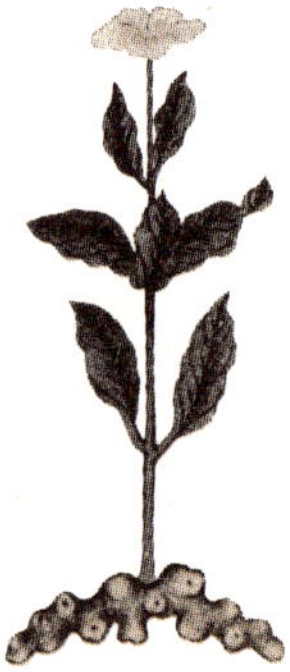
苍术

苍术汤

[材料] 苍术10～15克。

[做法] 苍术加水大火煮沸3分钟，改用小火煎20分钟，取药汁300毫升。

[用法] 每日1剂，少量频饮，连服3个月为1个疗程。

[功效] 适用于脾虚气陷型胃下垂患者。

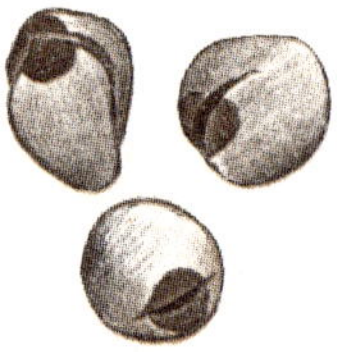
莲子

荷叶莲子羹

[材料] 新鲜荷叶蒂4个，莲子60克，白糖1匙。

[做法] 将荷叶蒂洗净，对半切两刀，备用；莲子洗净，用开水浸泡1小时后，剥衣去心。把以上二者倒入小钢锅内，加冷水两大碗，小火慢炖2小时，加白糖，炖片刻，离火即成。

[用法] 可作点心，随意取用。

[功效] 对脾虚气陷、胃弱食滞的胃下垂患者有一定效果。

猪肚白胡椒汤

[材料] 猪肚250克，白胡椒15克。

[做法] 将猪肚洗净切片，加水与白胡椒同煮熟即可。

[用法] 每日1剂，每日2次。

[功效] 适用于胃下垂以及胃寒疼痛者。

韭菜子蜂蜜饮

[材料] 韭菜子100克，蜂蜜120克。

[做法] 韭菜子洗净、捣烂，加蜂蜜调匀即可。

[用法] 开水送服，每日1次。

[功效] 适用于胃下垂患者，效果颇佳。

升胃方

[材料] 猪肚1具，白术250克，蜂蜜水或米汤适量。

[做法] 白术用水浸透，填入猪肚内。猪肚两端用线扎紧，放入砂锅内，加适量水煮至烂透时，将白术取出晒干，研末。

[用法] 空腹用蜂蜜水或米汤送服白术末，每次5克，每日3次，5日为1个疗程。

[功效] 益气，补中，升提。可改善胃下垂。

核桃蚕蛹

[材料] 核桃肉100克，蚕蛹50克。

[做法] 蚕蛹略炒，与核桃肉隔水炖煮至熟。

[用法] 佐餐服。

[功效] 适用于中气不足所致的胃下垂。

蒸鸡蛋桂圆方

[材料] 鸡蛋1个，桂圆肉10片。

[做法] 将鸡蛋打入碗内，不要搅散，放入锅中隔水蒸2~3分钟，放入洗干净的桂圆肉，再蒸10分钟左右即可。

[用法] 每日1次，每次1剂。

[功效] 对改善胃下垂有疗效。

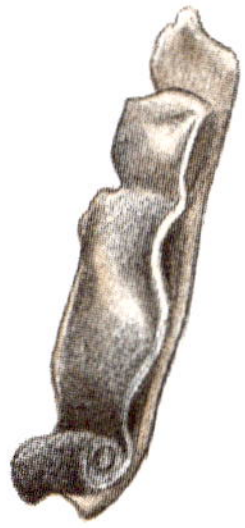

猪肚

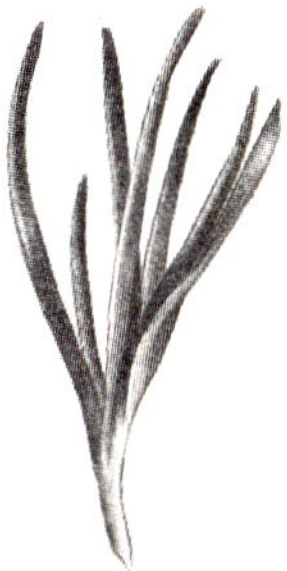

韭菜

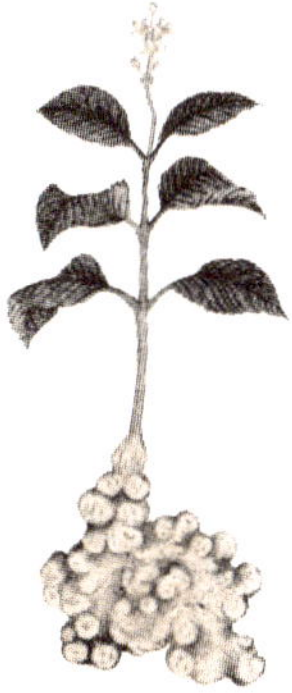

白术

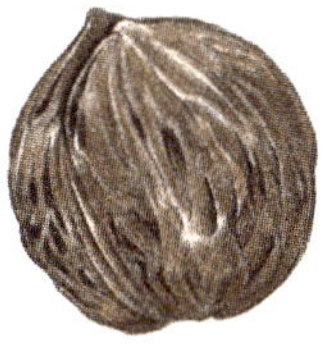

核桃

五倍子

[材料] 五倍子2克，蓖麻仁10克。

[做法] 上述药材研为细末，捣成泥状。

[用法] 将药泥敷于脐部，每日早、中、晚用热水袋热敷脐部，3～4日换药1次。

[功效] 外敷可缓解胃下垂。

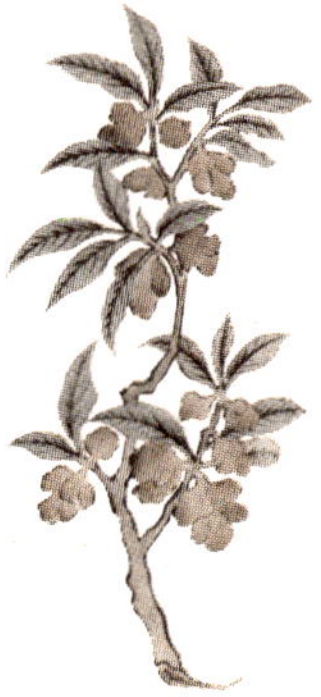

五倍子

黄芪汤

[材料] 黄芪500克。

[做法] 黄芪研成细末。

[用法] 每次服10克，每日3次，饭前1小时用开水送服。

[功效] 适用于胃下垂患者。

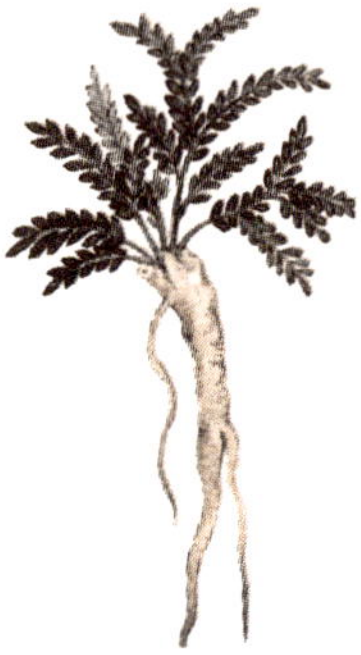

黄芪

甲鱼枳壳汤

[材料] 甲鱼肉250克，炒枳壳20克。

[做法] 甲鱼肉和炒枳壳共煨汤，汤成后去药渣。

[用法] 食肉饮汤，可酌加盐调味。

[功效] 适用于胃下垂、子宫脱垂等。

番茄酱红薯

[材料] 红薯200克，白糖、番茄酱各适量。

[做法] 先将红薯洗净，切片，入屉蒸熟后装盘；再另取一锅，放入少许清水烧沸，加入白糖和番茄酱，沸后浇在红薯片上即可。

[用法] 分顿服食。

[功效] 适用于胃下垂、体虚乏力者。

[备注] 胃酸多者不宜多食。

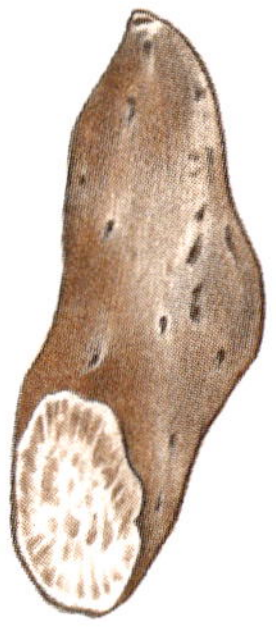

红薯

专家小叮咛

胃下垂者可以经常进行冷水浴，能有效提高胃肠平滑肌的收缩力量，增加平滑肌的弹性，有益于胃下垂的恢复。

胃痛

胃痛是指上腹胃脘部近心窝处经常发生疼痛。胃痛多是由于饮食不调、情志刺激、脾阳素虚、寒邪入胃、胃火和降所致。上班族如果有胃痛的毛病可以应用下面一些临床或民间常用的有效方剂，来应对胃痛状况。

肉豆蔻砂仁汤

[材料] 肉豆蔻、砂仁各6克，广木香、公丁香各3克。

[做法] 将上述药材共研细末。

[用法] 每日早、晚饭前各服1次，每次2克。

[功效] 用于遇寒必犯的胃痛者。

[备注] 服用时可加6克红糖。

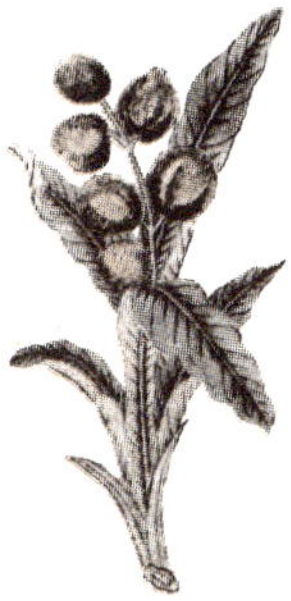

肉豆蔻

陈皮延胡索散

[材料] 陈皮9克，延胡索20克，醋适量。

[做法] 将前2味药用醋炒，研成粉末即成。

[用法] 每日3次，每次2克。

[功效] 对胃痛及胃酸过多症有一定疗效。

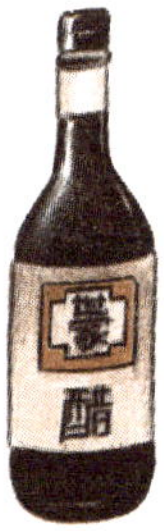

醋

鲜姜葱头

[材料] 鲜生姜30克，葱头3个，白酒少许。

[做法] 将鲜生姜和葱头洗净，共捣烂呈泥状，加入几滴白酒调匀。

[用法] 敷于胃痛处的皮肤上，用一块干毛巾覆盖，再将热水袋平放在干毛巾上，使温热感逐渐向胃痛部位传导，一般3~5次便可见效。

[功效] 可辅疗胃痛。

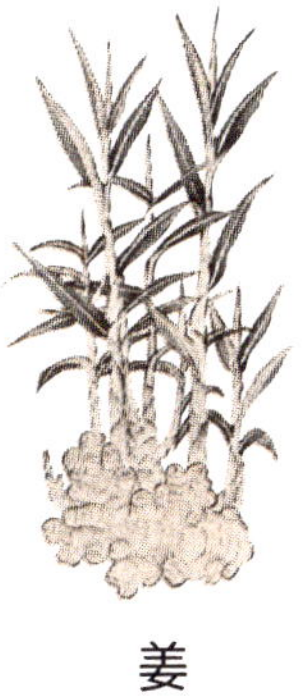

姜

莲藕三七炖鸡蛋

[材料] 鲜莲藕250克，三七末3克，鸡蛋1个。

[做法] 先将鲜莲藕去皮洗净，切碎绞汁；将鸡蛋打入碗中搅拌，加入藕汁和三七末，拌匀后隔水炖熟服食。

[用法] 每日1次，每次1剂，连服10日。

[功效] 适宜脾虚血瘀型患者，症见胃脘刺痛、呕血、便血等。

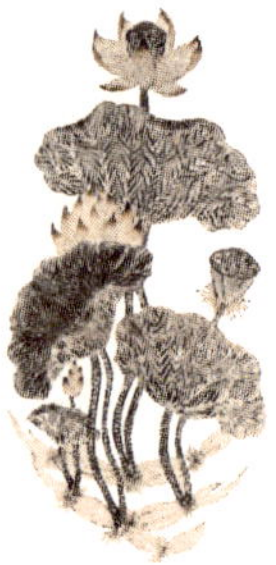

莲藕

高良姜粳米粥

[材料] 高良姜30克，粳米50克。

[做法] 先用高良姜加适量的水，在砂锅内煎取药汁；再用药汁和粳米煮粥，空腹食用。

[用法] 每日1次，每次1剂，连服3~7日。

[功效] 本方适用于胃寒性胃疼者。

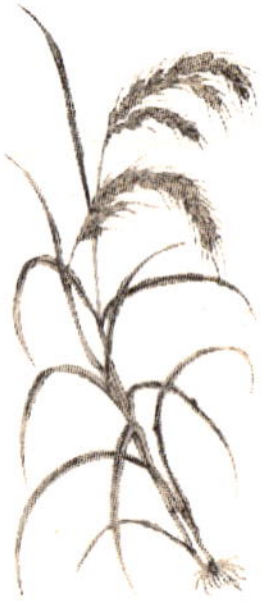

粳米

柴胡疏肝散

[材料] 柴胡、枳壳、川芎、香附各6克，炙甘草3克，芍药9克。

[做法] 将上述药材以水煎煮，取药汁。

[用法] 每日1次，每次1剂，分3次服用。

[功效] 疏肝行气，活血止痛。用于肝气郁结，胁肋疼痛，寒热往来，苔黄脉弦。

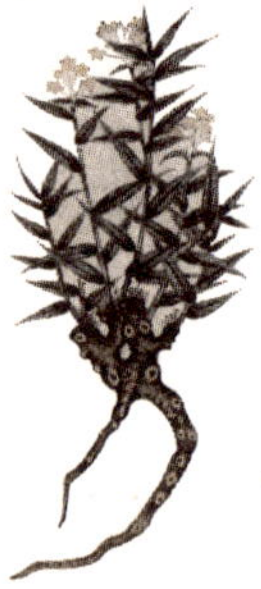

柴胡

大建中汤

[材料] 蜀椒6克，干姜、党参、饴糖各9克。

[做法] 将上述药材以水煎煮，取药汁。

[用法] 加入饴糖溶化温服。

[功效] 温中补虚，降逆止痛。用于改善中阳虚衰，阴寒内盛。症见脘腹剧痛、呕逆、不能食者。

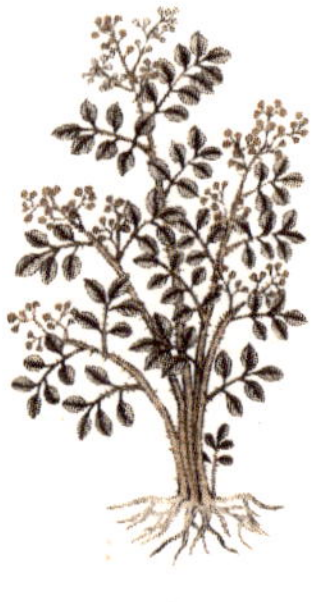

蜀椒

专家小叮咛

饮食应有规律，三餐定时、定量，不暴饮暴食。素食为主，荤素搭配。

鼻炎

鼻炎是鼻腔黏膜和黏膜下组织的炎症。从发病的急缓及病程的长短来说，鼻炎可分为急性鼻炎和慢性鼻炎。应用偏方对于增强鼻黏膜的抵抗力、促进炎症的吸收和防止复发，均有一定的效果，因此对于慢性鼻炎我们可以采用偏方来调理，尤其在换季时更要注意调理。

菊花薄荷

[材料] 菊花、栀子花各10克，薄荷、葱白各3克，蜂蜜适量。

[做法] 将上述药物用沸水冲泡，取汁加蜂蜜调匀。

[用法] 代茶频饮，每日1次，每次1剂，连用3~5日。

[功效] 适用于急性鼻炎患者。

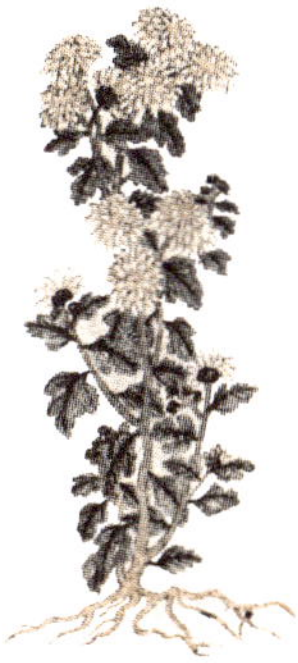

菊花

香油方

[材料] 香油适量。

[做法] 取适量香油入小瓶中。

[用法] 用香油滴入每侧鼻腔3滴，每日2次。

[功效] 适用于慢性鼻炎患者。

辛夷红枣方

[材料] 辛夷10克，红枣6颗。

[做法] 辛夷和红枣水煎。

[用法] 每日1剂，分2~3次服。

[功效] 适用于慢性鼻炎患者。

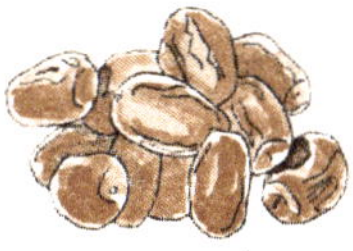

红枣

鱼腥草方

[材料] 鱼腥草蒸馏液适量。

[做法] 鱼腥草蒸馏液入小瓶中。

[用法] 鱼腥草蒸馏液滴鼻，每次5~8滴，每日3次。

[功效] 适用于萎缩性鼻炎患者。

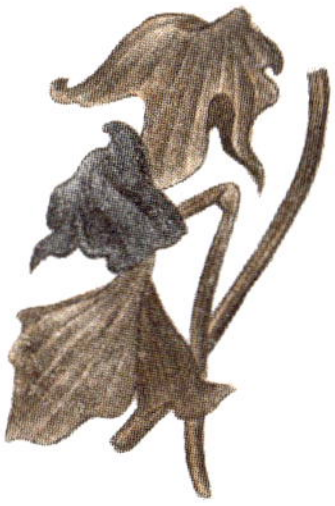

鱼腥草

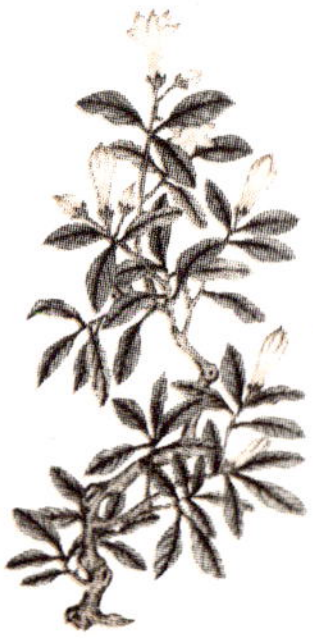

辛夷

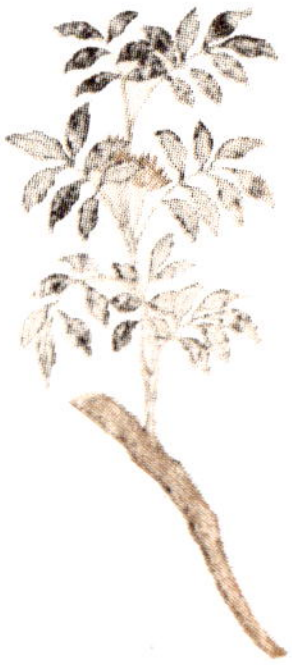

甘草

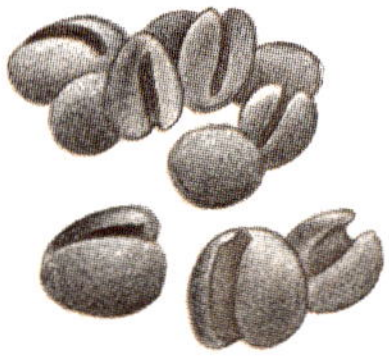

薏苡仁

川芎炖猪脑

[材料] 猪脑2副，川芎、白芷各10克，辛夷花15克。

[做法] 将猪脑剔去红筋，洗净，备用；将川芎等3味加清水2碗，煎至1碗。再将药汁倒入炖盅内，加入猪脑，隔水炖熟。

[用法] 饮汤吃猪脑，常用有效。

[功效] 适用于慢性鼻炎患者。

辛夷白芷半夏方

[材料] 辛夷花、苍耳子、薄荷、川贝母各9克，白芷、甘草各6克，法半夏、陈皮各3克，三七、冰片各1.5克。

[做法] 先将冰片研为细末，再与另9味共研细末，装瓶备用。

[用法] 用棉签蘸药末少许，轻轻放入鼻中，每日2～3次。

[功效] 利窍通鼻。

桔梗辛夷花汤

[材料] 桔梗12克，辛夷花、白芷、苍耳子、广藿香各10克，淮山、黄芪、薏苡仁各24克，白术、党参、茯苓各15克，石菖蒲9克。

[做法] 将上述药材以水煎煮，取药汁。

[用法] 每日1剂，每日2次。

[功效] 适用于慢性鼻炎患者。

专家小叮咛

鼻炎患者日常注意事项

1.养成良好的生活习惯。如不过度疲劳，保持充足的睡眠，不饮酒，不吸烟等。

2.冬春寒冷季节或感冒流行期间，外出要戴口罩，尽量少去公共场所。

祛风宣肺汤

[材料] 苍耳子、蝉蜕各15克，炙麻黄、辛夷、甘草各9克。

[做法] 水煎2遍，和匀。

[用法] 每日分3次服用。

[功效] 用于缓解过敏性鼻炎。

萝卜大蒜方

[材料] 新鲜白萝卜、大蒜各适量。

[做法] 白萝卜、大蒜共捣烂取汁，各1毫升。

[用法] 早、晚各1次滴入鼻内，7日为1疗程，连用2个疗程。

[功效] 适用于慢性鼻炎患者。

鹅不食草方

[材料] 鹅不食草细粉适量。

[做法] 用湿药棉包鹅不食草药粉。

[用法] 塞鼻30～60分钟取出。

[功效] 适用于急慢性鼻炎患者。

温阳散风汤

[材料] 枸杞子、桑椹、白芍各12克，白蒺藜、川芎、白芷、乌梅、蛇床子、锁阳、淫羊藿各10克，荜茇5 克，细辛3克。

[做法] 将上述药材以水煎煮，取药汁。

[用法] 每日1 剂，分2次服用。

[功效] 温补肺肾，祛风散寒。适用于过敏性鼻炎。

专家小叮咛

研究发现，鼻炎患者进行适度的运动，有助于缓解鼻炎症状。另外，按摩穴位也可以治疗鼻炎，如用手指在鼻部两侧自上而下反复揉捏鼻部5分钟左右，然后轻轻点按迎香穴（鼻唇沟中，平鼻翼外缘中点处）和上迎香穴（鼻唇沟上端尽头处）各1分钟。每天坚持此按摩法，对改善鼻炎症状有一定效果。

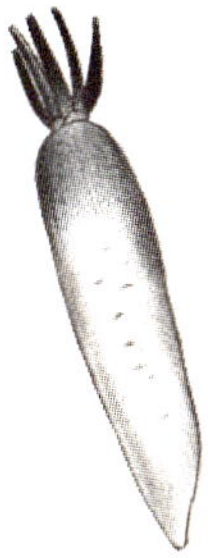
白萝卜

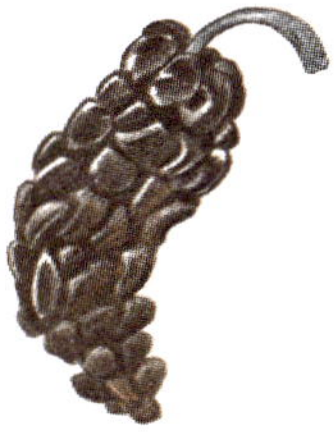
桑椹

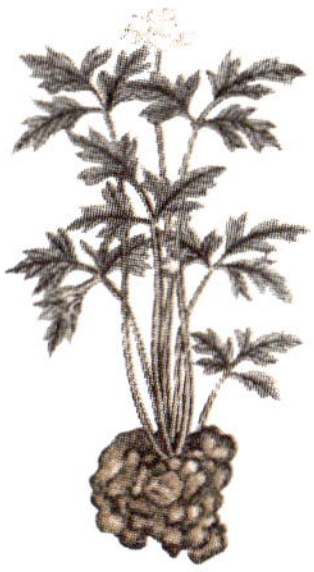
川芎

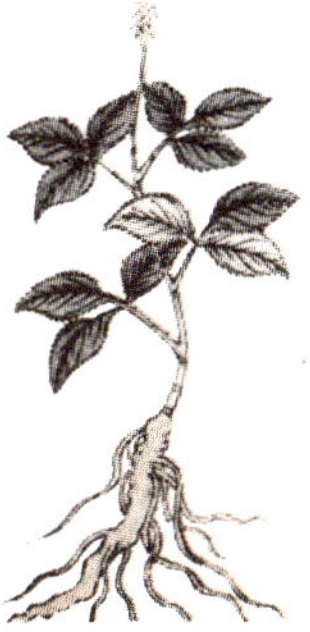
淫羊藿

咽炎

咽炎是咽部黏膜、黏膜下组织的炎症，常为上呼吸道感染的一种。依据病程的长短和病理改变的不同，分为急性咽炎和慢性咽炎两大类。偏方针对不同症状，可做到“对症下药”。

蜂蜜醋

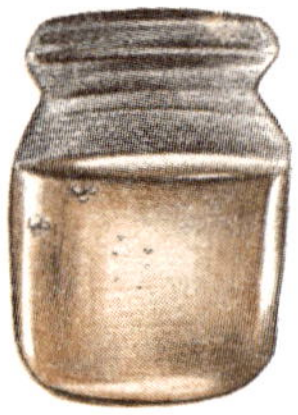

蜂蜜

［材料］蜂蜜2大匙，醋（苹果醋等纯酿造醋）20～50毫升，150毫升冰镇水。

［做法］把醋倒入杯中，加入蜂蜜，充分搅拌，之后再加入150毫升冰镇过的水再进行充分搅拌即可。

［用法］直接饮用，当天服完。

［功效］对咽喉炎有效。

［备注］不要一次饮用过量，以防摄入过多糖分。

胖大海茶

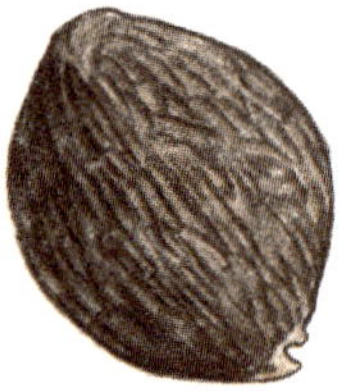

胖大海

［材料］胖大海4枚。

［做法］胖大海放入杯中，冲入开水，盖上盖泡开。

［用法］代茶饮。

［功效］清热、润肺、利咽。适用于咽喉炎、音哑、急性扁桃体炎、目赤、牙痛等病症。

罗汉果雪梨饮

雪梨

［材料］雪梨1个，罗汉果1个。

［做法］雪梨去皮、核，切碎块；罗汉果洗净，二者同放锅中，加适量水，水煎30分钟。

［用法］每日1次，每次1剂。

［功效］此方具有清热滋阴、润喉消炎的作用。适用于急慢性咽炎。

甘草桔梗麦冬散

［材料］甘草、桔梗、麦冬各250克，怀牛膝500克，青果100克。

［做法］将以上述药材共研碎成粗末，每10克为1包，用塑料袋封装备用。

［用法］饮时用开水冲泡，代茶饮，每日饮服1~2包。

［功效］对慢性咽炎有辅助治疗作用。

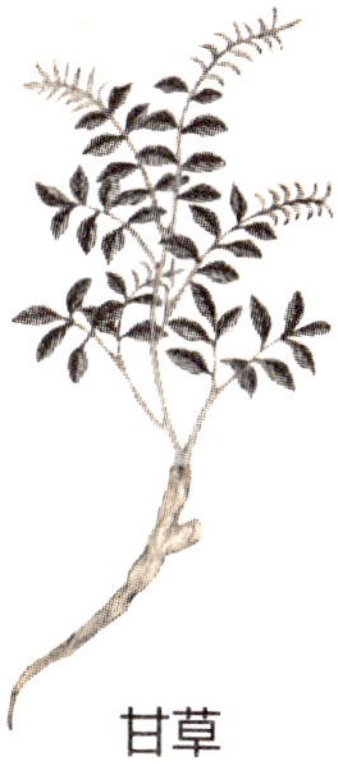

甘草

鲜荸荠方

［材料］鲜荸荠适量。

［做法］鲜荸荠洗净去皮切碎，用洁净纱布绞取汁。

［用法］不定量饮用。

［功效］适用于慢性咽炎患者。

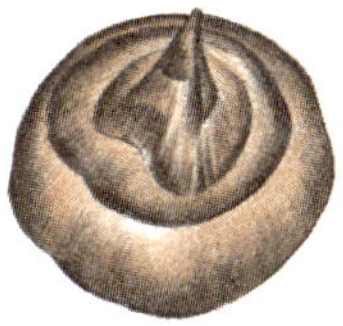

荸荠

绿豆海带汤

［材料］绿豆50克，海带50克，白糖少许。

［做法］海带泡发，洗净切丝，与绿豆放于锅中，加水煮烂，后入白糖调味。

［用法］每日代茶饮。

［功效］适用于慢性咽炎治愈后的调养。

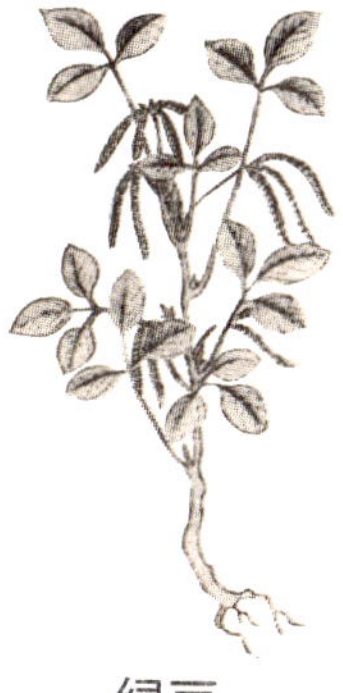

绿豆

罗汉果茶

［材料］罗汉果适量。

［做法］先将罗汉果打碎后放入杯中，再以开水冲泡。

［用法］代茶饮。

［功效］适用于慢性咽炎。

杏仁红糖方

［材料］杏仁500克，红糖适量。

［做法］杏仁炒干，粉碎，加适量红糖调匀。

［用法］温水送服，每次6克，每日3次。

［功效］适用于慢性咽炎。

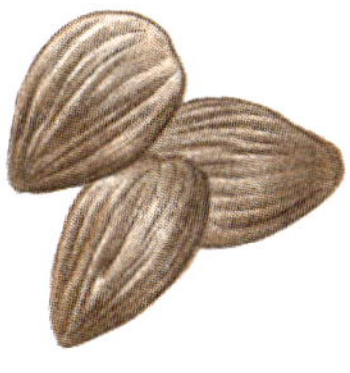

杏仁

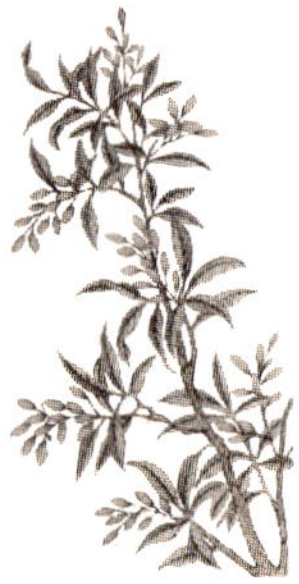

橄榄

芝麻叶方

[材料] 鲜芝麻叶6片。

[做法] 芝麻叶洗净。

[用法] 嚼烂慢慢吞咽，每日3次，每次6片叶。

[功效] 适用于慢性咽炎患者。

檀香橄榄茶

[材料] 檀香橄榄3~5枚，绿茶1克。

[做法] 将檀香橄榄与绿茶同放入杯中，冲入开水，加盖闷5分钟后饮用。

[用法] 代茶饮。

[功效] 适用于慢性咽炎、咽部异物感者。

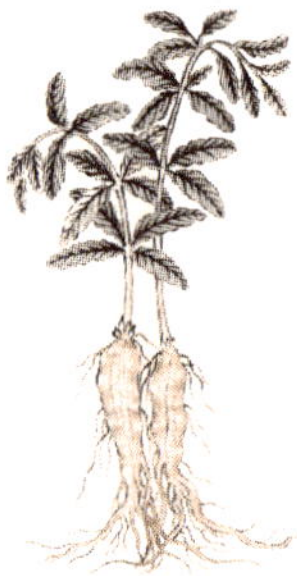

沙参

红大戟方

[材料] 红大戟3克。

[用法] 红大戟放入口中含服，每日2次。

[功效] 适用于慢性咽炎患者。

清咽粥

[材料] 玄参30克，甘草10克，麦冬20克，酸梅2颗，粳米100克。

[做法] 玄参、甘草切片； 酸梅去核；麦冬去心；粳米洗净；同放锅内，加水适量，煮成粥食用。

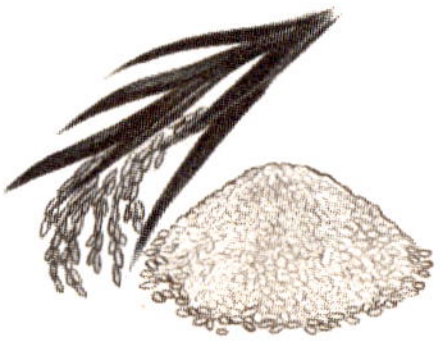

粳米

[用法] 每日1剂，分2次服用。

[功效] 本方可清咽利喉，生津止渴。特别适合急、慢性咽炎患者春季食用。

麦冬白莲子方

[材料] 麦冬、白莲子各15 克，冰糖适量。

[做法] 将上药加水煎煮。

[用法] 代茶饮用。

[功效] 对慢性咽炎咽部疼痛、干燥、声音沙哑等疗效佳。

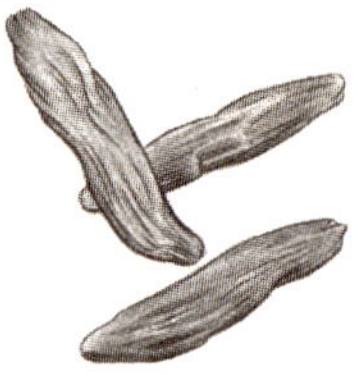

麦冬

肺炎

肺炎是一种常见病，种类较多。中医认为，肺炎常发生于劳倦过度、醉后迎风及人体正气不足、表卫不固之时。所以，上班族在日常应注意休息，少烟酒，如果得了肺炎，更要注意别长期待在不通风的办公室，否则让症状变得更严重。平时多通风，配上一些方剂，是预防和治疗肺炎简单而有效的方法。

秘制白果

[材料] 生白果（银杏）、麻油各适量。

[做法] 生白果（银杏）去壳，置于罐中，麻油煎沸冲泡，封罐；埋于地下2尺深处，一月后即成。

[用法] 取白果食用，第1天吃1粒，第2天吃2粒，逐渐增加到10粒，温水送服。

[功效] 可缓解肺炎症状。

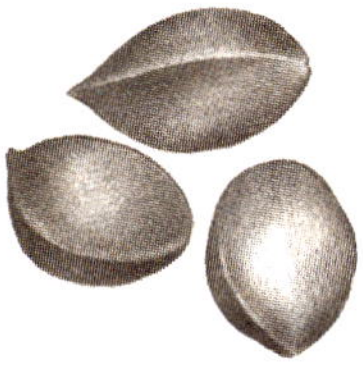
白果

鲜芦根粥

[材料] 鲜芦根100克，粳米50克。

[做法] 鲜芦根和粳米一同煮稀粥。

[用法] 不拘时服之。

[功效] 清肺泻热，养阴生津。适用于肺炎。

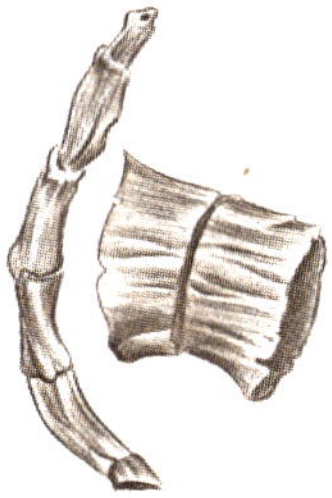
芦根

罗汉果桔梗饮

[材料] 干桔梗片30克，罗汉果20克，白糖50克。

[做法] 罗汉果洗净，捏碎，与桔梗片同入炖锅内，加水煮沸，再用小火煮30分钟，加入白糖即成。

[用法] 每日1剂，每日2～3次。

[功效] 清肺又止咳。

[备注] 罗汉果可用西瓜、苹果、枇杷、柿子中任何一种水果代替。

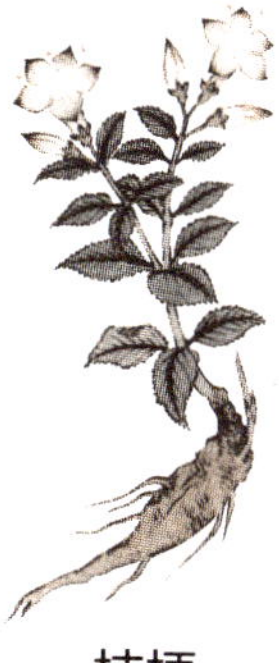
桔梗

夏枯草猪肺饮

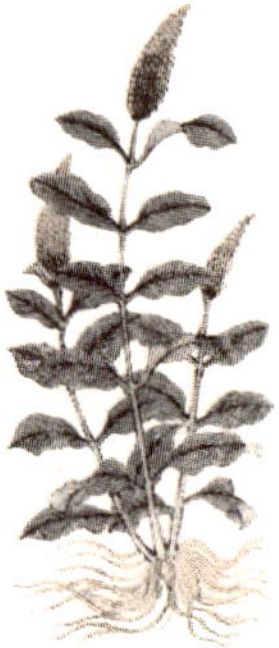
夏枯草

[材料] 夏枯草50克，猪肺1具，料酒15毫升，盐4克，味精3克。

[做法] 将夏枯草洗净，去杂质；猪肺入锅，汆烫去血水，切块；将夏枯草、猪肺块、料酒同放炖锅内，加水烧沸，用小火炖煮45分钟，加盐、味精调味。

[用法] 佐餐食用。

[功效] 可祛痰、止咳。

鹿衔草炖冬瓜

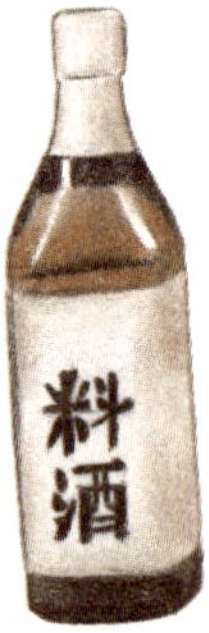

料酒

[材料] 鹿衔草20克，冬瓜500克，生姜10克，葱15克，盐、味精各3克。

[做法] 将鹿衔草洗净；冬瓜去皮，洗净，切成3厘米宽、5厘米长的块；生姜拍松；葱切段。将鹿衔草、冬瓜块、葱段、生姜同放炖锅内，加水2500毫升，置大火上烧沸，再用小火炖煮45分钟，加入盐、味精即成。

[用法] 佐餐食用。

[功效] 可消肿止咳。

仙人草炖鸡

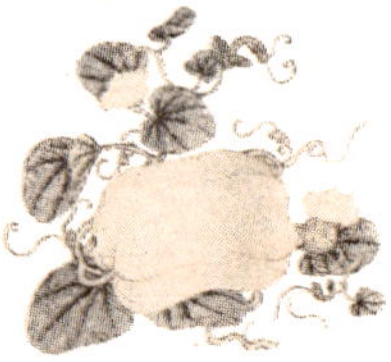
冬瓜

[材料] 新鲜仙人草150克（干品90克），半只土鸡或1/4个猪肝。

[做法] 仙人草中加入10碗水，以中火煮成5碗，再用该药液炖半只土鸡（或充分洗净的猪肺），约炖40分钟即成。

[用法] 每1~2天吃1剂，连吃3~5剂。

[功效] 可改善肺病久咳。

石椒草方

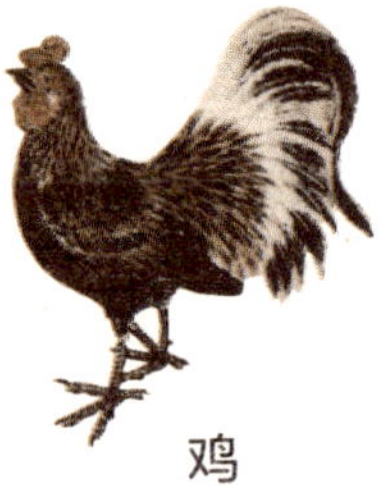
鸡

[材料] 石椒草1000克。

[做法] 石椒草加清水3000毫升，煎至1000毫升，去渣。

[用法] 每次服30毫升，每日3次。

[功效] 辛凉解表，清热活血。适用于感冒、扁桃体炎、大叶性肺炎等。

百合薏苡仁粥

[材料] 百合（干品）30克，薏苡仁100克。

[做法] 将百合和薏苡仁加水5碗煮成3碗。

[用法] 每日1剂，每日3次。

[功效] 滋阴润肺，适用于肺炎患者。

黄连方

[材料] 黄连适量。

[做法] 黄连研成细粉。

[用法] 每次0.6克，每日4～6次，以水送服。

[功效] 适用于肺炎发热症状。

天冬根方

[材料] 天冬根20克。

[做法] 天冬根加水煎汤。

[用法] 早、晚各1次服用，每次1剂。

[功效] 养阴清热，润肺滋肾。适用于肺炎咯血、阴虚发热、内伤吐血等症。

鸭梨粥

[材料] 鸭梨3个（约重350克），粳米50克，冰糖适量。

[做法] 将鸭梨洗净，加入冰糖适量，绞碎挤汁；粳米洗净，加水煮粥，待粥将熟时放入梨汁及冰糖，再煮片刻即可。

[用法] 趁热顿服，每日1次，每次1剂。

[功效] 润肺止咳，可缓解肺炎症状。

专家小叮咛

肺炎属急性热病，消耗人体正气，影响脏腑功能，容易导致消化功能降低，因此肺炎患者的饮食应以高营养、清淡、易消化为宜，不要吃肥甘厚腻之品。

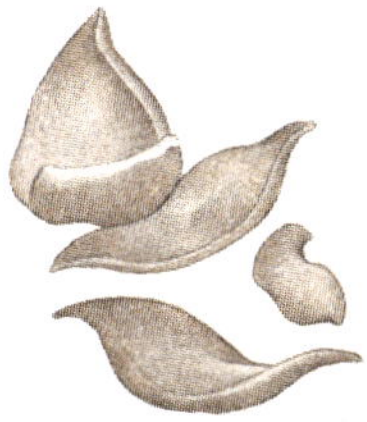
百合

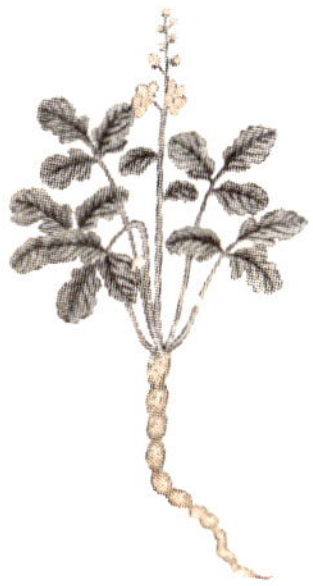
黄连

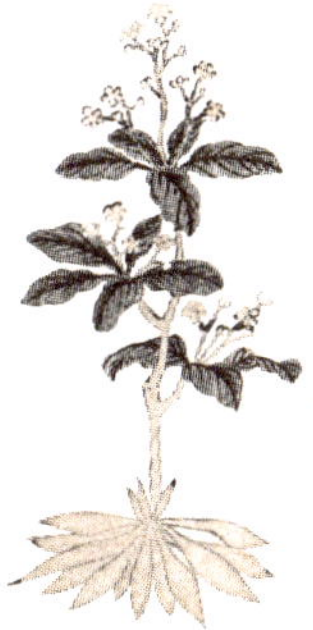
天冬

鸭梨

哮喘

哮喘是因气管和支气管对各种刺激物的刺激不能适应，引起支气管平滑肌痉挛、黏膜肿胀、分泌物增加，从而导致支气管管腔狭窄的病症。长期待在办公室的哮喘患者，因空气不良，可能会诱发哮喘的发生，这时可食用一些偏方，来把身体的损害降低到最小。

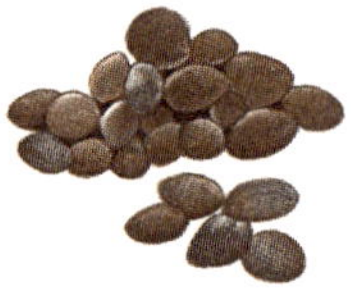
莱菔子

莱菔子方

[材料] 莱菔子100克，蜂蜜少许。
[做法] 莱菔子研末，炼蜜为丸。
[用法] 每次服10克，每日2~3次。
[功效] 适用于哮喘者。

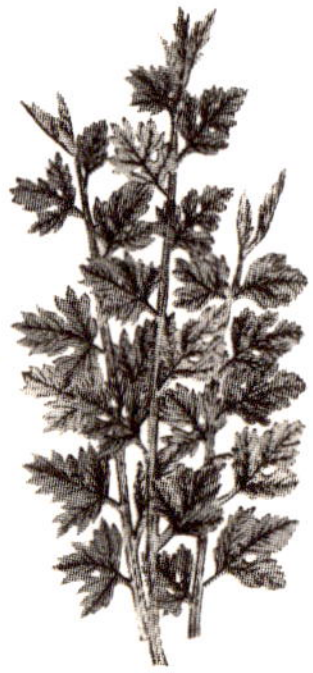
艾叶

丝瓜花方

[材料] 丝瓜花5朵，粳米1杯。
[做法] 丝瓜花与粳米共水浸一宿，清晨擂碎，水煎服。
[用法] 每日1次。
[功效] 适用于哮喘。

艾叶汁

[材料] 鲜艾叶120克。
[做法] 先将鲜艾叶洗净，然后再加水捣烂，绞汁饮服。
[用法] 每日1次，每次1剂。
[功效] 适用于哮喘者。

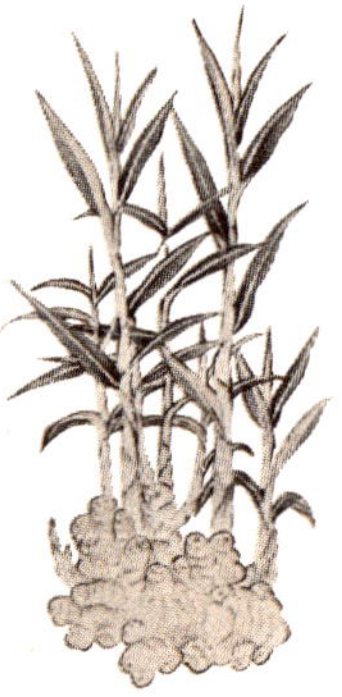
姜

南瓜饴糖汁

[材料] 南瓜块、饴糖各1500克，生姜汁60克。
[做法] 将南瓜块煮浓缩后加入饴糖和生姜汁即可。
[用法] 哮喘发作前连服2个月，早、晚各服15克，开水冲服。
[功效] 适用于预防哮喘。

核桃杏仁姜汤

[材料] 核桃仁25克，杏仁、生姜各10克，蜂蜜适量。

[做法] 将生姜洗净，与核桃仁、杏仁分别捣碎，一同入锅，加水400克，煮沸再加蜂蜜，改用小火焖10分钟，即成。

[用法] 日服1剂，每日2次，连服数月。

[功效] 补肾润肺、止咳定喘。适用于久患哮喘、体质虚弱、气短喘促等人群。

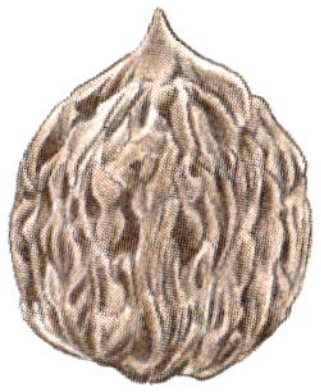

核桃

胡椒杏仁外敷方

[材料] 胡椒、杏仁、桃仁、糯米、栀子各8粒，鸡蛋1个。

[做法] 将上述药材共研末，调入鸡蛋清。

[用法] 外敷双足涌泉穴（足心），用纱布覆盖，胶布固定，敷至鸡蛋清收干为止。每日1剂，连敷3剂为1个疗程。

[功效] 对支气管哮喘有较好疗效。

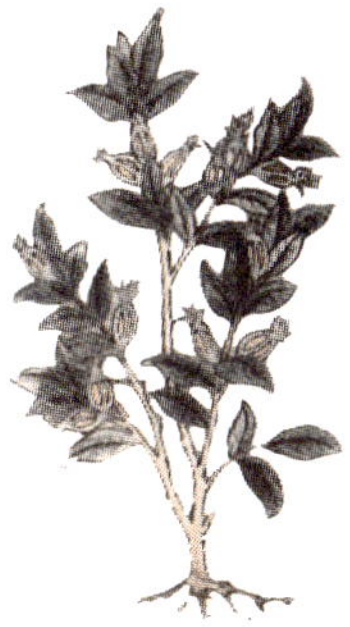

栀子

醋煮鸡蛋

[材料] 鸡蛋1个，米醋适量。

[做法] 以米醋煮鸡蛋，蛋熟后去壳，再煮5分钟即可。

[用法] 食蛋，每日2次，每次1个。

[功效] 可缓解哮喘。

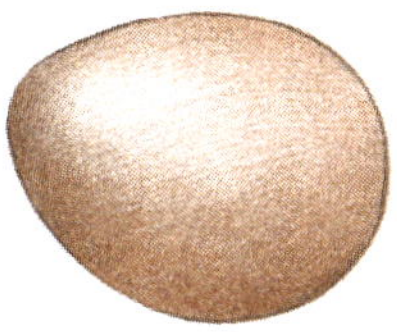

鸡蛋

薄荷紫苏

[材料] 薄荷15克（后下），橘皮、紫苏各10克。

[做法] 将上述药材以水煎煮，取药汁。

[用法] 每日1剂，每日2次。

[功效] 适用于咳嗽气喘。

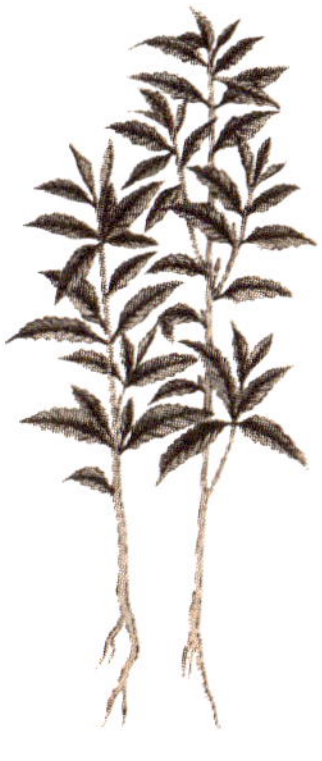

薄荷

专家小叮咛

哮喘患者日常饮食应选择清淡、易于消化的食物；宜多吃植物性大豆蛋白，如豆类及豆制品等。不宜进食刺激性的食物及饮料，少吃异性蛋白类食物。

慢性支气管炎

慢性支气管炎主要症状为咳嗽、咳痰、喘息或气短，尤以清晨或夜间为重，痰量增多。尤其在办公室这种空气不流通的环境中，病情很容易反复，偏方在这里可以起到极早预防治疗的作用。

海浮石白萝卜

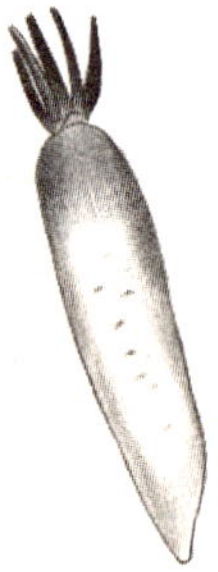

白萝卜

[材料] 白萝卜丁300克，海浮石20克，甜杏仁15克，川贝5克，黄酒1小匙。

[做法] 海浮石、甜杏仁、川贝洗净，打碎，加黄酒湿润，与白萝卜丁倒入瓷罐内，隔水蒸2小时，离火冷却后，用纱布绞取汤液；将汤液再蒸半小时，冷却装瓶，密封。

[用法] 每日2次，每次2小勺，开水送服。

[功效] 可清热化痰。本方适用于咳痰黄稠、肺火重的慢性支气管炎。

猪肺鱼腥草

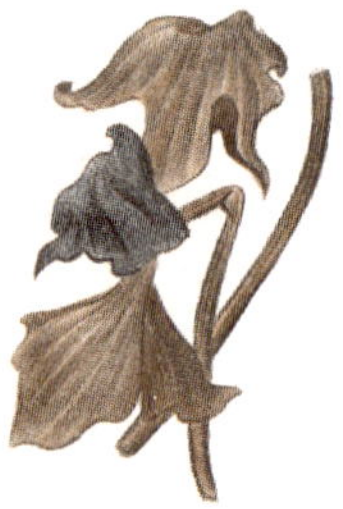

鱼腥草

[材料] 猪肺250克，鱼腥草60克，盐适量。

[做法] 猪肺洗净，切块，挤去泡沫，与鱼腥草同放入砂锅内，加适量清水煮汤，汤成时加适量盐调味。

[用法] 饮汤食肺，每日1次，连用3～5日。

[功效] 清肺化痰。适用于肺有热痰的支气管炎患者。

麻黄石膏方

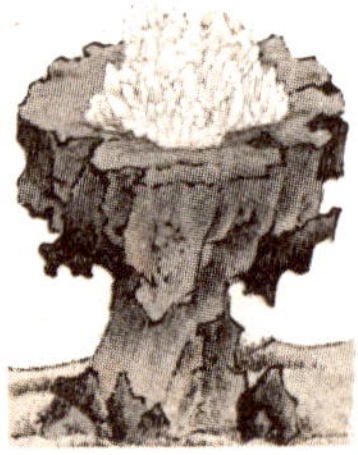

石膏

[材料] 麻黄10克，石膏30克（先煎），甘草9克，半夏、红枣各6克，生姜3片。

[做法] 将上述药材以水煎煮，取药汁。

[用法] 每日1剂，每日2次。

[功效] 对缓解慢性支气管炎有效。

荷叶冬瓜汤

[材料] 荷叶1片，鲜冬瓜块500克，盐适量。

[做法] 荷叶和鲜冬瓜块加适量水煮汤，加盐调味。

[用法] 饮汤食瓜。

[功效] 适用于慢性支气管炎。

川贝党参煮雪梨

[材料] 川贝、杏仁各10克，党参20克，冰糖30克，雪梨2个。

[做法] 雪梨洗净，去皮切片；杏仁用开水汆烫后去皮；川贝打碎成粒；冰糖打碎；党参切碎。将全部食材同放炖锅内，加水500毫升，置大火煮沸，再用小火炖煮35分钟即成。

[用法] 每日1次，每次1小碗。

[功效] 可止咳祛痰。本方适用于咳痰黄稠的慢性支气管炎。

白鲜皮汤

[材料] 白鲜皮6～9克。

[做法] 白鲜皮加水煎汤。

[用法] 每日1剂，早、晚各服1次。7剂为1个疗程，7剂后停服1日。疗程可视病情而定。

[功效] 清热解毒，化痰止咳。适用于慢性支气管炎。

黄芪桑白皮饮

[材料] 黄芪30克，桑白皮20克。

[做法] 将上述药材加清水750毫升，煎成汁。

[用法] 代茶饮，每日1剂，每日1次。

[功效] 有益气消炎的功效。

独活红糖饮

[材料] 独活10克，红糖10克。

[做法] 独活和红糖水煎成100毫升药液。

[用法] 分3～4次服，7日为1个疗程。

[功效] 适用于慢性支气管炎。

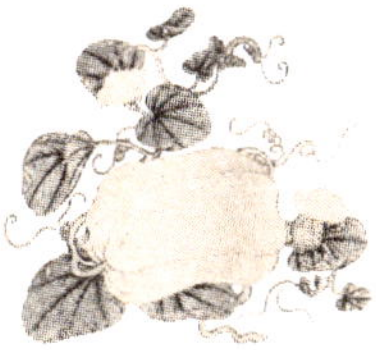

冬瓜

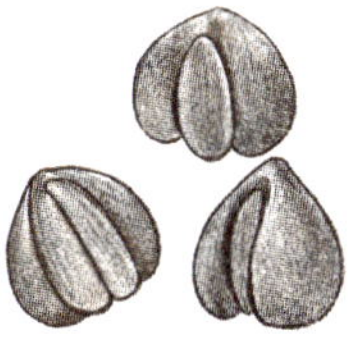

川贝

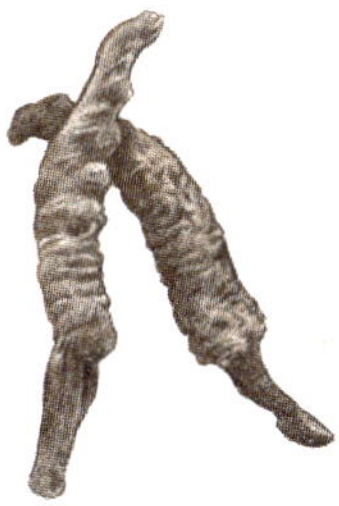

党参

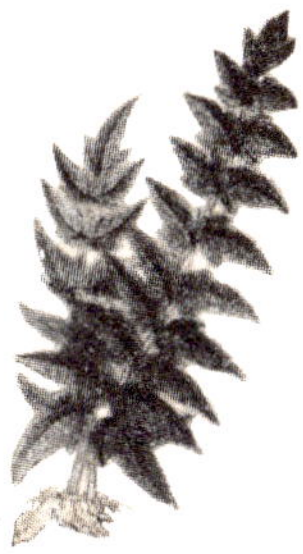

独活

感冒

中医认为，感冒多为风邪侵袭所致。但风邪一般并不单独致病，而常与寒、热、湿、暑相杂致病，故又分为风寒感冒、风热感冒及暑湿感冒。感冒虽不算大病，但绝不可轻视。若不及时治疗，可加重病情或诱发其他疾病，尤其是在不通风的办公室，还容易交叉传染。对于感冒，用偏方来治疗，是简单而有效的方式。

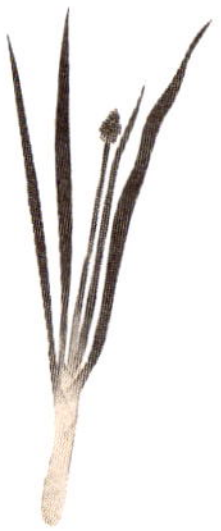
葱

葱白豆豉

[材料] 葱白15克，淡豆豉30克。

[做法] 二者加水煎汤。

[用法] 趁热服用。

[功效] 适用于伤风、感冒初起的表证。

辣茶方

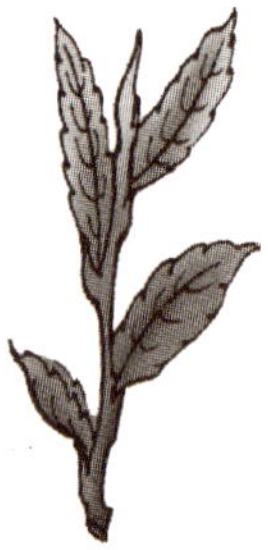
茶叶

[材料] 茶叶10克，辣椒500克，胡椒、盐各适量。

[做法] 将以上材料共研末，拌和均匀，放入瓷瓶内，封口，静置半月。

[用法] 每次取3克，开水冲泡5分钟，温服，每日2次。

[功效] 偏方里的辣椒、胡椒均有温中散寒、健胃消食的功效，这两种材料单独分开效果并不强，联合起来却可以增强功效，从而达到驱寒解表、开胃之功效。

生姜红糖茶

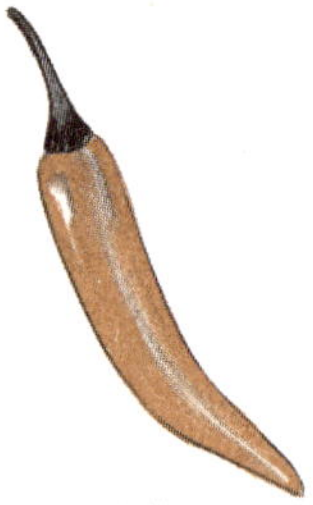
辣椒

[材料] 生姜片30克，红糖适量。

[做法] 生姜片水煎取汁，加红糖。

[用法] 早、晚2次温服，盖被取微汗；或代茶温饮。

[功效] 适用于风寒感冒。

[备注] 如果是患热感冒时则不能吃姜、葱、红糖等食物，否则容易助长体内热气，不利于身体恢复。

金银花茶

[材料] 金银花20克，茶叶6克，白糖30克。

[做法] 金银花、茶叶放砂锅内，加适量水，用大火煮沸，加入白糖溶化，弃渣取汁。

[用法] 趁热饮用，每日1次，连服2～3日。

[功效] 辛凉解表。适用于风热感冒者。

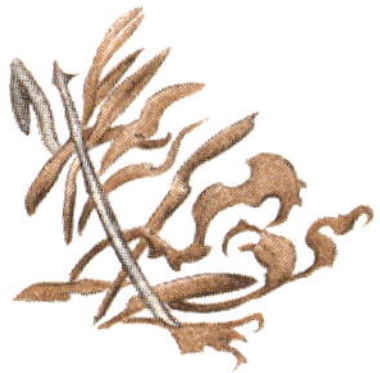

金银花

橄榄萝卜汤

[材料] 鲜橄榄35个，鲜萝卜适量。

[做法] 将鲜橄榄劈开；鲜萝卜（红萝卜、白萝卜均可）半个或1个切开。两者加水煮汤。

[用法] 代茶饮。

[功效] 可改善感冒症状。

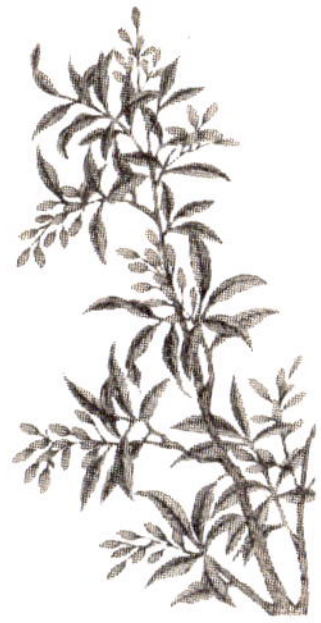

橄榄

大青叶汤

[材料] 大青叶50克。

[做法] 大青叶加水煎汤。

[用法] 代茶饮。

[功效] 清热解毒，凉血止血。适用于风热感冒。

葱豉黄酒汤

[材料] 连须葱白30克，淡豆豉15克，黄酒50克。

[做法] 先煎煮淡豆豉约10分钟，再放入洗净切碎的连须葱白，继续煎煮5分钟，滤出煎液，加入黄酒。

[用法] 分2次服，趁热服用效果佳。

[功效] 可有效缓解风寒感冒症状。

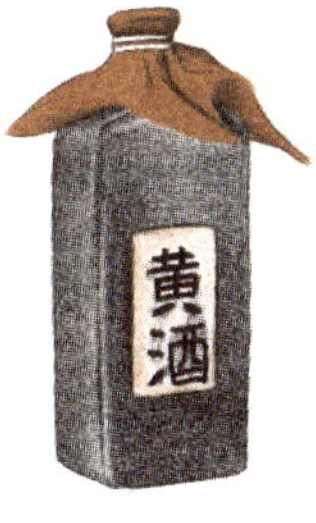

黄酒

葱白粳米粥

[材料] 葱白3段，粳米50克，白糖适量。

[做法] 粳米煮粥，起锅前加入葱白及白糖即可。

[用法] 热服，取微汗。每日1次。

[功效] 解表散寒，和胃补中。适用于风寒感冒。

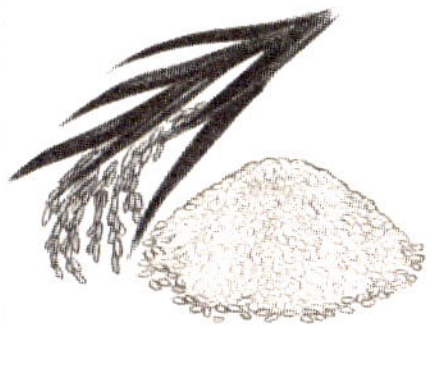

粳米

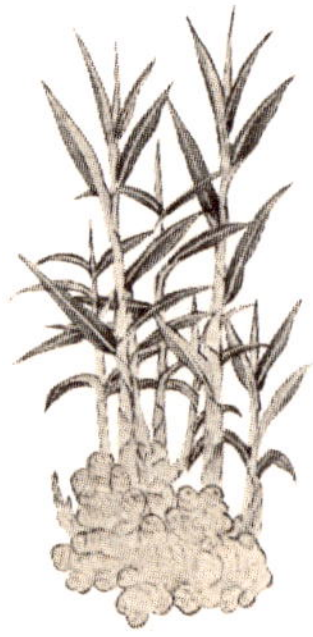

姜

葱姜粥

[材料] 糯米50克，葱白7根，生姜末6克。

[做法] 将糯米烧成粥，起锅前投入葱、姜闷盖煮片刻。

[用法] 趁热食粥。

[功效] 有助于发汗。

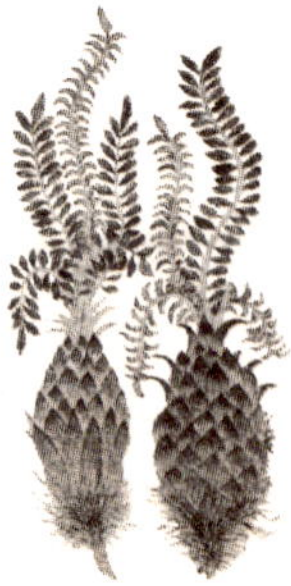

贯众

贯众方

[材料] 贯众60克。

[做法] 贯众加水煎10分钟，去渣。

[用法] 每日3次，每日1～2剂。

[功效] 可改善因流行性感冒所致的头痛、鼻塞等症状。

大蒜方

[材料] 大蒜3瓣，蜂蜜适量。

[做法] 大蒜去皮，捣成泥，加适量蜂蜜混匀即可。

[用法] 白开水送服。每日3次，每次1剂。

[功效] 适用于流行性感冒。

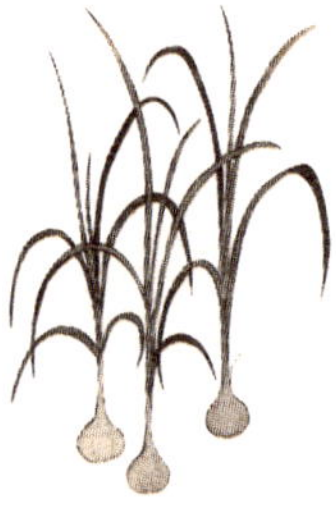

大蒜

荆芥粥

[材料] 荆芥9克，薄荷3克（后下），淡豆豉10克，粳米100克。

[做法] 前三种药材煎煮，沸后5分钟，滤出药汁，去渣，药汁加入粳米煮粥，稍煮即成。

[用法] 每日2次，温热服食。

[功效] 可缓解感冒症状。

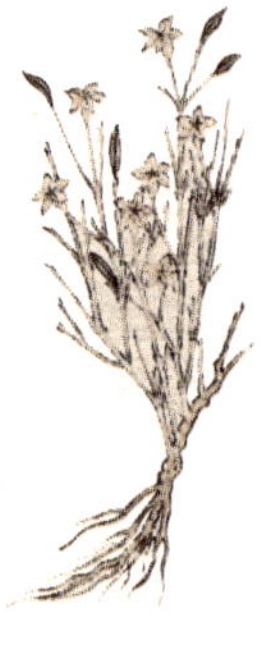

麻黄

麻黄汤

[材料] 生麻黄5克。

[做法] 生麻黄加水煎汤。

[用法] 趁热服用。

[功效] 适用于外感风寒、恶寒发热、头痛鼻塞、无汗、脉浮紧等。

薄荷茶

[材料] 鲜薄荷叶适量。

[做法] 薄荷叶用热开水闷泡数分钟。

[用法] 每日早、晚饭后喝1杯。

[功效] 适用于口干、咽喉痛、无痰或痰黄黑的感冒患者。

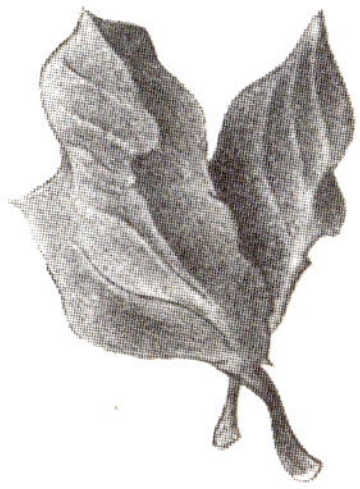

薄荷

陈皮雪梨汤

[材料] 雪梨1个，陈皮2块，冰糖4大匙。

[做法] 雪梨洗净，去皮，切块，与陈皮一同下入锅内，煮开后再煮20分钟，加入冰糖调匀即可。

[用法] 每日早、晚各喝1杯。

[功效] 可缓解因感冒所致的咳嗽。

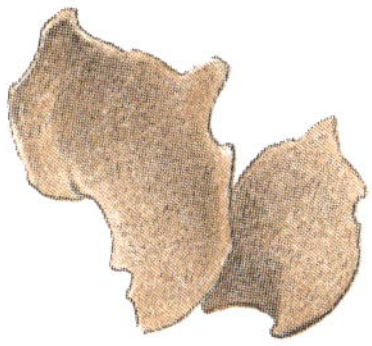

陈皮（橘皮）

牛蒡子茶

[材料] 牛蒡子200克。

[做法] 牛蒡子炒微黄，研细末。每次取10克，用沸水冲泡。

[用法] 代茶饮。

[功效] 适合外感风热，发热偏重者。

菊花桑叶饮

[材料] 菊花、桑叶各15克。

[做法] 菊花与桑叶加水煎汤。

[用法] 代茶饮。

[功效] 适用于风热感冒、头痛、口渴咽痛者。

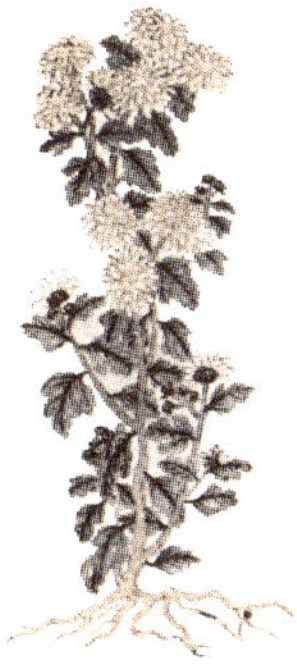

菊花

苏羌茶

[材料] 紫苏叶5克，羌活、茶叶各9克。

[做法] 直接将三味茶材入锅煎煮，煮沸后续煮10分钟即可取汁饮用。

[用法] 每日1剂，随时温服。

[功效] 此茶饮适用于因风寒感冒所引起的恶寒、发热、无汗、乏力、肢体酸痛等症。

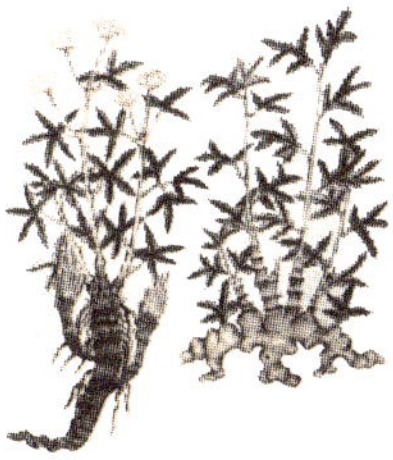

羌活

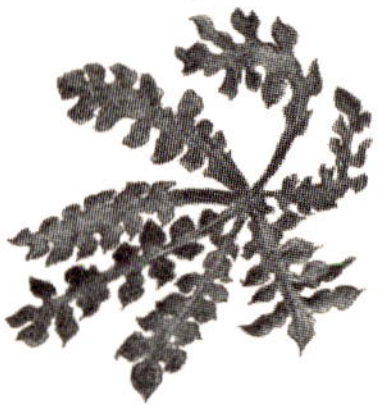

荠菜

兰香荠菜饮

[材料] 兰香草全草25克，荠菜15克。

[做法] 兰香草全草与荠菜加水煎汤。

[用法] 代茶饮。

[功效] 适用于伤风感冒患者。

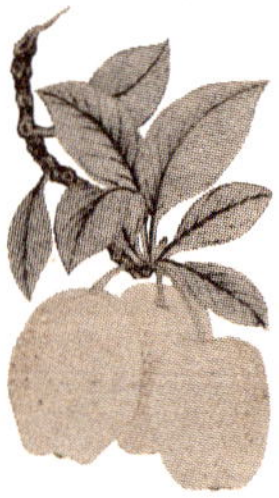

鸭梨

桑菊梨皮茶

[材料] 桑叶、菊花各6克，鸭梨皮5克。

[做法] 将桑叶、菊花、鸭梨皮一起放入砂锅中，加适量水煎煮，去渣取汁。

[用法] 代茶饮。

[功效] 此茶饮具有疏风清热、养阴清肺、润燥的功效，适用于发热、微恶风寒、头痛少汗等症。

橘皮饮

[材料] 鲜橘皮50克，白糖适量。

[做法] 鲜橘皮和白糖放入杯中，用开水冲泡。

[用法] 代茶饮。

[功效] 适用于感冒患者。

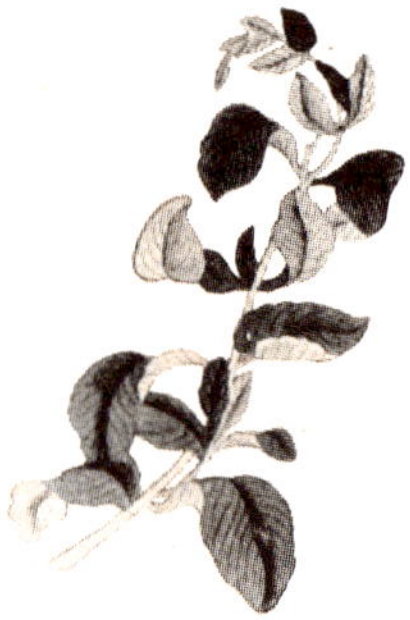

大青叶

预防流感茶

[材料] 板蓝根、大青叶各50克，野菊花、金银花各30克。

[做法] 将上述四味茶材同放入大茶缸中，用沸水冲泡，片刻后即可饮用。

[用法] 代茶频饮。

[功效] 具有清热解毒的功效，可用于预防流行性感冒等。

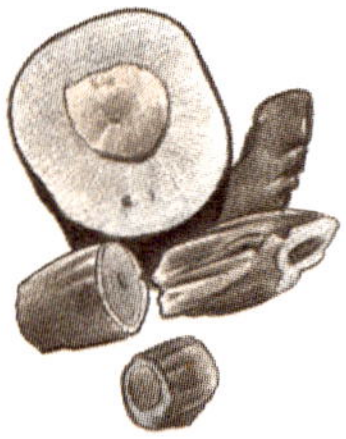

板蓝根

专家小叮咛

治疗感冒还需对“证”下药，有人在未辨清寒热前就乱用药，一发热就用清热药，结果不仅没治好病，反而使病情加重。

便秘

一般来说，如粪便在肠内停留超过48小时以上者，即可认定为便秘。便秘是多种疾病反映的一种症状，而不是一种病。常见症状是排便次数明显减少，每2～3日或更长时间排1次便，或排便无规律，粪质干硬，常伴有排便困难感的病理现象。职场人因为工作压力大，易上火，再加上久坐不动，所以很容易出现大便干燥等便秘的现象，日常可以用偏方来调理一下。

香油蜂蜜方

[材料] 香油、蜂蜜各20克。

[做法] 香油、蜂蜜调和。

[用法] 口服，每日2次，每次1剂。

[功效] 适用于便秘人群。

炒松子仁方

[材料] 松子仁适量。

[做法] 将松子用沙炒熟。

[用法] 早、晚当零食吃，每次20～30粒。

[功效] 补血养阴，润肺滑肠。

松子粥

[材料] 松子50克，粳米100克。

[做法] 松子和粳米加水煮稀粥。

[用法] 代饭服食，每日2次，每次1剂。

[功效] 适用于肠燥便秘。

北杏炖雪梨

[材料] 北杏10克，白糖30～50克，鲜雪梨1个。

[做法] 将北杏、雪梨、白糖同放碗中，隔水蒸1小时即成。

[用法] 喝汤吃梨。

[功效] 本方可以降火，常食可有效缓解便秘。

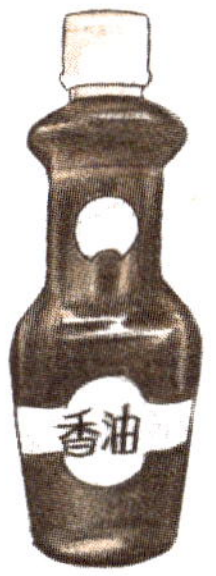

香油

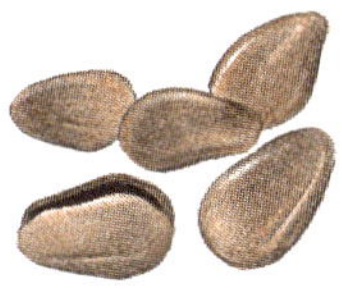

松子

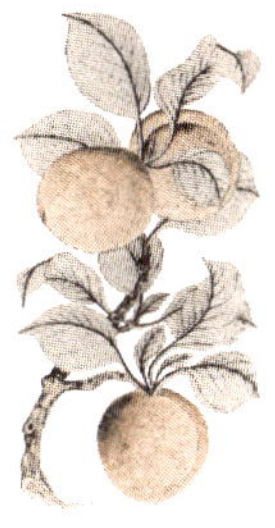

杏

肉苁蓉方

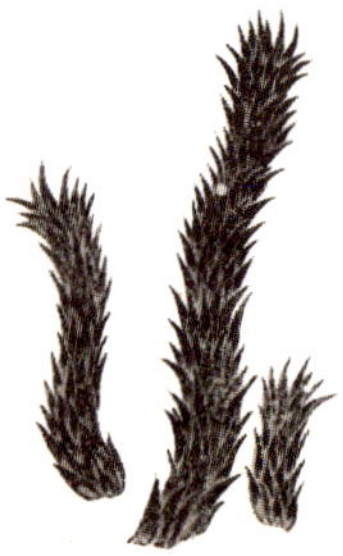

肉苁蓉

[材料] 肉苁蓉30克。

[做法] 肉苁蓉水煎。

[用法] 分3次温服。

[功效] 适用于体虚便秘久不愈者。

二仁芝麻丸

[材料] 麻仁、杏仁、芝麻各等份，白蜜适量。

[做法] 3味药共研细末，用白蜜炼为丸，如枣大。

[用法] 每日服2～3次，每次1丸，温开水送下。

[功效] 本方可清热润肠，适用于大便干结。

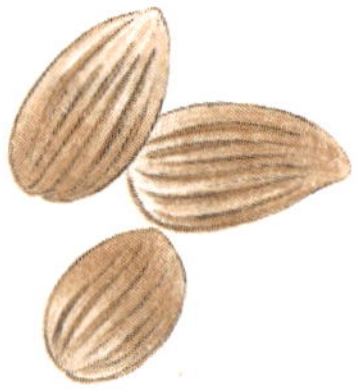

杏仁

大泡桐根方

[材料] 大泡桐根15～30克。

[做法] 大泡桐根水煎。

[用法] 代茶饮。

[功效] 适用于大便燥结肚痛。

蜜糖金银花饮

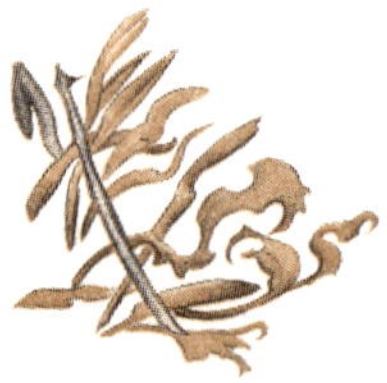

金银花

[材料] 蜜糖30克，金银花15克。

[做法] 先将金银花煎水，去渣放凉，分次加入蜜糖溶化后饮用。煎时不要太浓，一般煎成两碗金银花汁，瓶贮分冲，冲蜜糖服。

[用法] 每日1剂，每次1碗。

[功效] 本方可清热通便，适用于热结所致的便秘。

茼蒿方

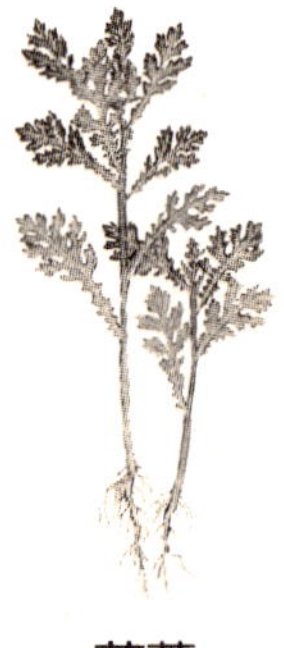

茼蒿

[材料] 茼蒿250克。

[做法] 茼蒿洗净，入沸水中煮熟即可。

[用法] 喝汤吃菜。

[功效] 适用于口臭、便秘。

麻油拌菠菜

[材料] 新鲜菠菜250克，盐、麻油少许。

[做法] 将菠菜洗净。待锅中水煮沸，放入盐，再把菠菜放入沸水中汆烫约3分钟取出，加入麻油拌匀即成。

[用法] 佐餐食用。

[功效] 常食可以润肠通便。

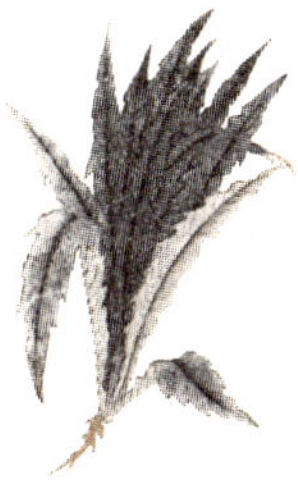

菠菜

郁李仁粥

[材料] 郁李仁15克，粳米50克。

[做法] 将郁李仁捣烂，置水中搅匀，滤去渣取其汁，亦可将郁李仁加500毫升水煎煮取汁，以药汁同淘洗净的粳米煮粥。

[用法] 每日1剂，分早、晚2次服用。

[功效] 本方可润燥滑肠。

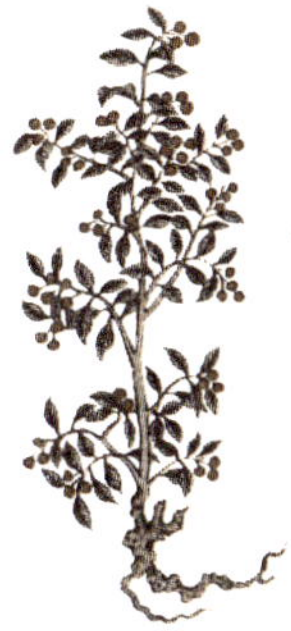

郁李仁

番泻叶粥

[材料] 番泻叶20克，粳米100克。

[做法] 番泻叶水煎取汁；粳米淘净，并煮成粥，待粥熟时加入番泻叶汁，再煮1～2沸即可。

[用法] 每日1次，每次1剂，3日为1个疗程。

[功效] 有泻下导滞的作用。适用于热结便秘等症。

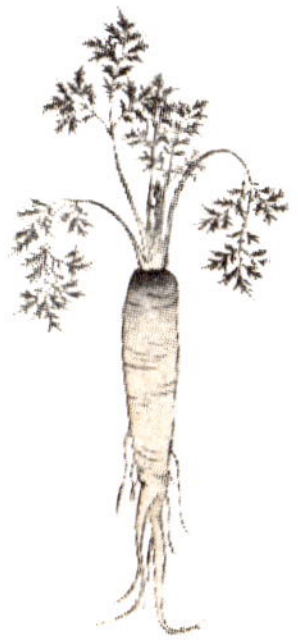

胡萝卜

胡萝卜方

[材料] 胡萝卜500克。

[做法] 胡萝卜洗净捣烂绞汁。

[用法] 口服，每日1次，每次1剂。

[功效] 适用于便秘者。

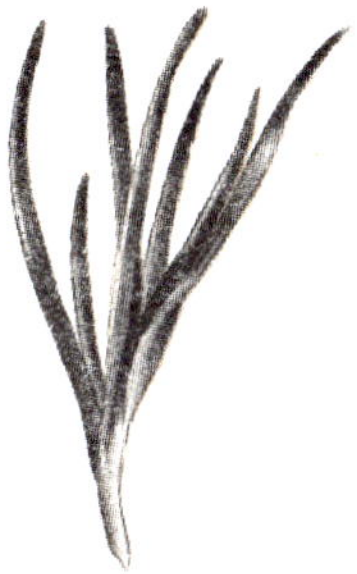

韭菜

韭菜根叶汁

[材料] 韭菜根、叶适量，黄酒少许。

[做法] 韭菜根、叶捣汁1杯。

[用法] 加适量黄酒冲服，每日1次，每次1剂。

[功效] 适用于便秘者。

番泻叶蜂蜜饮

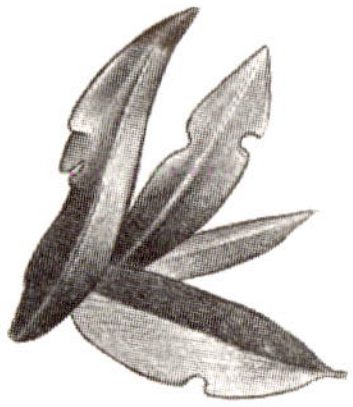

番泻叶

[材料] 番泻叶10克，蜂蜜适量。

[做法] 将番泻叶加150毫升沸水浸泡30分钟，滤液。

[用法] 加适量蜂蜜即可饮用。

[功效] 适用于便秘者。

决明子茶

[材料] 决明子100克。

[做法] 微火炒一下即可。

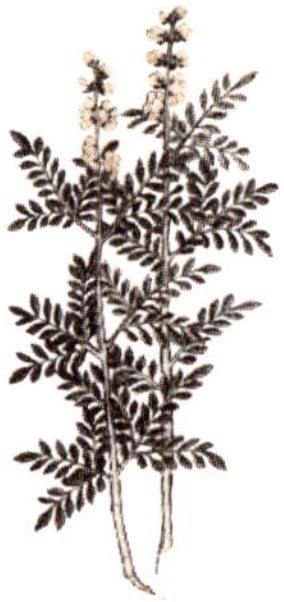

决明子

[用法] 每日取5克放入杯内用开水冲泡（可加适量白糖），泡开后饮用，喝完后可再续冲2～3杯，连服7～10日即可。

[功效] 坚持1个疗程即可有效缓解便秘。

黄豆皮方

[材料] 黄豆皮200克。

[做法] 黄豆皮水煎。

[用法] 每日1剂，每日2次，连服数日。

[功效] 适用于便秘者。

香菇炒红薯

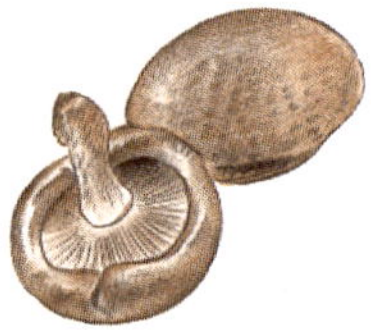

香菇

[材料] 红薯半个（切块），香菇3个（切丝），香菜20棵，花生油、盐、味精各适量。

[做法] 将上药用花生油炒，可加盐、味精。

[用法] 每日1剂，连续服用5日。早饭之前吃下。

[功效] 此方香甜可口，可有效缓解便秘。

甜杏仁糊

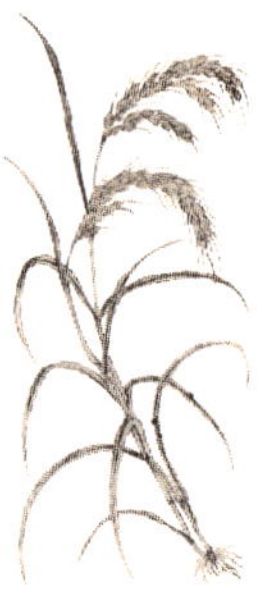

粳米

[材料] 甜杏仁15克，粳米、白糖各30克。

[做法] 将杏仁去皮，同粳米、白糖入锅内，加水少许，研磨成糊状，煮熟。

[用法] 每日早、晚各服1次，通便停止。

[功效] 补气养血，润肠通便。

生何首乌方

[材料] 生何首乌50克。

[做法] 生何首乌水煎。

[用法] 口服。

[功效] 适用于阴虚便秘、大便干结、形体消瘦者。

白术散

[材料] 生白术300克。

[做法] 生白术粉碎成极细末。

[用法] 每次服10克，每日3次，开水调服。

[功效] 适用于便秘（虚证）者。

黑芝麻蜜丸

[材料] 黑芝麻1000克，蜂蜜、黄酒各适量。

[做法] 先将黑芝麻洗净，重复蒸3次，晒干，然后炒熟研细，炼蜜为丸。

[用法] 温黄酒送服，每次1丸，每日2~3次。

[功效] 适用于便秘者。

松子粥

[材料] 松子50克，粳米100克。

[做法] 松子和粳米加水煮稀粥。

[用法] 代饭服食，每日2次。

[功效] 适用于肠燥便秘者。

柠檬香蕉奶汁

[材料] 香蕉1根，柠檬块2小匙，酸奶半杯，牛奶1/4杯。

[做法] 香蕉剥皮，切成小段。然后将香蕉段和其他材料榨成汁。

[用法] 每日1次，每次1剂。

[功效] 有良好的润肠通便作用。

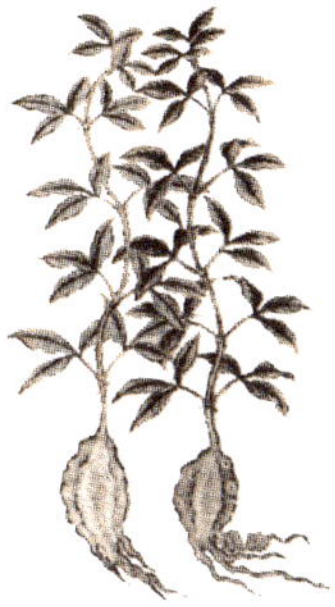

生何首乌

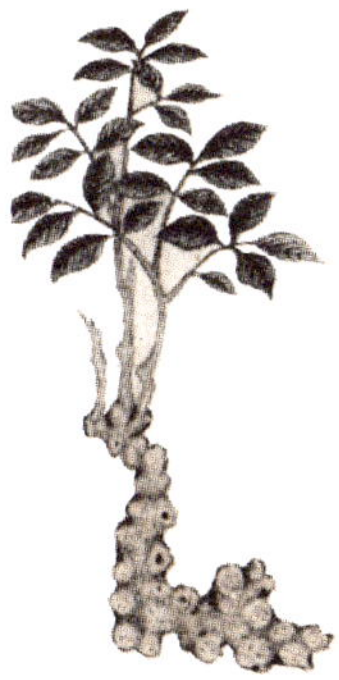

白术

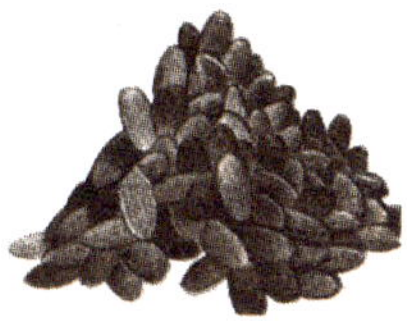

黑芝麻

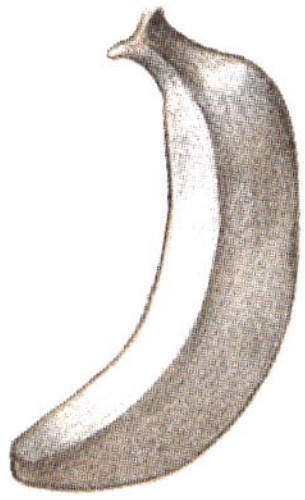

香蕉

痔疮

痔疮分为内痔、外痔、混合痔3种。内痔主要表现为便后无痛性肛门便血，血呈鲜红色，滴注状，便后出血可止住，重者会有肛门脱出物，难以回纳；外痔主要表现为静脉血栓引起的剧烈疼痛，站立或坐时都很明显，疼痛难以忍受；混合痔则二者的表现都有。上班族工作忙碌，没有养成好的饮食和排便习惯，这些都容易引发痔疮。掌握下面的偏方，可缓解痔疮带来的不适。

苍耳子粥

[材料] 苍耳子10克，粳米100克。

[做法] 苍耳子用小火炒黄，煎汁，与粳米共煮成粥。

[用法] 温热服，每日2次，每次1剂。

[功效] 具有补益脾胃的作用。适用于痔疮出血及便秘者。

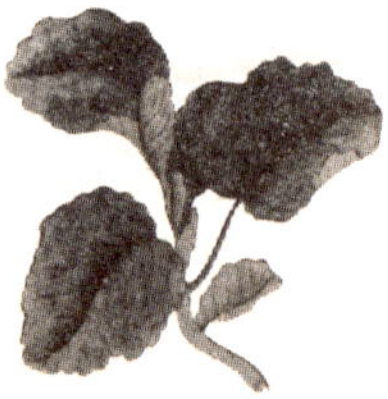

苍耳子

桑寄生方

[材料] 桑寄生适量。

[做法] 桑寄生研成细末。

[用法] 用米汤服下。

[功效] 适用于痔漏。

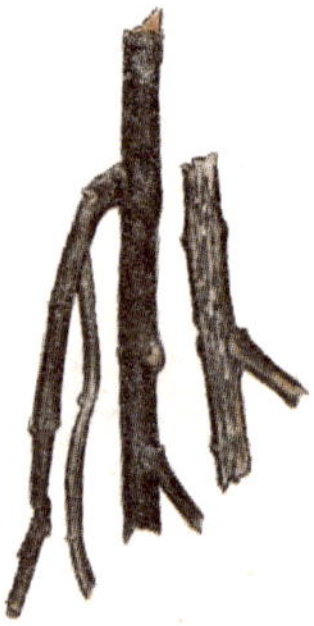

桑寄生

生豆腐渣方

[材料] 生豆腐渣、白糖适量。

[做法] 生豆腐渣，锅内炒干为末。

[用法] 白糖水服下，每次9克，每日3次。

[功效] 适用于血痔。

马齿苋方

[材料] 马齿苋适量。

[做法] 马齿苋煮熟。

[用法] 温热服食。

[功效] 适用于初起痔疮者。

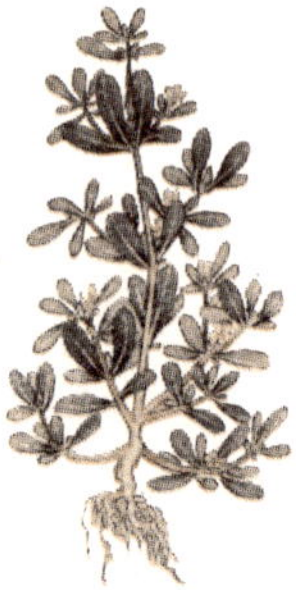

马齿苋

泥鳅米粉方

［材料］泥鳅、米粉各适量。

［做法］泥鳅去肠杂后，与米粉共煮。

［用法］温热服食。

［功效］适用于痔疮、脱肛者。

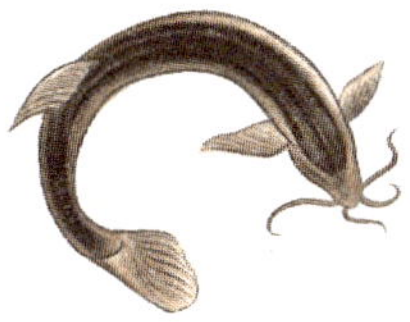

泥鳅

泻心汤

［材料］大黄12克，黄连、黄芩各6克。

［做法］将上药以水煎煮，取药汁。

［用法］在医师指导下服用。

［功效］适用于咯血、鼻出血、痔疮出血、牙龈出血等。

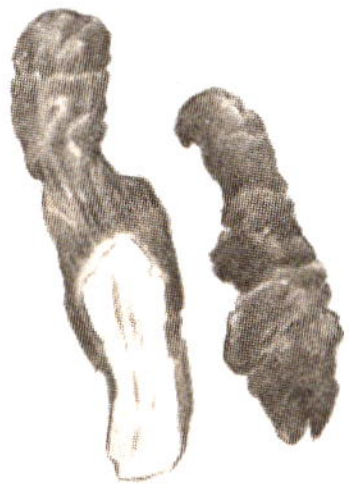

黄连

无花果叶方

［材料］鲜无花果叶10张。

［做法］鲜无花果叶水煎。

［用法］趁热熏洗患部。

［功效］适用于外痔。

槐树豆方

［材料］槐树豆15克，蜂蜜适量。

［做法］槐树豆炒熟与适量蜂蜜混合。

［用法］每日1次，每次1剂，1次服下。

［功效］适用于痔疮下血。

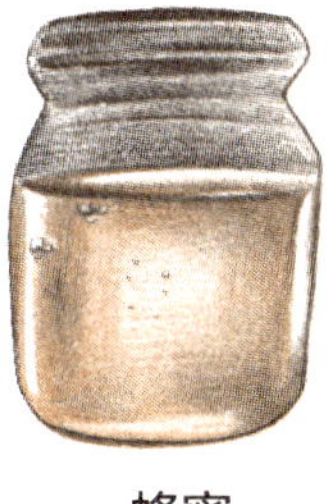

蜂蜜

红豆方

［材料］红豆500克，醋、白酒各适量。

［做法］先将红豆洗净，然后用醋煮熟晒干，再用白酒浸至酒尽为止，晾干，研为末。

［用法］白酒送服，每次5～6克，每日2～3次。

［功效］排脓散血。适用于内痔出血及便秘者。

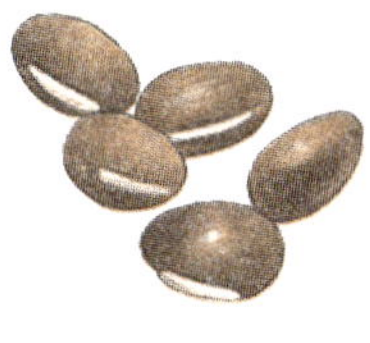

红豆

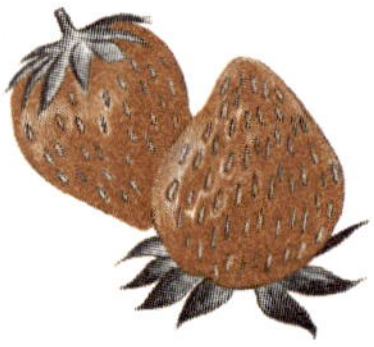
草莓

草莓麦片粥

[材料] 麦片3大匙，草莓2颗，粳米半杯，蜂蜜少许。

[做法] 将水倒入锅内烧开，放入粳米煮成粥，再放入麦片煮5分钟，备用；草莓洗净，加入少许蜂蜜制成草莓酱；将草莓酱下入麦片粥内，边煮边搅拌，稍煮片刻即可。

[用法] 喝粥。

[功效] 草莓与麦片制成的粥膳具有预防便秘、痔疮、下肢静脉曲张等功效，特别适合久坐的职场人。

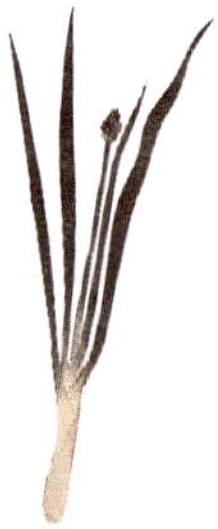
葱

葱须方

[材料] 葱须适量。

[做法] 葱须煎浓汤。

[用法] 置盆中坐浸之。

[功效] 适用于痔正发疼痛时。

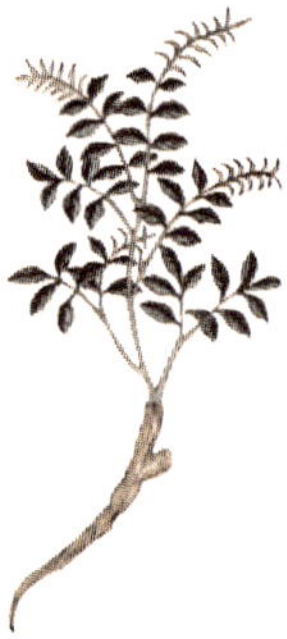
甘草

甘草汤

[材料] 生甘草6~10克。

[做法] 将生甘草以水煎煮，取药汁。

[用法] 待药汁变温热，浸湿毛巾，敷于患处，每日数次。

[功效] 改善痔疮、脱肛、皮炎等症。

马钱子方

[材料] 马钱子10克，醋适量。

[做法] 马钱子研细末。

[用法] 调醋搽患处。

[功效] 适用于外痔。

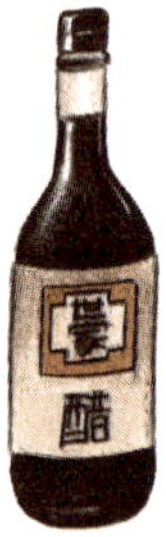

醋

鸡冠花方

[材料] 鸡冠花不拘量。

[做法] 鸡冠花浓煎。

[用法] 空腹服。

[功效] 适用于血痔。

款冬花方

[材料] 款冬花适量。

[做法] 款冬花嚼烂。

[用法] 塞入肛门内，1～2次即可。

[功效] 适用于痔漏。

猪胆汁红糖膏

[材料] 猪胆汁、红糖各适量。

[做法] 猪胆汁、红糖熬成膏。

[用法] 摊在布上塞入患处。

[功效] 适用于外痔、脏毒、肛门肿裂、痔疮等症状。

白菜子方

[材料] 白菜子、黄酒适量。

[做法] 白菜子炒黄研末。

[用法] 饭前用黄酒送服6克，每日2次。

[功效] 适用于内痔。

冬瓜子方

[材料] 冬瓜子适量。

[做法] 冬瓜子煎浓汤。

[用法] 日洗数次。

[功效] 适用于外痔。

黄瓜芦荟粥

[材料] 芦荟15克，黄瓜50克，粳米150克，白糖1大匙。

[做法] 将芦荟和黄瓜分别洗净切块；粳米洗净。所有材料一同放入锅中共煮成粥，加入白糖搅匀即成。

[用法] 每日1次，每次1剂，代餐食用。

[功效] 润肠通便，预防痔疮。

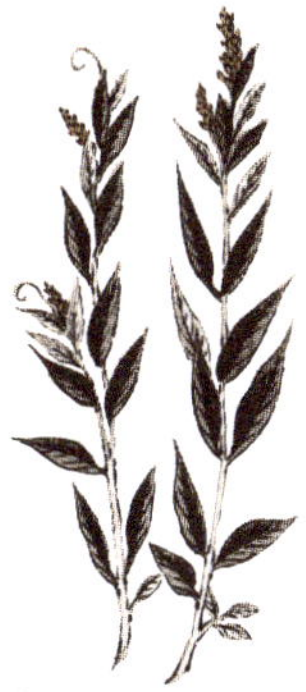

款冬花

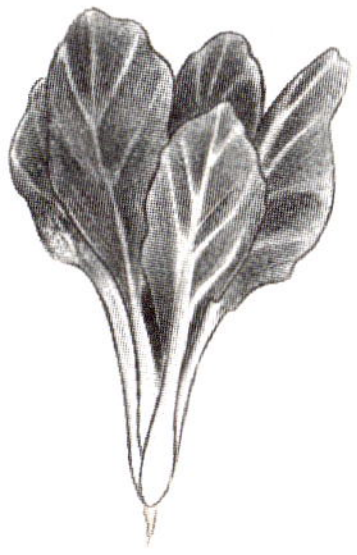

白菜

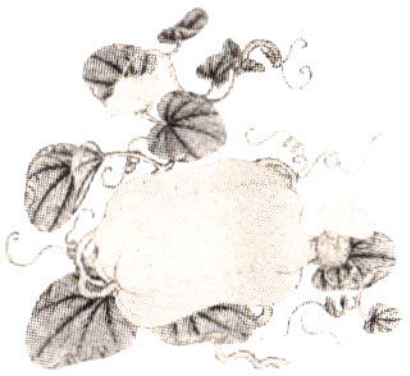

冬瓜

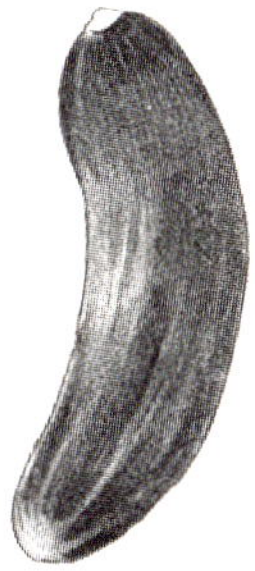

黄瓜

坐骨神经痛

坐骨神经痛是指坐骨神经经络及分布区域，即腰部、臀部、大腿后外侧和足外侧疼痛。疼痛自腰部向一侧背部及大腿后面、腘窝、小腿外侧和足背放射，呈烧灼样或刀割样疼痛。在办公室坐久了，时间一长就易导致腰椎间盘突出，压迫坐骨神经，就会引发坐骨神经痛。用小偏方做适当的调理，有缓解坐骨神经痛的作用。

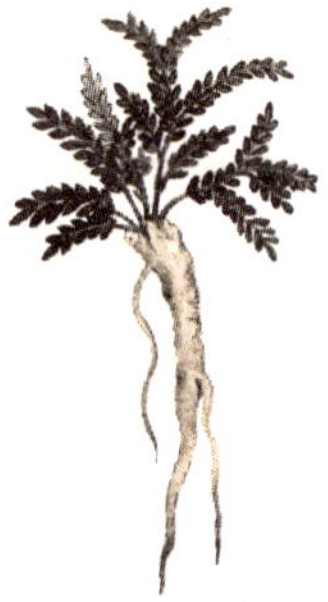

黄芪

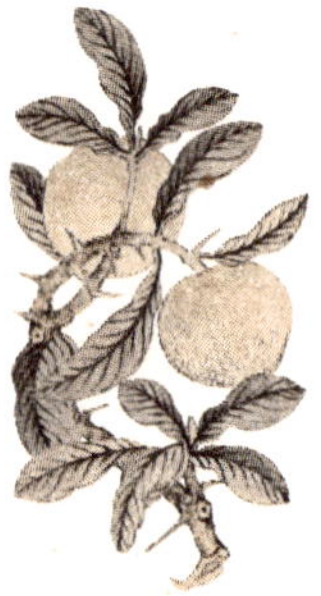

柚子

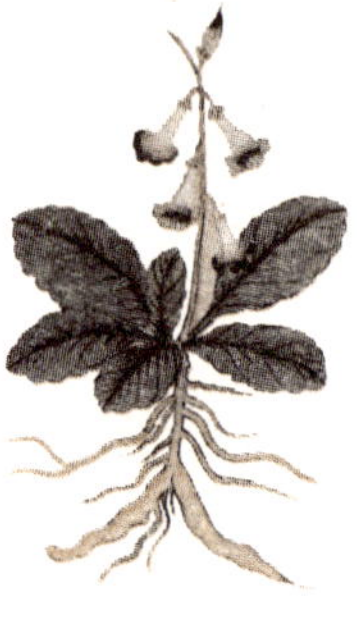

地黄

暖筋通痹汤

[材料] 熟附片（先煎）、黄芪、牛膝、锁阳、木瓜、三七、甘草各等份。

[做法] 将上述药材以水煎煮，取药汁。

[用法] 每日1剂，每日2次。

[功效] 适用于治疗寒湿阻络型坐骨神经痛。

柚子方

[材料] 柚子1个，白酒1000毫升。

[做法] 将柚子洗净、去皮，果瓣掰成小块，与柚子皮一起放于白酒中，密封保存2日即可。

[用法] 吃柚子，每日饮酒20毫升。

[功效] 促进血液循环，活血化瘀，有助于缓解坐骨神经痛症状。

[备注] 对酒精过敏者禁服。

二地二风汤

[材料] 生地黄15克，地骨皮、寻骨风各12克，钻地风、生甘草各10克。

[做法] 将上述药材以水煎煮，取药汁。

[用法] 每日1剂，每日2次。

[功效] 对虚热型坐骨神经痛的疗效较好。

归芪地龙汤

[材料] 生黄芪50克，当归尾、赤芍、牛膝、川芎各10克，桃仁、红花、地龙各9克。

[做法] 将上述药材以水煎煮，取药汁。

[用法] 每日1剂，分2次服用。

[功效] 益气化瘀，温经通络。对坐骨神经痛有一定疗效。

加味补中益气汤

[材料] 葛根、白芍、木瓜、杜仲、川牛膝各15克，三七粉3克，桂枝、砂仁各6克。

[做法] 将上述药材以水煎煮，取药汁。

[用法] 每日1剂，分2次服用。

[功效] 补肾活血，通络止痛。对坐骨神经痛有辅助治疗作用。

羌独防己薏苡仁汤

[材料] 羌活、独活、当归、苍术、秦艽、防己各12克，桂枝、川芎、木香、乳香各10克，细辛5克，薏苡仁30克。

[做法] 将上述药材以水煎煮，取药汁。

[用法] 每日1剂，分2次服用。

[功效] 散寒逐湿，温经通脉。对下肢疼痛重着不移，酸痛交作，伴有肌肤不仁之寒湿型坐骨神经痛有一定疗效果。

加味五虎散

[材料] 当归、红花、天南星（制）、防风各15克，白芷12克，土鳖虫、全蝎、乌梢蛇、穿山甲各9克，地龙21克，白酒适量。

[做法] 将上述药材以水煎煮，取药汁。

[用法] 急性期每日1剂，分2次服用。慢性期上药为散，每日2剂，每次3~4克，以白酒兑服。

[功效] 活血通络，消肿止痛。治疗腰椎间盘突出症并发坐骨神经痛。

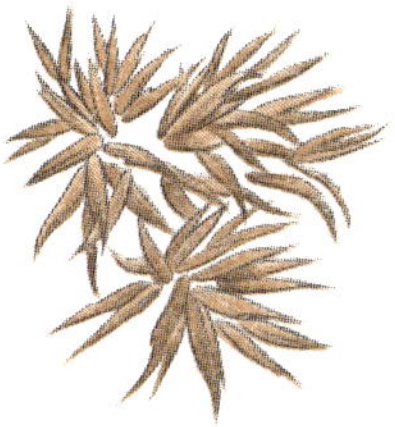

红花

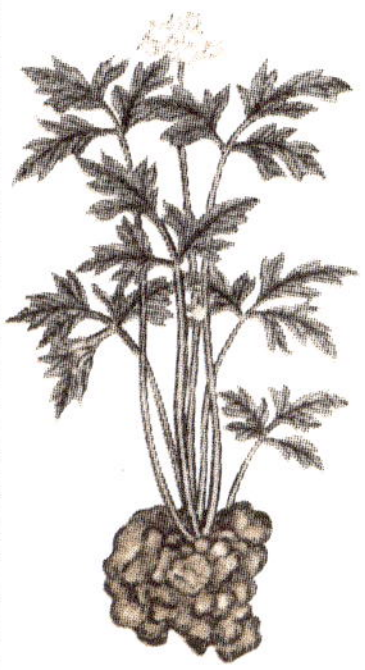

川芎

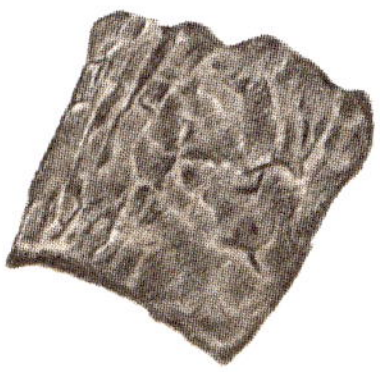

杜仲

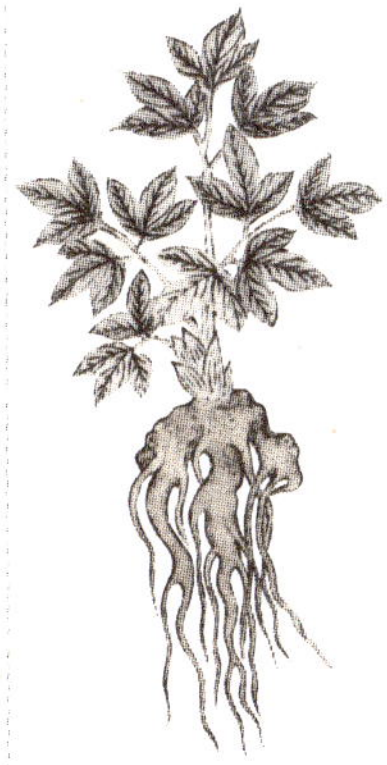

当归

附桂热熨方

[材料] 附子、海螵蛸各20克，肉桂、川牛膝、羌活、独活、海桐皮、防风、当归、赤芍、杜仲、续断、川芎、乳香、没药、透骨草各25克，川椒、红花各15克，血竭5克，桃仁泥、盐、黄酒各适量。

[做法] 将上述药材共研细末，加入适量桃仁泥、盐、黄酒拌匀，装纱布袋中，每晚将药袋放锅内蒸半小时，取出垫上干毛巾，熨患处。

[用法] 每日2 次，每次半小时，连用7日。

[功效] 适用于坐骨神经痛属风寒湿痹重症者。

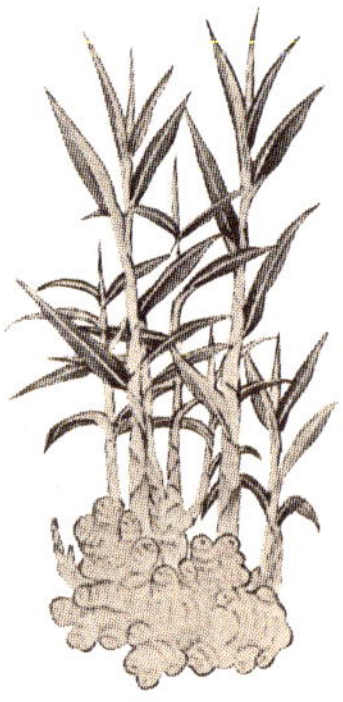

姜

附芍羊肉汤

[材料] 制附片15克，白芍10克，甘草6克，羊肉300克，姜10克，葱15克，盐4克。

[做法] 制附片洗净，去杂质；羊肉用沸水氽烫去血水，炖煮1小时，切块；白芍、甘草润透切片；姜拍松，葱切段。将羊肉块放在炖锅内，加入制附片、白芍片、甘草片、姜、葱段、盐，注入水1000毫升，将炖锅置大火上加热，煮沸后，用小火煮50 分钟即成。

[用法] 每日1 次，吃羊肉、喝汤。

[功效] 温补肾阳，镇痉止挛。用于坐骨神经痛患者，对下肢寒冷抽搐者有明显疗效。

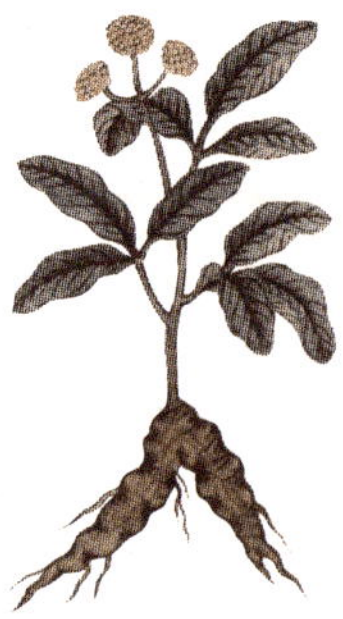

独活

独活寄生乌头汤

[材料] 独活、羌活、寄生、防风、川芎、当归、茯苓、牛膝、党参、制川乌、川断、杜仲、桂枝各10克，细辛、甘草各6克，制马钱子0.3克，白芍30克。

[做法] 将上述药材以水煎煮，取药汁。

[用法] 每日1剂，分2次服用。

[功效] 祛风湿，止痹痛，益肝肾，补气血。对坐骨神经痛有一定疗效。

[备注] 本方应在医生指导下服用。

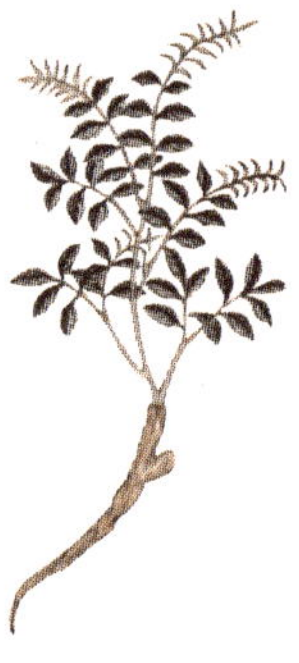

甘草

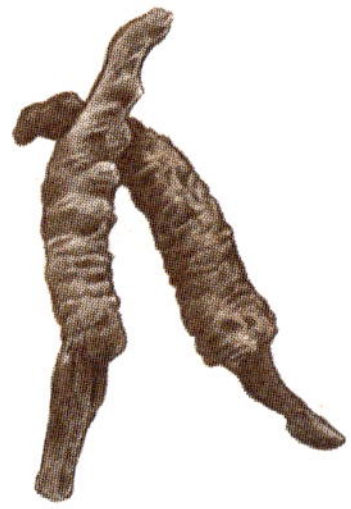

党参

第五章

女性上班族常见病，善用老偏方才是硬道理

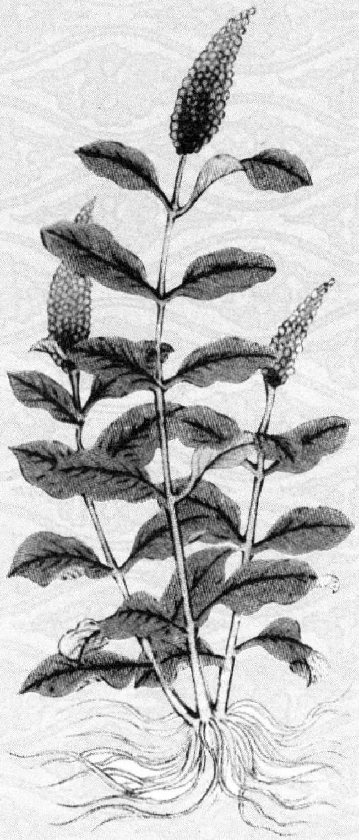

很多女性上班族在工作的时候都可能遇到月经期、孕产期、哺乳期，所以女性一定要做好工作与身体的协调，常运动，平衡膳食营养，通过一些偏方调理好自己的身体，避免影响工作。

乳腺炎

乳腺炎是指乳腺的急性化脓性感染，多与乳汁的淤积细菌的侵入有关，是产褥期的常见病，是引起产后发热的原因之一。中医认为，哺乳方法不当或乳汁多而少饮，或断乳不当，均会导致乳汁瘀积，乳络阻塞而成块，郁久化热酿脓成痈。或情志不畅，肝气郁结致乳络闭阻不畅而成乳痈。因此产后哺乳期还在工作的妈妈较易患乳腺炎。以下方剂可以帮助患有乳腺炎的人缓解不适。

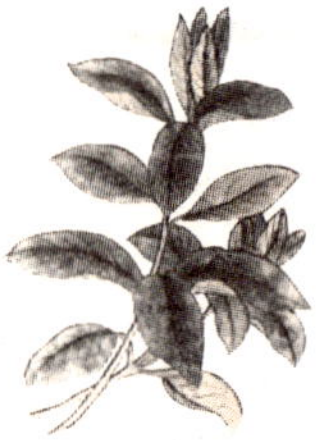

牛膝

牛膝归尾粥

[材料] 牛膝、归尾各10克，粳米100克，白糖20克。

[做法] 将牛膝切3厘米长的段；归尾洗净；粳米淘净。将粳米、牛膝、归尾同放锅内，加水适量，置大火上烧沸，改用小火煮30分钟，放入白糖即可。

[用法] 佐餐食用。

[功效] 消炎，止痛。适用于乳腺炎患者食用。

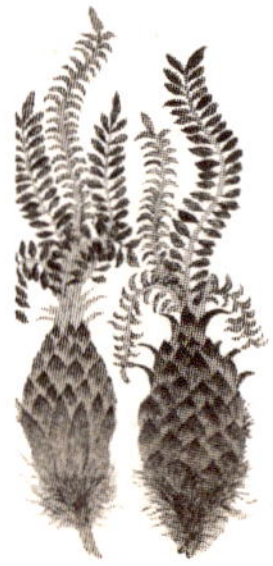

贯众

贯众方

[材料] 贯众、酒适量。

[做法] 贯众研为细末。

[用法] 用酒调敷，未溃者可遍搽肿处，已溃者只敷疮口周围。

[功效] 适用于急性乳腺炎红肿已溃、未溃者。

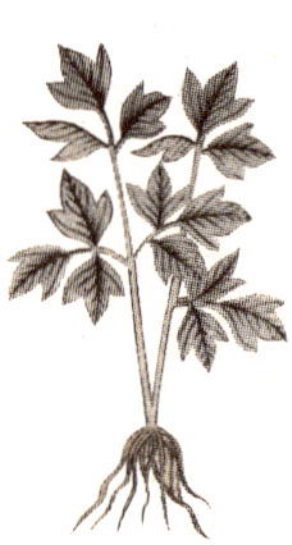

黄花菜

黄花菜根炖猪蹄

[材料] 猪蹄1只，黄花菜根适量。

[做法] 将猪蹄清洗干净，与黄花菜根一起加水同煮，至猪蹄酥烂。

[用法] 食肉、菜，饮汤。

[功效] 适用于乳腺炎患者。

桃树皮煮鸡蛋

[材料] 桃树皮30克，鸡蛋1枚，白糖20克。

[做法] 将桃树皮洗净放入锅内，加水适量，煎煮20分钟，去渣，打入鸡蛋，煮熟，放入白糖即成。

[用法] 每天饭前吃鸡蛋，连服3日。

[功效] 清热解毒，消痈散结。适用于乳腺炎患者食用。

血余炭方

[材料] 血余炭适量，绿豆30克。

[做法] 将血余炭与绿豆一起碾碎，研为细粉。

[用法] 用水调敷于患处，每日1次，每次1剂。

[功效] 适用于急性乳腺炎初期。

芙蓉花方

[材料] 鲜芙蓉花120克，红糖适量。

[做法] 鲜芙蓉花和红糖捣烂。

[用法] 敷于患处。

[功效] 适用于乳腺炎初期。

马兰根方

[材料] 马兰根90克，米酒适量。

[做法] 马兰根水煎取汤；另取适量鲜叶，加米酒捣烂。

[用法] 饮服马兰根药汤，马兰叶敷于患处（不可敷乳头）。

[功效] 适用于急性乳腺炎患者。

消化汤

[材料] 金银花60克，紫背天葵10克，天花粉、生甘草各9克，当归30克，通草3克。

[做法] 将上述药材以水煎煮，取药汁。

[用法] 每日1剂，每日2次。

[功效] 清热解毒，活血消痈。适用于热毒内盛（化脓期）乳腺炎患者。

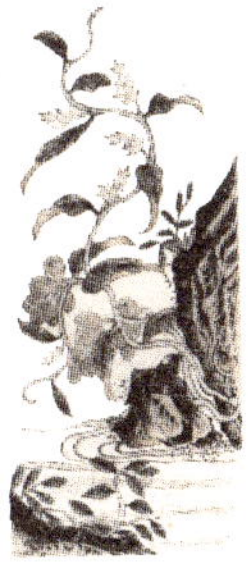

桃树

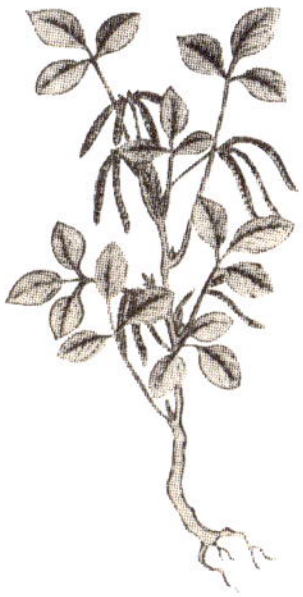

绿豆

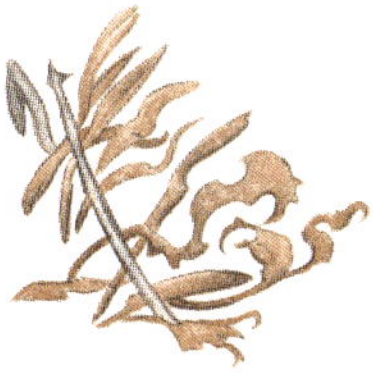

金银花

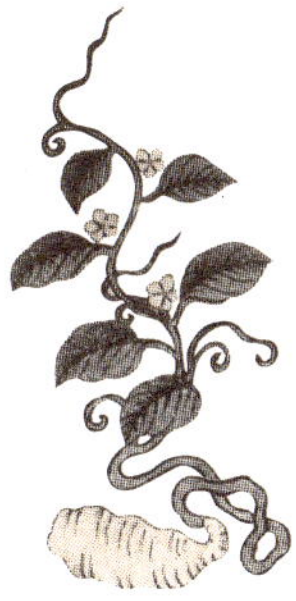

天花粉

芙蓉叶方

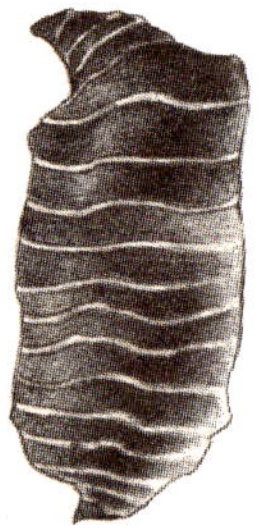

地龙

[材料] 鲜芙蓉叶适量。

[做法] 鲜芙蓉叶捣烂。

[用法] 敷患处。

[功效] 适用于急性乳腺炎患者。

地龙草乌膏

[材料] 鲜地龙3条，草乌末10克。

[做法] 将鲜地龙与草乌末一起捣成膏状。

[用法] 敷于患处，每日1次，每次1剂。

[功效] 适用于急性乳腺炎患者。

[备注] 草乌有大毒，用前宜咨询医生。

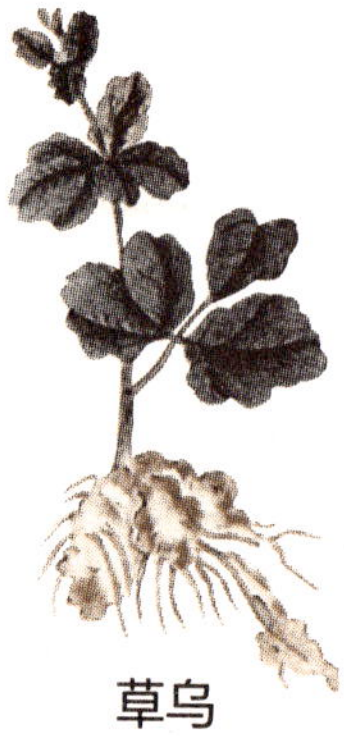

草乌

仙人掌方

[材料] 仙人掌1块。

[做法] 仙人掌捣糊。

[用法] 外涂患处。每日1次，每次1剂，3日为1个疗程。

[功效] 适用于乳腺炎初期。

豆腐大飞扬草汤

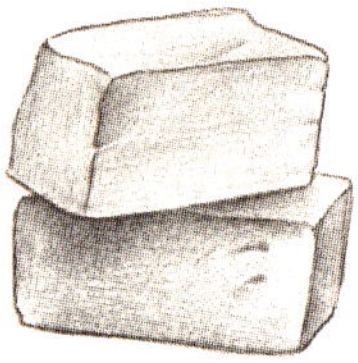

豆腐

[材料] 豆腐200克，大飞扬草10克（鲜品需30克），盐适量。

[做法] 将豆腐切块，加水适量，煮汤，加盐调味即可。

[用法] 喝汤吃豆腐，每日1剂，每日2次。

[功效] 适用于产妇排乳不畅、急性化脓性乳腺炎早期等。

[备注] 化脓者应到医院及时处理。

猪胆汁方

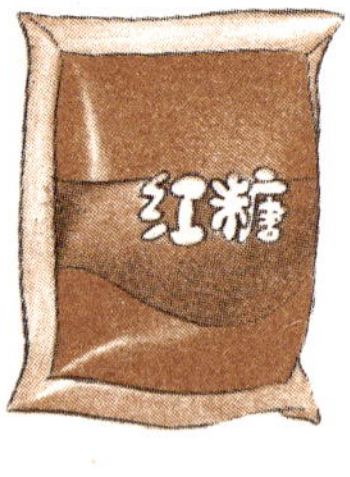

红糖

[材料] 猪胆汁、红糖各适量。

[做法] 猪胆汁和红糖水调匀，熬成膏状。

[用法] 涂纱布上敷患处。

[功效] 适用于急性乳腺炎患者。

性冷淡

性冷淡是指性欲缺乏，通俗地讲即对性生活无兴趣或是性欲减退。性冷淡与性快感缺乏是两个不同的概念，两者可以同时出现，亦可不同时出现。要改善性冷淡，心理疗法是非常重要的一部分。上班族如果患上了性冷淡一定要及时治疗，以免影响夫妻生活。并且可以选择对症偏方进行调理。

海马当归牛尾汤

[材料] 海马30克，当归头10克，红枣10颗，生姜4片，牛尾1根（100克），盐适量。

[做法] 取牛尾1根去皮，斩成块，放入沸水中煮10分钟，捞起，洗净；海马和当归头洗净，当归头切片；红枣洗净，去核。瓦煲内加清水，用大火煲至水沸，放入所有材料，待水再沸起，改用中火煲4小时，加盐调味即可。

[用法] 佐餐食用。

[功效] 补肾壮阳，补血养肝，祛风散寒。

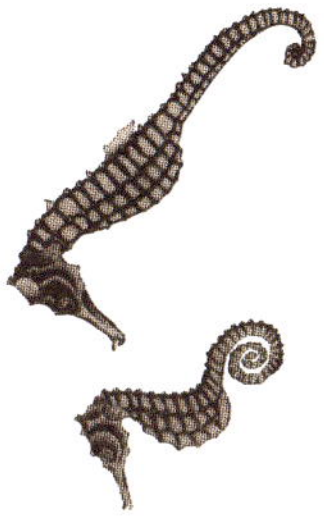

海马

苁蓉羊肉粥

[材料] 肉苁蓉50克，碎羊肉200克，粳米100克，生姜3片，麻油、盐各适量。

[做法] 取肉苁蓉切片，先放入锅内煮1小时，去药渣，放入碎羊肉、粳米、生姜一同煮粥，加入油盐调味。

[用法] 早、晚餐食用。

[功效] 补肾壮阳，提高性欲。

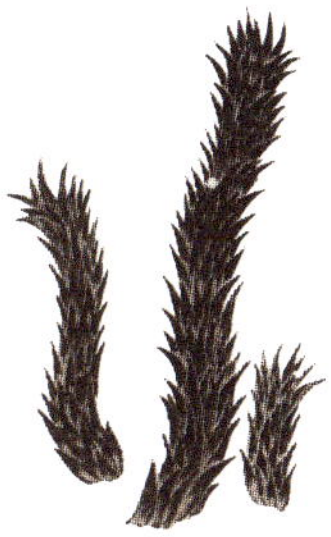

肉苁蓉

红参蛤蚧苁蓉酒

[材料] 红参20克，蛤蚧1对，肉苁蓉50克，米酒1000毫升。

[做法] 将上述药材浸入1000毫升米酒内，1周后饮用。

[用法] 适量饮用。

[功效] 适用于肾阳不足、精血虚亏。

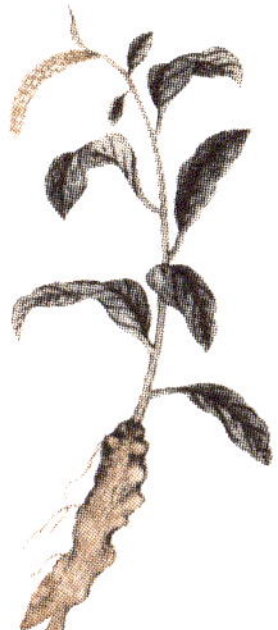

红参

痛经

痛经是指女性在行经期间或行经前后，小腹及腰部疼痛，甚至剧痛难忍，且随月经周期性发作的一种疾病。中医认为，痛经主要是肾气亏虚、气血不足，加上各方面的压力，令肝气郁结，以致气血运行不顺，造成痛经。上班族可以通过偏方来调理，以免因此影响到工作。有些偏方具有活血功效，不可乱服，否则易造成月经量增多等症状，一定要在医生指导下使用。

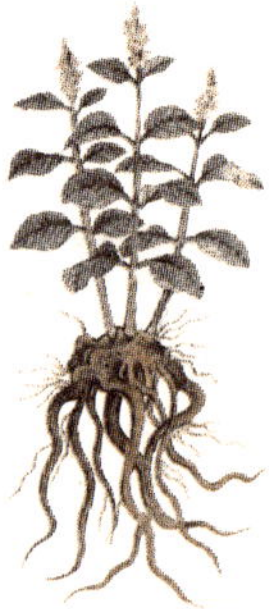

丹参

丹参酒

[材料] 丹参、延胡索各30克，牛膝、红花、郁金各10克，白酒500毫升。

[做法] 将丹参、延胡索、牛膝、红花、郁金倒入瓶中，用白酒浸泡，加盖密封半个月。每隔3天，用力摇动药酒瓶1次，每次约摇3分钟。

[用法] 行经前两天开始饮服，每日3次，每次1～2匙，至经血干净时停饮。连服4个经期为1疗程。

[功效] 本方适用于气滞血瘀之痛经。

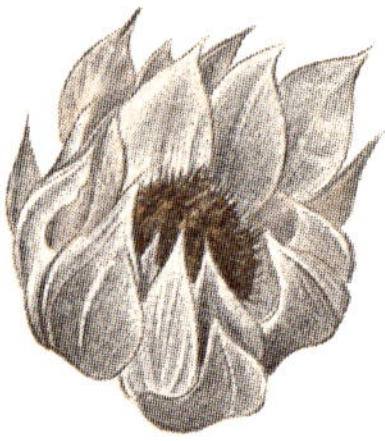

雪莲

雪莲花酒

[材料] 雪莲花3棵，黄酒或白酒1000毫升。

[做法] 将雪莲花用黄酒或白酒浸泡3周。

[用法] 每日饮少量。

[功效] 适用于痛经患者。

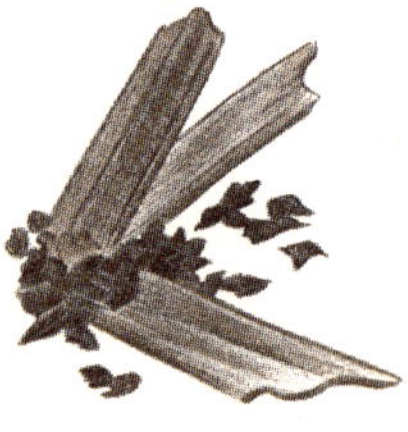

益母草

益母酒

[材料] 益母草100克，延胡索、小茴香各50克，丹参30克，黄芪30～50克，白酒700毫升。

[做法] 将前5味药材研为粗末，置容器中，倒入白酒，密封。浸泡7～14日后过滤去渣即成。

[用法] 适量饮用。

[功效] 活血化瘀，行气止痛。适用于各型痛经患者。

月季花方

[材料] 月季花15克，红糖100克，米酒30毫升。

[做法] 将红糖与月季花一起加水共煮，去渣，冲入米酒。

[用法] 趁热1次服完。

[功效] 适用于经期腹痛者。

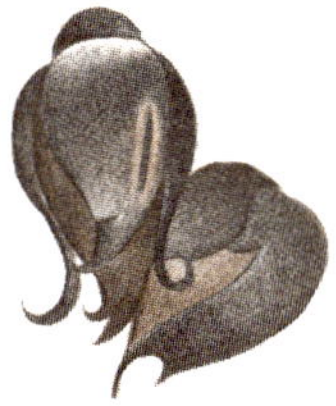

月季

三七粉

[材料] 三七粉3克。

[做法] 三七粉用温开水调匀。

[用法] 经前饮用，每日1~2次。

[功效] 可缓解痛经，治疗月经疾病，不可乱服。

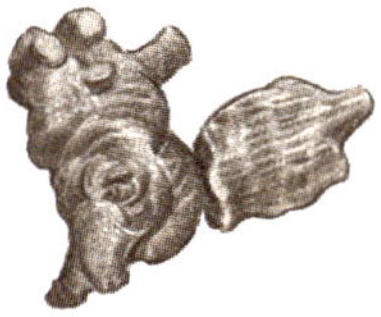

三七

艾叶方

[材料] 艾叶9克，生姜3片，红糖1匙。

[做法] 将生姜、艾叶、红糖一起煎汤。

[用法] 每日1次，连服数日。

[功效] 适用于因受寒或过食生冷食品引起月经来潮时的小腹冷痛。

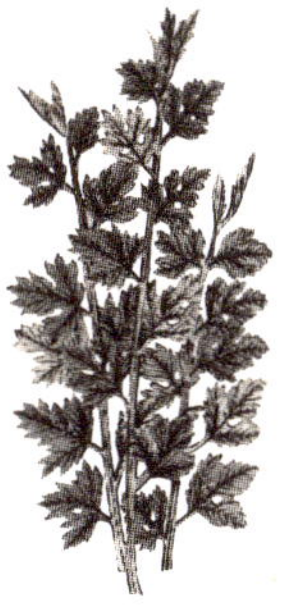

艾叶

当归延胡索酒

[材料] 当归、延胡索、制没药、红花各10克，白酒1000毫升。

[做法] 将前4味药材捣碎，入布袋，置容器中，放入白酒，密封。浸泡7日后，过滤去渣即成。

[用法] 适量饮用。

[功效] 调经止痛。适用于经前型痛经。

黑豆红花汤

[材料] 黑豆50克，红花5克，红糖适量。

[做法] 黑豆放入锅内，加水适量，置火上煎汤，至黑豆熟透，烂至开花时，放入红花、红糖烧至红糖溶化即可食用。

[用法] 随量饮用。

[功效] 滋补脾肾，活血行经，止痛经。

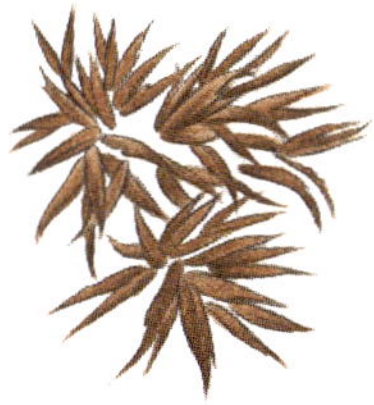

红花

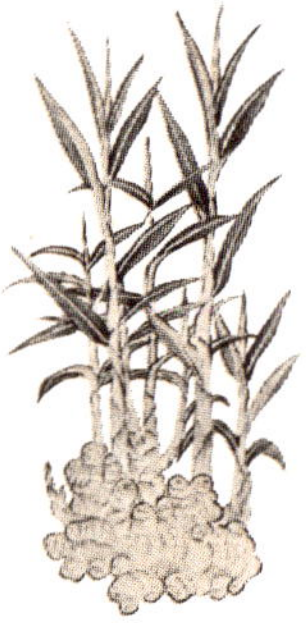

姜

鲜姜方

［材料］鲜生姜125克，盐、大葱各250克。

［做法］将鲜生姜与盐、大葱一起捣烂，炒热，装入纱布袋。

［用法］热敷脐下丹田部（冷则用热水袋熨）。每次30～60分钟，每日3次，连敷3～4日。

［功效］适用于痛经寒凝者。

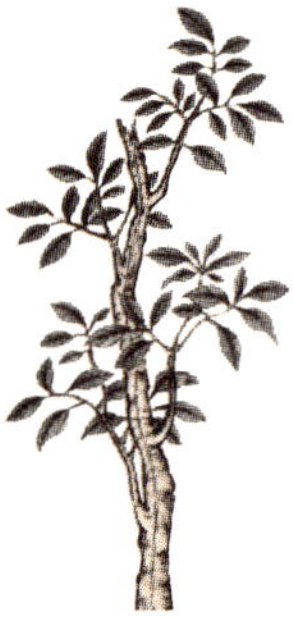

杜仲

阿胶杜仲方

［材料］杜仲15克，陈艾10克，净子鸡1只，生姜6克，盐适量。

［做法］将杜仲、陈艾与鸡入砂锅中同炖。将熟时加入生姜，炖20分钟，加盐调味。

［用法］每次用热汤烊化阿胶5克，每日3次，每日1剂。

［功效］本方适用于寒湿凝滞之痛经。

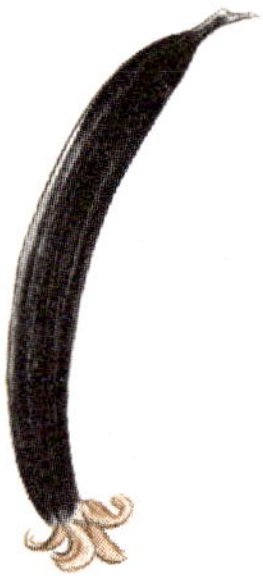

丝瓜

丝瓜络方

［材料］丝瓜络30克，黄酒适量。

［做法］丝瓜络水煎。

［用法］加黄酒内服。

［功效］可缓解经期腰痛。

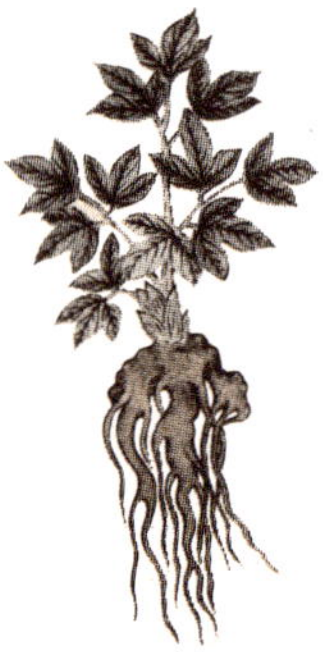

当归

当归艾叶汤

［材料］当归30克，生艾叶10克，红糖60克。

［做法］将药材同入砂锅煎熬后取3碗汤汁。

［用法］分3次温服，每月经期服。

［功效］适用于痛经，症见经行腹痛、下腹凉、手足不温。

山楂方

［材料］山楂片500克，白酒适量。

［做法］将山楂片浸入白酒1周，密封瓶口。

［用法］连服数日。

［功效］适用于痛经气滞血瘀者。

月经不调

月经不调是一种妇科常见病，表现为月经周期或出血量的异常，或是月经前、行经时的腹痛及全身症状。对于月经不调，一定要找到病因，然后再对症使用单方调养。上班族的女性朋友一定要注意调节作息时间，调畅情志，缓解因工作压力造成的月经不调。配合以下偏方调理效果会更好。

枸杞子炖羊肉

[材料] 羊腿肉1000克，枸杞子50克，生姜片、料酒、清汤、盐、葱、味精、植物油各适量。

[做法] 羊肉整块用开水煮透，放冷水中洗净，切块。锅中油热时，下入羊肉块、姜片煸炒，烹入料酒炝锅，翻炒后倒入枸杞子、清汤、盐、葱，烧开，去浮沫，小火炖1～1.5小时，待羊肉熟烂，去葱、姜，入味精。

[用法] 食肉喝汤。

[功效] 补肾养血。适用于肾阳亏虚而致月经少或点滴不净

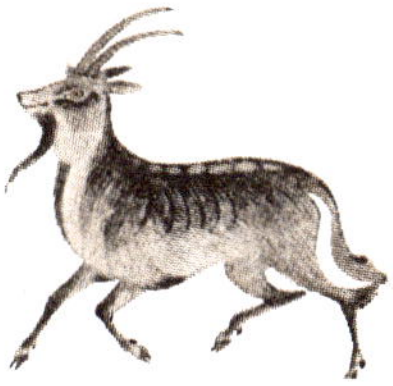

羊

月季花冰糖汤

[材料] 月季花5朵，冰糖30克。

[做法] 将月季花洗净后，放入锅内，加2小碗水，然后用小火煎至减半，调入冰糖即可。

[用法] 佐餐饮汤。

[功效] 活血调经，散瘀消肿。

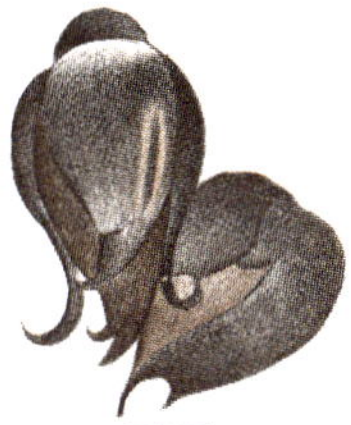

月季

红花茶

[材料] 红花5克，桃仁、红茶各3克。

[做法] 将桃仁磨成粉末；杯中加入红花、红茶和桃仁粉，然后注入沸水冲泡，10分钟左右即可饮用。

[用法] 代茶温饮，每日1剂，药渣可再煎服。

[功效] 此方可活血通经。

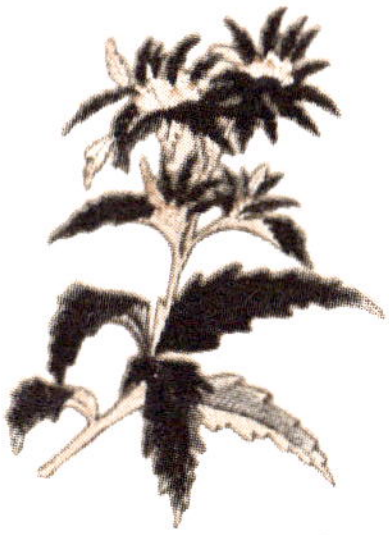

红花

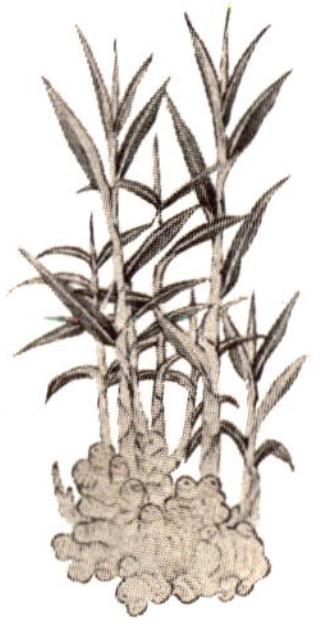
姜

姜枣通经茶

[材料] 生姜丝10克，红枣7颗，花椒3克，红糖适量。

[做法] 将生姜丝与花椒、红枣一同放入砂锅中，加水煎煮，至红枣熟软时，滤渣取汁，最后加入红糖拌匀即可。

[用法] 此款茶饮可作为经期前调整，经前10天时开始，每日连续2次服用。

[功效] 此茶可有效缓解月经不调、痛经等。

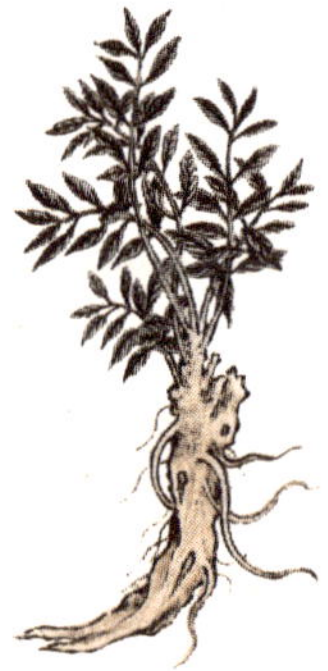
黄芩

黄芩丸

[材料] 黄芩60克，米醋、白酒各适量。

[做法] 将黄芩用米醋浸7日，炙干为末，醋糊为丸，如绿豆大。

[用法] 白酒送服。每次6克，每日2次。

[功效] 适用于月经失调。

桃红四物汤

[材料] 桃仁、白芍各9克，红花、川芎各6克，当归20克，熟地黄12克。

[做法] 水煎2次，取汁200毫升。

[用法] 每次100毫升，每日2次。

[功效] 适用于血瘀所致的月经不调、经量多、痛经等。

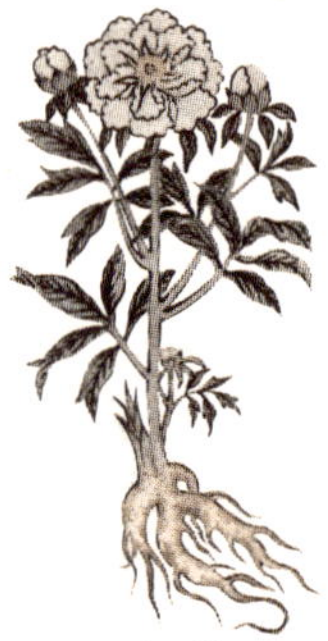
白芍

棉花子方

[材料] 棉花子250克，黄酒、红糖各适量。

[做法] 棉花子焙黄研碎，分为14包。

[用法] 以黄酒为引，红糖水送服。每日1包，服完为1个疗程。

[功效] 适用于月经失调。

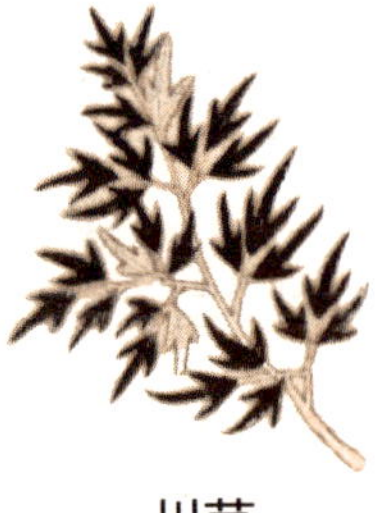
川芎

西瓜秧方

[材料] 西瓜秧120克，红糖250克。

[做法] 西瓜秧晒干，研为细末，兑入红糖，分为3剂。

[用法] 每晚睡前用开水送服1剂。

[功效] 适用于月经失调。

川芎鸡蛋汤

［材料］鸡蛋2个，川芎15克。

［做法］川芎洗净，和鸡蛋一起放入锅中，加适量水，煮至鸡蛋熟透时关火。

［用法］食蛋饮汤。

［功效］活血调经。

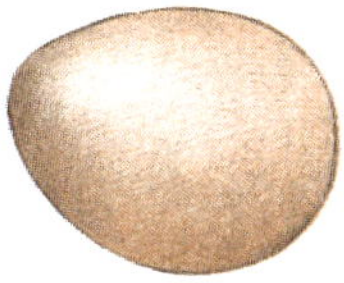

鸡蛋

芩术四物汤

［材料］川芎3克，当归、熟地黄、白芍（炒）各6克。

［做法］将上述药材以水煎煮，取药汁。

［用法］每日1剂，每日2次。

［功效］适用于阳盛血热型月经先期。

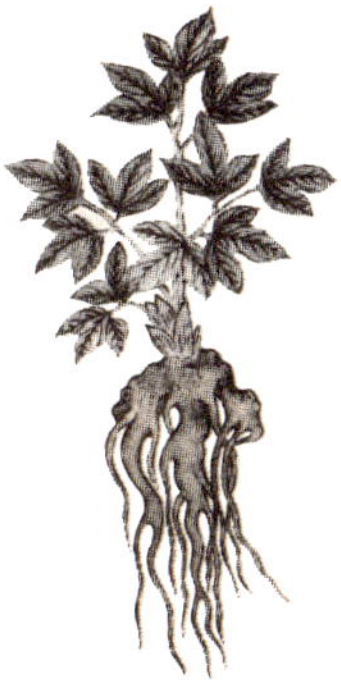

当归

荠菜汤

［材料］新鲜带根荠菜500克。

［做法］新鲜荠菜洗净、切碎，放入砂锅中，加适量水，用中火煮沸即可。

［用法］饮服，每日1次，约500毫升。

［功效］适用于月经过多、产后流血、流产出血等。

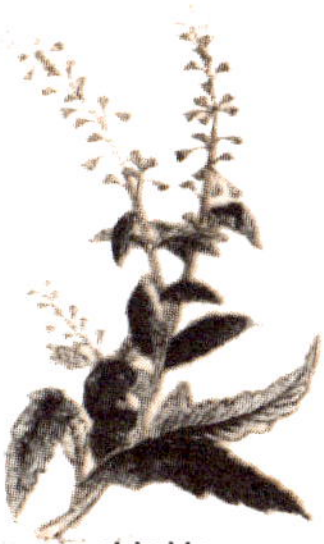

荠菜

二仁茶

［材料］桃仁、火麻仁各5克。

［做法］将两味药材共捣烂，放入茶杯中，用沸水泡冲，加盖闷泡10～20分钟，去渣取汁即可。

［用法］代茶饮用。

［功效］此茶饮具有养血化瘀、理气调经的功效，能缓解血虚瘀阻引起的月经不调。

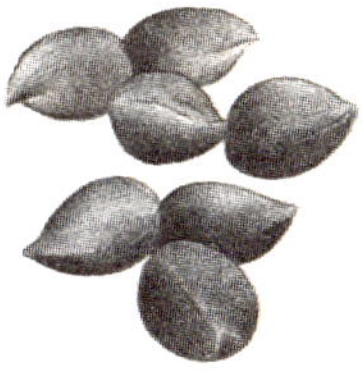

火麻仁

专家小叮咛

平时多吃一些补气养血的食物，同时摄入充足的维生素C，更能增加铁质的吸收和利用的效率。

妊娠呕吐

妊娠呕吐是指女性怀孕以后，1~3个月期间出现恶心、呕吐、眩晕、胸闷，甚至恶闻食味，或食入即吐等症状。中医认为，本病主要是由于平素胃气虚弱或肝热气逆，受孕后冲脉之气上逆，致使胃失和降，或引动肝热气火上冲所致，当以降逆止呕、调和脾胃为治。工作中的孕妈妈可以通过小偏方缓解呕吐的症状。

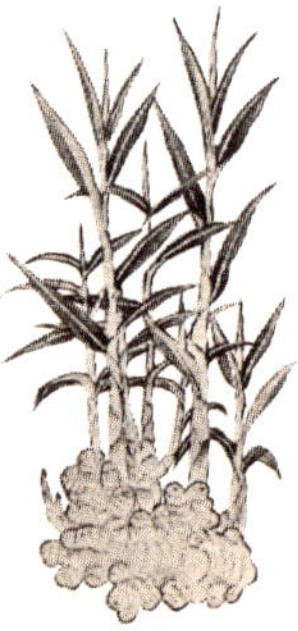

姜

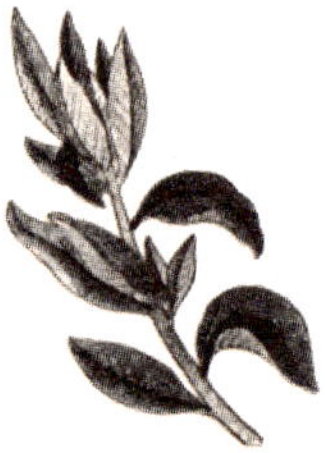

茵陈

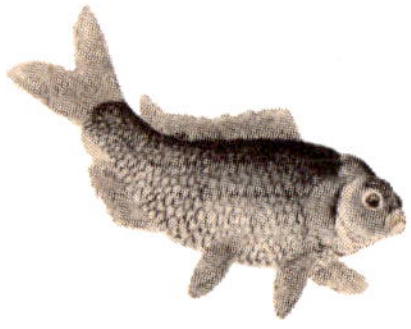

鲫鱼

生姜红糖乌梅饮

[材料] 乌梅肉、生姜各10克，红糖适量。

[做法] 将乌梅肉、生姜、红糖加水200毫升煎汤。

[用法] 每次服100毫升，每日2次 。

[功效] 适用于肝胃不和之妊娠呕吐。

茵陈红枣粥

[材料] 茵陈10克，青蒿、陈皮各5克，红枣10颗，粳米100克，白糖适量。

[做法] 将前3味药材水煎取汁；红枣、粳米洗净，加水煮粥，快熟时加入药汁，再煮至粥熟，加白糖调服。

[用法] 每日1剂，每日2次。连服3~5剂。

[功效] 清热利湿，健脾和胃。常用于肝热气逆型妊娠呕吐，症见妊娠早期。呕吐苦水或酸水，胸胁胀满，苔微黄，脉弦滑。

砂仁蒸鲫鱼

[材料] 鲫鱼250克，砂仁5克，淀粉、盐、酱油各适量。

[做法] 砂仁研成细末；将鲫鱼去鳞和内脏，将酱油、盐、砂仁末搅匀，放入鲫鱼腹中，用淀粉封住刀口，放入盘中盖严，上笼蒸熟。

[用法] 佐餐食用。

[功效] 利湿止呕。适用于妊娠呕吐。

柚皮方

[材料] 柚子皮9克。

[做法] 柚子皮水煎。

[用法] 热服，每日1～2次。

[功效] 适用于脾胃虚弱型妊娠呕吐。

双汁饮

[材料] 甘蔗汁、生姜汁各100毫升。

[做法] 将甘蔗汁与生姜汁混合，隔水烫温。

[用法] 每次服30毫升，每日3次。

[功效] 适用于妊娠呕吐。

砂仁粥

[材料] 砂仁5克，粳米100克。

[做法] 砂仁研细末；粳米洗净，加水煮粥，待粥煮熟后调入砂仁细末，再煮1～2沸。

[用法] 食粥。

[功效] 适用于脾虚气逆、妊娠呕吐。

生姜水方

[材料] 生姜6克，白糖60克。

[做法] 生姜水煎，调入白糖。

[用法] 趁热服。

[功效] 适用于脾胃虚弱型妊娠呕吐。

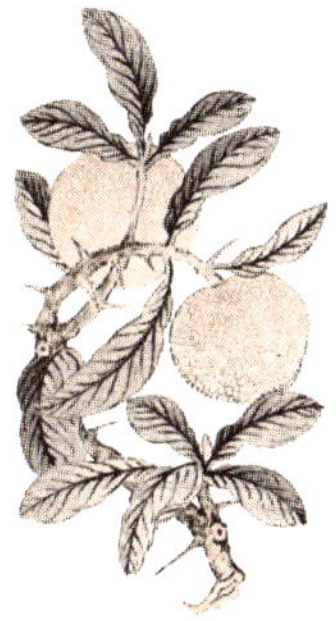
柚子

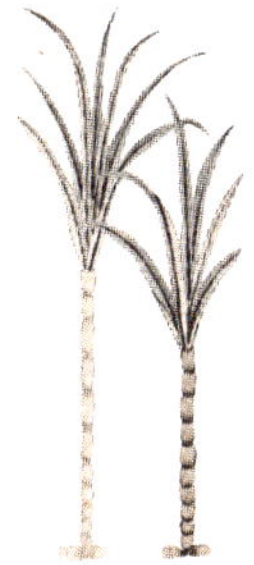
甘蔗

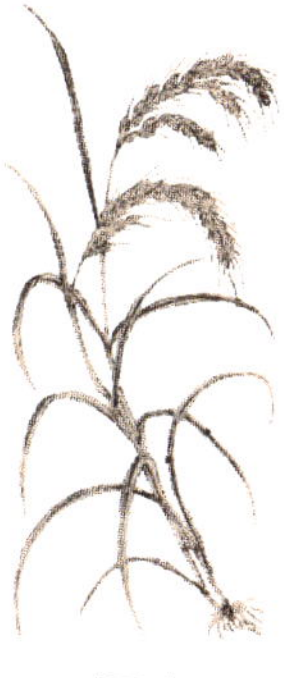
粳米

专家小叮咛

妊娠呕吐者日常注意事项

1.饮食宜清淡，少量多餐，选择松软易消化吸收的食物。忌油炸、生冷及辛辣食物。

2.注意口腔卫生，每次呕吐后用开水或淡盐水漱一下口。

3.保持室内空气清新，避免异味对孕妇造成刺激。

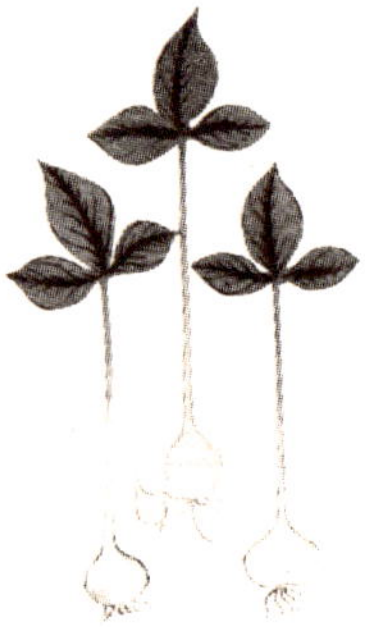

半夏

竹茹汤

[材料] 青竹茹9克，橘皮9克，生姜12克，茯苓12克，半夏10克。

[做法] 将上述药材研为粗末，以水煎服。

[用法] 每日1剂，每日2次。

[功效] 清热化痰，和胃止呕。可缓解妊娠呕吐。

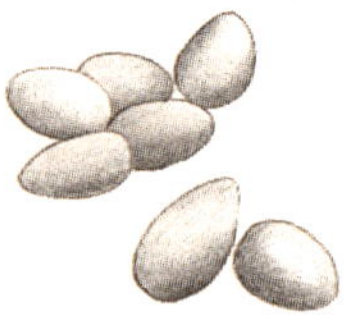

糯米

白豆蔻茶

[材料] 白豆蔻10克。

[做法] 白豆蔻捣碎，用开水冲泡。

[用法] 代茶饮，孕妇应缓缓举起左臂。

[功效] 和胃化湿，止呕。

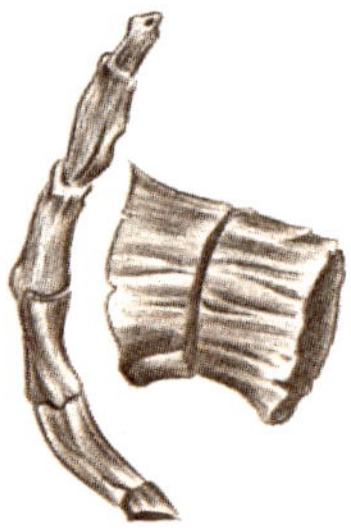

芦根

竹茹粥

[材料] 鲜竹茹、糯米各50克。

[做法] 鲜竹茹煎汁去渣，加入糯米煮成稀粥。

[用法] 稍温服，每日2～4次，每次1剂。

[功效] 适用于妊娠呕吐。

三味猪肉汤

[材料] 鲜芦根、鲜芦笋各50克，黄芪10克，瘦猪肉100克，盐适量。

[做法] 芦根洗净切段；芦笋、黄芪洗净切片；瘦猪肉切片。所有材料一同放入砂锅内，加水炖至烂熟，用盐调味。

[用法] 每日1剂，每日2次。

[功效] 和胃止呕。治气阴两虚型妊娠呕吐。

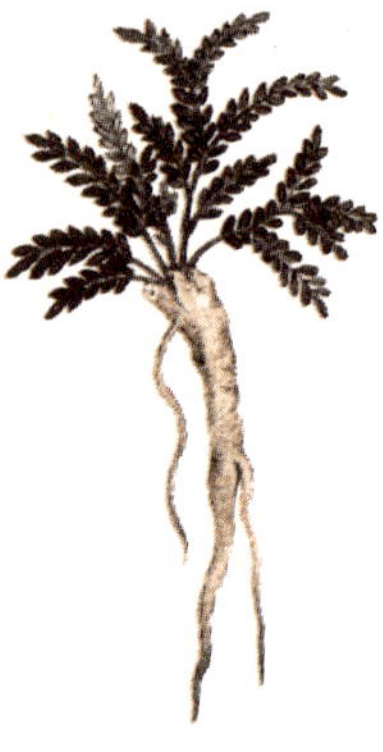

黄芪

柿蒂方

[材料] 柿蒂30克，冰糖60克。

[做法] 柿蒂与冰糖一起用水煎。

[用法] 每日1次，每次1剂。

[功效] 适用于脾胃虚弱型妊娠呕吐。

产后缺乳

产后缺乳是指产妇在产后2~3日内以至半月或整个哺乳期内，乳汁分泌很少或根本没有乳汁分泌，不足以或不能用母乳哺育婴儿。对于产后的上班族妈妈，除了因为工作压力的原因还可能是因为没有及时排空奶水，以至奶水越来越少，通过一些偏方还是可以调节的。

下乳方

[材料] 甜瓜子60克， 红豆30克， 路路通12克。

[做法] 将上述药材以水煎煮，取药汁。

[用法] 每日1剂，分2次服用。

[功效] 活络通乳。适用于产后乳汁不足。

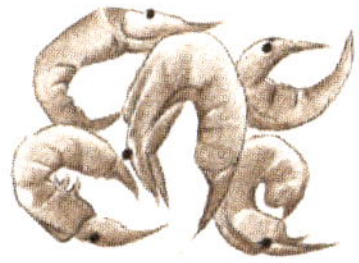

虾米

虾米粥

[材料] 虾米20克，粳米100克，盐适量。

[做法] 虾米发开，洗净；粳米淘洗干净，放入锅中，加适量清水浸泡5~10分钟，小火煮粥，待沸后，加调入虾米以及适量盐，煮至粥熟即成。

[用法] 每日1次，每次1剂。

[功效] 适用于产后气血不足、乳汁缺乏。

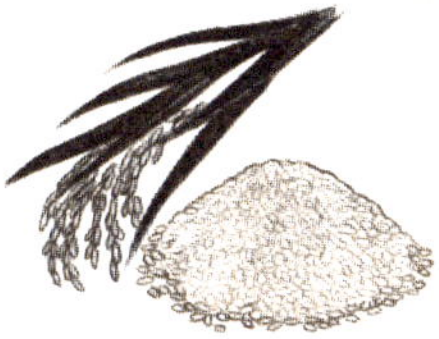

粳米

涌泉酒

[材料] 王不留行、甘草各10克，天花粉9克，当归7克，穿山甲（炙黄）5克，料酒适量。

[做法] 将上述药材共研细末，入料酒煎煮。

[用法] 每日取适量佐餐饮用。

[功效] 和血通经。适用于产后乳汁不通。

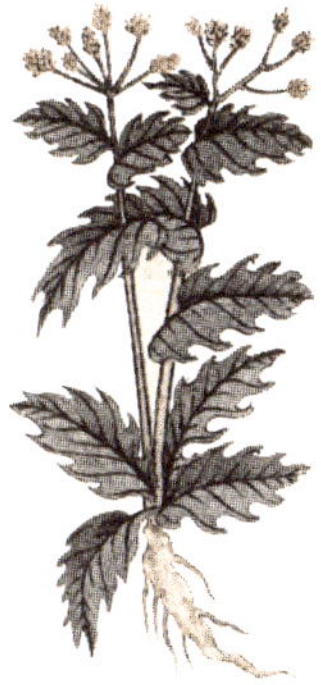

王不留行

黑芝麻粥

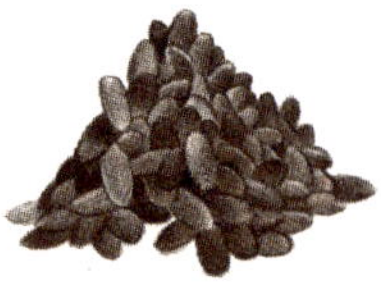

黑芝麻

[材料] 黑芝麻25克，粳米适量。

[做法] 黑芝麻捣碎，粳米淘净，加水适量一起煮粥。

[用法] 每日2~3次，或经常佐餐食用。

[功效] 适用于产后乳汁不足。

黄酒炖鲫鱼

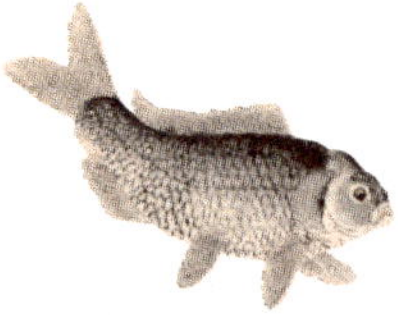

鲫鱼

[材料] 活鲫鱼1条（约500克），黄酒适量。

[做法] 将鲫鱼清洗干净，煮至半熟后，加黄酒清炖。

[用法] 食鱼饮汤，每日1次。

[功效] 通气下乳。适用于产后乳汁不下。

鲢鱼小米粥

[材料] 活鲢鱼1条，丝瓜仁10克，小米100克。

[做法] 先煮小米，待水沸时将鱼及丝瓜仁放入锅内再煮，至熟。

[用法] 空腹喝粥、吃鱼。

[功效] 本方具有通经下乳的作用。适用于产后乳少的产妇。

蒲公英方

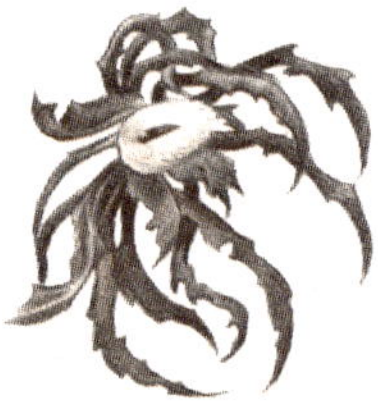

蒲公英

[材料] 蒲公英15克。

[做法] 蒲公英水煎。

[用法] 每日1剂，每日2次，连服3剂。

[功效] 适用于产后乳汁不足。

棉花子煎鸡蛋

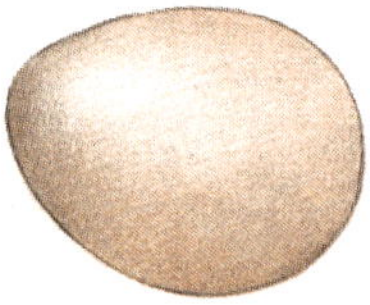

鸡蛋

[材料] 棉花子10克，鸡蛋2个，白糖适量。

[做法] 棉花子和鸡蛋加清水2碗同煎，蛋熟后去壳再煎片刻，加白糖调味。

[用法] 饮汤食蛋。

[功效] 适用于产后缺乳。

通草奶

[材料] 通草10克，牛奶250毫升，白糖30克。

[做法] 将通草洗净，放入牛奶锅中，加入牛奶。把奶锅置中火上烧沸，放入白糖，搅匀即成。

[用法] 佐餐饮用。

[功效] 本方具有补气血、通乳汁的作用。适用于乳汁不足的产妇。

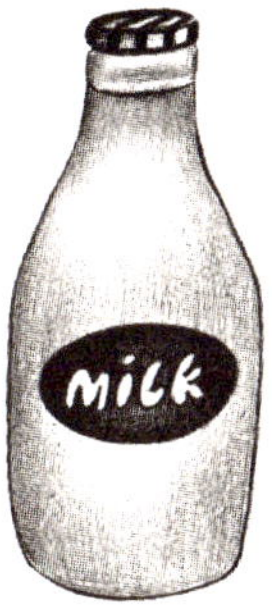

牛奶

河虾方

[材料] 鲜河虾180克，黄酒适量。

[做法] 鲜河虾微炒。

[用法] 每日分3~5次嚼食，以黄酒煨热送服。

[功效] 适用于产妇乳汁不下或无乳。

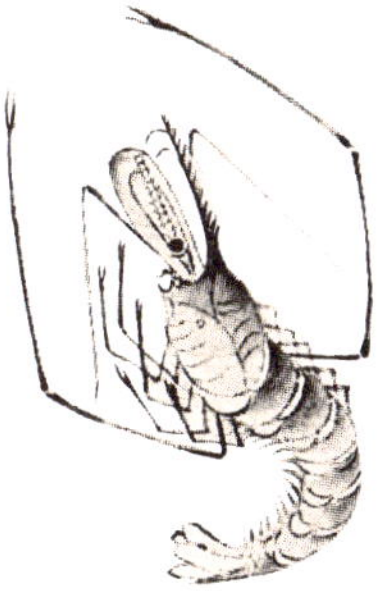
虾

紫河车方

[材料] 紫河车适量。

[做法] 紫河车去膜，洗净，慢火炒焦，研为细末。

[用法] 每日晚饭后服2~5克。

[功效] 适用于产妇乳汁不足。

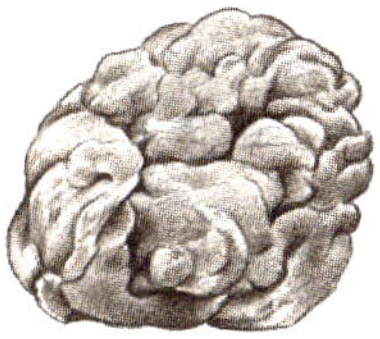
紫河车

通草猪骨汤

[材料] 通草6~9克，猪骨500克。

[做法] 通草和猪骨共煮成汤。

[用法] 饮汤。

[功效] 适用于产后缺乳。

鲤鱼木瓜汤

[材料] 鲤鱼200克，木瓜250克。

[做法] 将鲤鱼清洗干净，然后与木瓜一起加水适量煎汤。

[用法] 食鲤鱼、木瓜，饮汤。

[功效] 适用于产后乳汁不足。

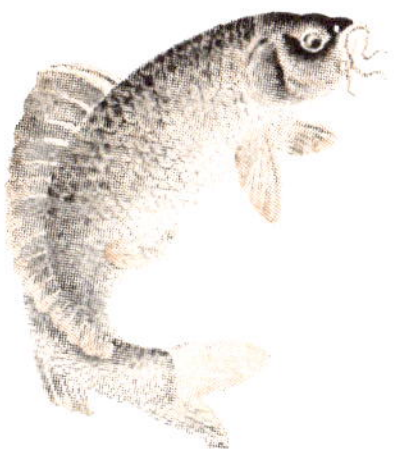
鲤鱼

红豆方

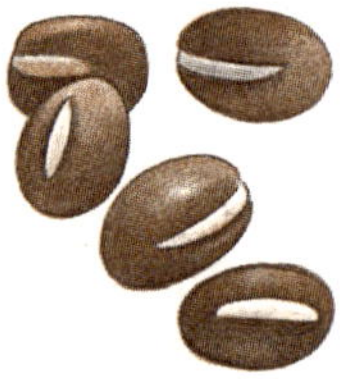

红豆

[材料] 红豆100克。

[做法] 红豆洗净，加水700毫升，入锅中，大火煮至豆熟汤成。

[用法] 去豆饮汤。

[功效] 适用于产后乳房肿胀、循行于乳房的经脉气血壅滞等所致的乳汁不足。

南瓜子方

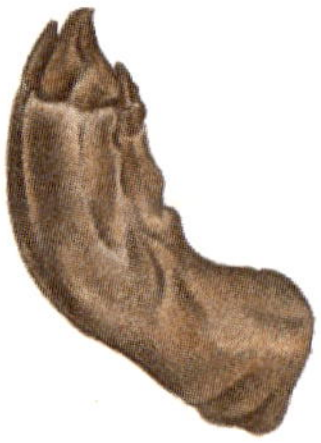

猪前蹄

[材料] 生南瓜子适量。

[做法] 南瓜子剥皮取仁，直接捣成泥状。

[用法] 用开水送服。

[功效] 适用于产后乳汁不足。

鲫鱼通草猪蹄汤

[材料] 鲫鱼500克，通草9克，猪前蹄1只。

[做法] 鲫鱼宰杀后，与通草、猪前蹄共煮汤。

[用法] 熟后去通草，食肉饮汤。

[功效] 适用于产后缺乳。

天花粉方

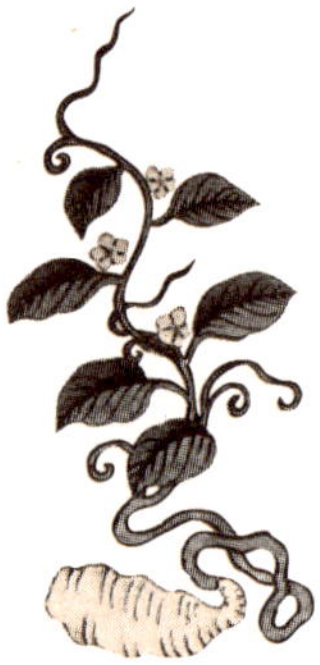

天花粉

[材料] 天花粉20～30克，红豆适量。

[做法] 天花粉炒黄，压碾成细面；红豆煎汤。

[用法] 每次取细面5～6克，与红豆汤调匀服下，每日2次即可。

[功效] 适用于产后乳汁不足。

莴笋子方

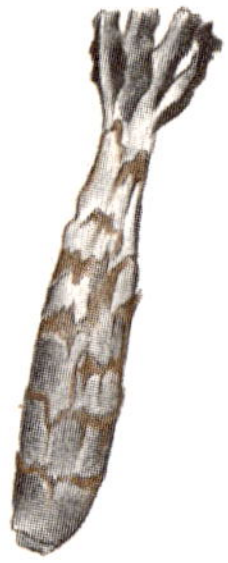

莴笋

[材料] 莴笋子60克。

[做法] 每次取莴笋子5～6克，水煎。

[用法] 代茶饮。

[功效] 适用于产妇乳汁不通、乳房胀痛。

第六章

维持职场好形象，老偏方也能出妙招

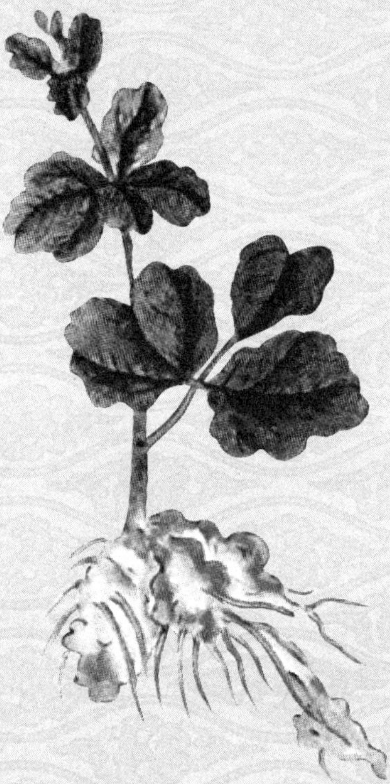

现代人对自我形象越来越看重，每一天工作我们会与他人交流、沟通，保持自己好的形象，不仅让自己心情舒畅，还能给工作中合作的对象留下好的印象，有利于相互间的合作。

痤疮

痤疮即青春痘，俗称粉刺，很多上班族因长期在电脑前工作、压力大、饮食不节制，就很容易冒痘痘，从中医角度来看，痤疮以肺胃火盛型为最常见。这主要与日常饮食不节有关，饮食不节导致脾胃受损，肺胃郁热，上蒸颜面而形成此症。以下偏方可帮助您做一些日常调理。

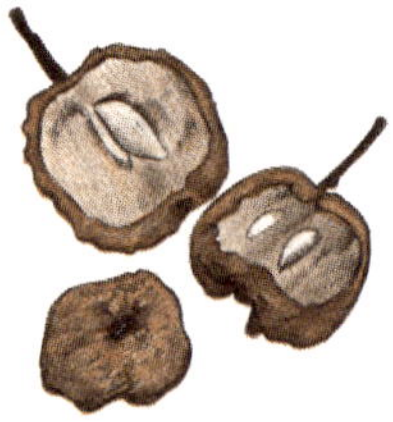

山楂

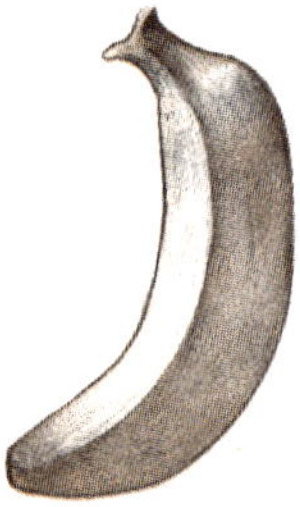

香蕉

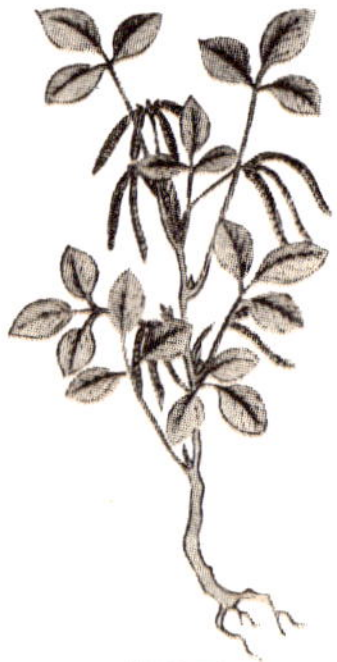

绿豆

山楂香蕉汤

[材料] 山楂30克，香蕉2根，冰糖适量。

[做法] 山楂洗净切片；香蕉剥皮切块。将山楂放入锅中，加水适量，用中火煮10分钟后，加入香蕉块和冰糖，开后稍煮片刻即可。

[用法] 每日2次，每次1剂，连服数日。

[功效] 清热解毒。适用于丘疹型、结节型、聚合型痤疮并伴有显著脂溢或大便不畅者有效。

绿豆粉

[材料] 绿豆适量。

[做法] 绿豆研为细粉，晚上临睡前取10克绿豆粉用温水煮至糊状。

[用法] 冷却后敷于患处，连用数日。

[功效] 适用于痤疮。

蛇胆汁雪花膏

[材料] 蝮蛇胆汁0.5毫克，雪花膏500克。

[做法] 将二者混合调匀。

[用法] 每日早、晚先用温水洗脸，待干后轻轻涂擦皮损处，坚持使用方可见效。

[功效] 消炎抑菌。适用于痤疮。

芦荟叶方

[材料] 鲜芦荟叶3~5片，凡士林适量。

[做法] 芦荟叶洗净，捣烂，绞汁，加凡士林配成7%软膏。

[用法] 每日早、晚各揉擦患部1次。

[功效] 适用于痤疮。

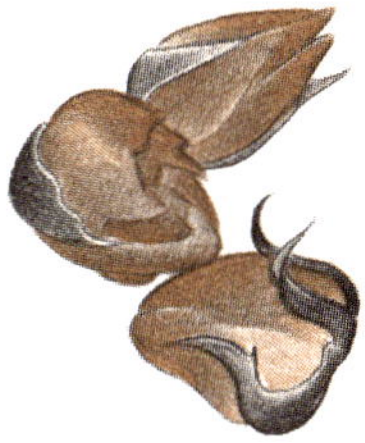

玫瑰

玫瑰藕粉汤

[材料] 藕粉60克，玫瑰花（鲜品）30克，白糖15克。

[做法] 玫瑰花洗净，撕成瓣状；藕粉用凉水调散。锅内加入300毫升清水，先用大火烧沸，再将藕粉徐徐倒入，然后加入白糖、玫瑰花即成。

[用法] 饮汤。

[功效] 适用于女性因血瘀而造成的肤色暗淡、粉刺等症状。

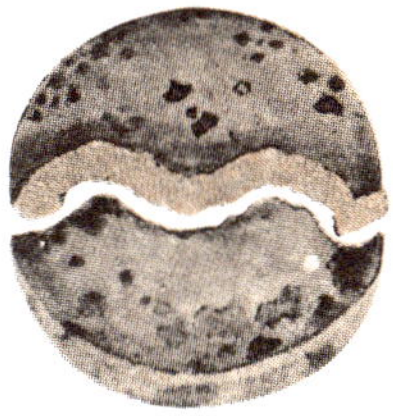

密陀僧

密陀僧粉方

[材料] 密陀僧粉、牛奶各适量。

[用法] 每晚睡前，用牛奶调和密陀僧粉涂面，第二天清晨洗净，连用3~4次。

[功效] 适用于痤疮。

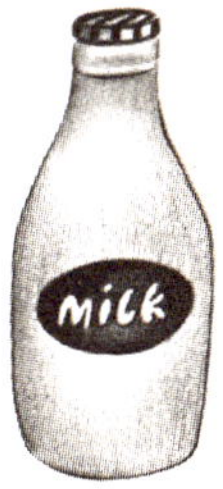

牛奶

白果方

[材料] 白果适量。

[做法] 白果去掉外壳，种仁用刀切成平面。

[用法] 每晚睡觉前，用温水洗净患处（不要用肥皂），用白果频搽患处。一般7~14日为1个疗程。

[功效] 适用于痤疮。

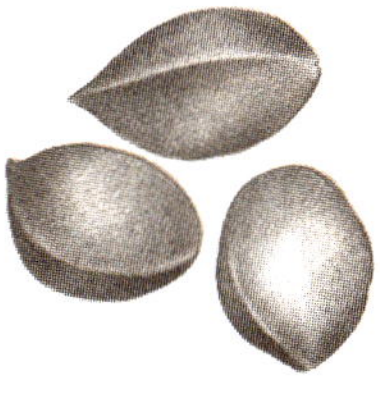

白果

苦杏仁方

[材料] 苦杏仁适量，鸡蛋清少许。

[做法] 苦杏仁去皮，捣碎，调入少许鸡蛋清。

[用法] 每晚睡前搽患处，第二天早晨洗净，连用7日。

[功效] 适用于痤疮。

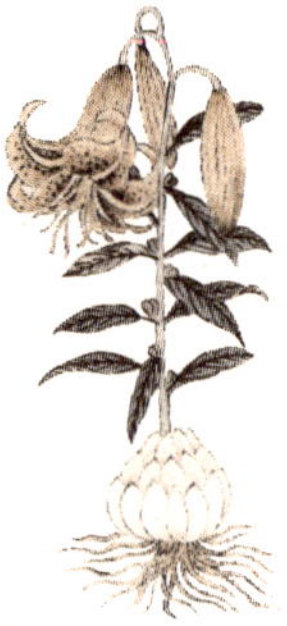

百合

绿豆百合粥

［材料］绿豆100克，百合50克，粳米、冰糖各适量。

［做法］将绿豆洗净加水煮至开裂后，加入粳米煮成粥，再加入百合煮片刻，放入冰糖调匀即可。

［用法］随时食用，每日1剂，每日2次。

［功效］适用于湿热蕴结型痤疮。

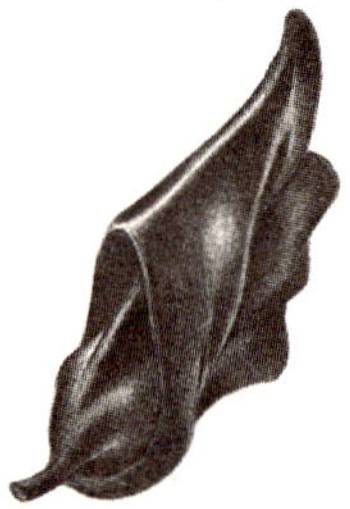

海带

海带清热汤

［材料］海带、绿豆、红糖各50克。

［做法］将海带洗净，切段；绿豆洗净。海带段、绿豆加水1碗，煲至豆烂后调入红糖，搅匀。

［用法］饮汤食豆、海带。

［功效］可改善痤疮。

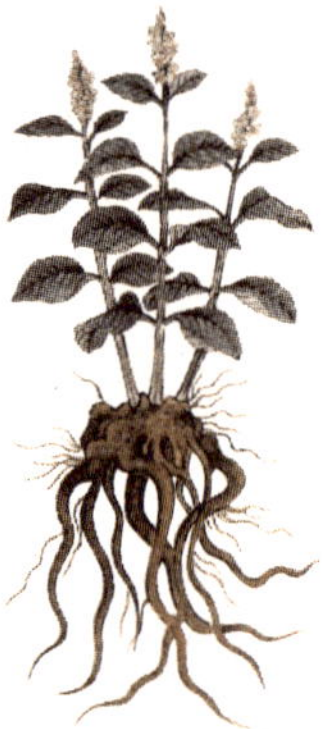

丹参

丹参方

［材料］丹参100克。

［做法］将丹参研为细粉。

［用法］每日3次，每次3克，内服。

［功效］对痤疮有较好疗效，一般2周后即可好转，6～8周痤疮减少。可逐渐减为每日1次，每次3克。

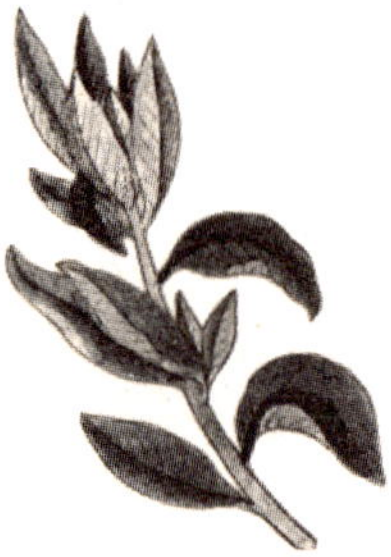

茵陈

茵陈方

［材料］茵陈30克。

［做法］将茵陈放入500毫升水中，煎至350毫升即可。

［用法］每日1剂，每日2次，10日为1个疗程。

［功效］适用于痤疮。

土瓜根膏

［材料］土瓜根60克。

［做法］将土瓜根捣细为散，以浆水和研成膏，瓷盆中盛贮。

［用法］睡前洗脸后涂抹于患处。

［功效］泻热消瘀。适用于痤疮。

西瓜清凉洁肤水

[材料] 西瓜半个，苹果1个。

[做法] 将西瓜洗净后去皮去子；苹果洗净去核，一起放入榨汁机中榨汁。去渣取水，置于玻璃器皿中即可。

[用法] 先用温水将脸部打湿；用洁肤水清洗脸部；最后用温水洗净。

[功效] 具有预防和治疗痤疮的作用。

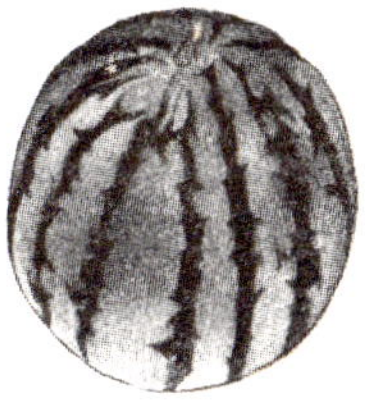

西瓜

菠萝金银花面膜

[材料] 菠萝50克，通心粉、金银花各半大匙。

[做法] 菠萝去皮，洗净，切小块，放入榨汁机中榨成汁，倒入面膜碗中。将通心粉、金银花研成粉末，加入菠萝汁中，搅拌均匀即可。

[用法] 洗净脸后，将调好的面膜均匀地敷在脸部皮肤上，避开眼、唇部皮肤，10~15分钟后，用温水洗净即可。每周使用1~2次。

[功效] 祛除痤疮。适用于油性皮肤者。

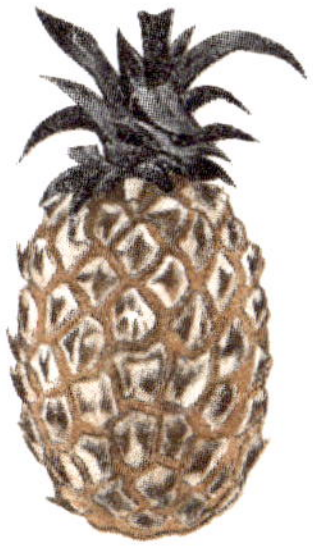

菠萝

消疮方

[材料] 红豆20克，细辛、甘草各6克，麻黄、红花各3克，金银花10克，泽泻、车前子各8克，茯苓、神曲各15克。

[做法] 将上述药材以水煎煮，取药汁。

[用法] 代茶饮，每日1剂，并用药液清洗患部，早、晚各1次。

[功效] 清热解毒，活血祛湿。适用于痤疮患者。

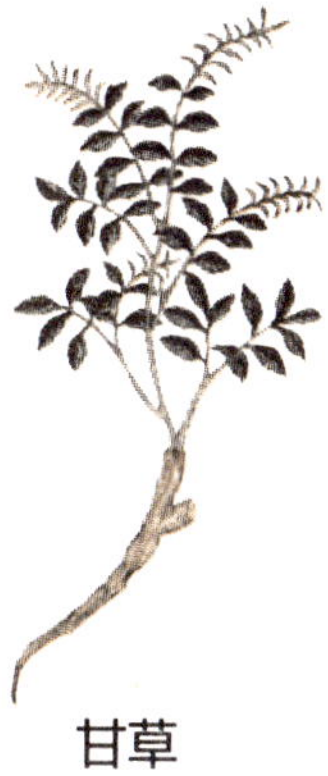

甘草

贝母附子方

[材料] 浙贝母、白附子、菊花叶、防风、白芷、滑石各15克，皂角10克。

[做法] 将以上6味药共研为细末，用皂角蒸熟，去筋膜，同药捣为丸。

[用法] 早、晚擦面。

[功效] 祛风清热。适用于痤疮、雀斑。

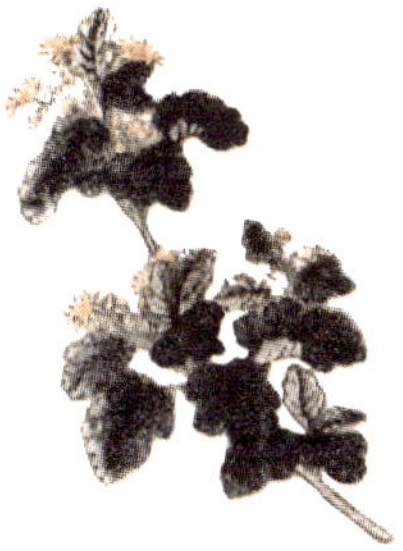

菊花叶

芦荟蜂蜜面膜

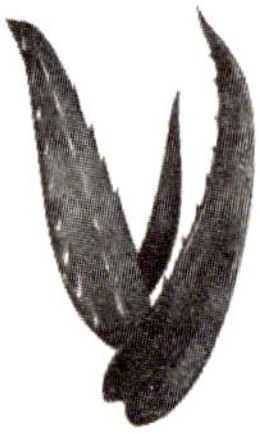
芦荟

[材料] 芦荟1块，蜂蜜1小匙，豆腐适量。

[做法] 芦荟洗净，去皮，放入榨汁机中榨取汁液。用无菌滤布将芦荟残渣滤掉，留取汁液备用。将芦荟汁、豆腐、蜂蜜一同放入碗中，充分搅拌均匀即可。

[用法] 洁面后，将本款面膜涂抹在脸上，避开眼、唇部皮肤，用指腹按摩15分钟后，用温水洗净即可。每周使用1~2次。

[功效] 祛痘消炎。

芷黄汤

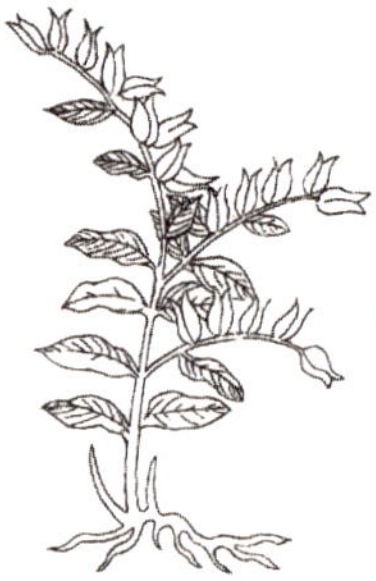
连翘

[材料] 白芷、薏苡仁、栀子、黄芩各10克，生地黄20克，蒲公英30克，连翘、金银花各15克，甘草6克。

[做法] 将以上各药入锅，加适量清水煎煮。

[用法] 每日1剂，分2次服食。

[功效] 清热燥湿，凉血解毒。适用于痤疮。

茯苓地榆方

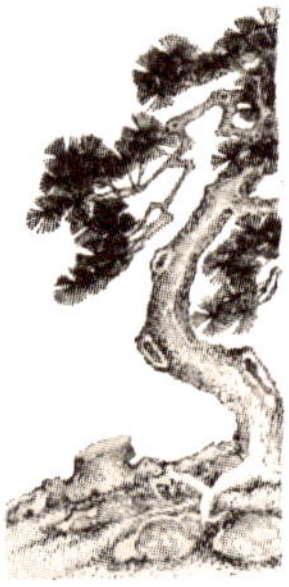
茯苓

[材料] 土茯苓30克，赤芍、蒲公英、茜草各10克，生地榆、黄柏、地肤子、金银花、板蓝根各15克。

[做法] 将上述药材以水煎煮，取药汁。

[用法] 每日1 剂，分3 次服用。

[功效] 清热解毒，活血祛湿。适用于痤疮患者。

绿茶南瓜面膜

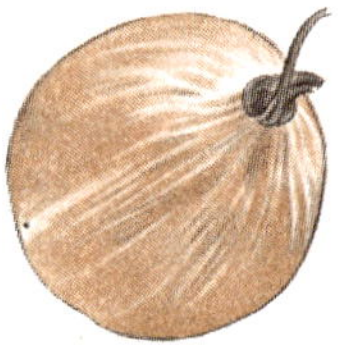
南瓜

[材料] 绿茶粉2大匙，南瓜、豆腐各4小块，西红柿半个。

[做法] 南瓜洗净，去皮和子，放入锅里蒸软；西红柿切条备用。将南瓜、豆腐、绿茶粉一同放入榨汁机中，加入西红柿条搅拌均匀，搅拌成糊状。

[用法] 洗完脸后，将本款面膜敷在面部，避开眼、唇部皮肤，用手轻轻按摩，约15分钟后，用温水洗净即可。每周可使用1~2次。

[功效] 祛除痤疮。适用于混合性及油性皮肤者。

皱纹

皱纹是皮肤老化最初的征兆。皮肤的老化过程一般在25岁以后即开始，皱纹渐渐出现，其出现部位的顺序是额头、上下眼睑、眼外眦、耳前区、颊、颈部、下颜、口周。因此，年轻的上班族女性，在25岁以后就一定要好好的打理自己的皮肤，用一些润肤养颜的偏方，预防和减少皱纹的产生。

桃仁蜜

[材料] 桃仁、蜂蜜各适量。

[做法] 将桃仁用清水浸去皮尖，研成泥，然后加蜂蜜，用温水化开。

[用法] 涂抹于面部，待干后将脸洗净。

[功效] 活血润肤，祛皱养颜。

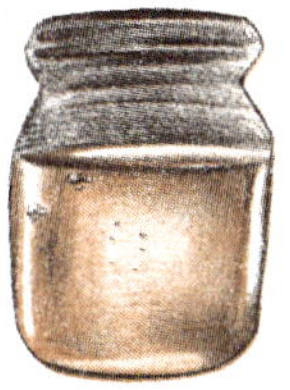

蜂蜜

百合粥

[材料] 百合30克，粳米100克，冰糖适量。

[做法] 将百合洗净泡软，与粳米一起加水煮粥，粥成时加入冰糖，稍煮片刻即可。

[用法] 每日2次，每次1剂，早、晚分食。

[功效] 益气润肺，容颜减皱。

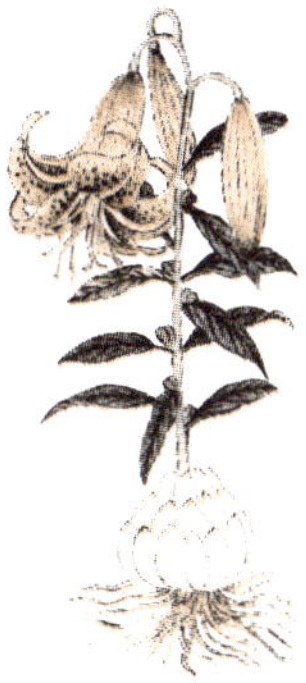

百合

桃仁芜青子散

[材料] 豌豆100克， 桃仁、芜青子各50克，白术20克，土瓜根20克。

[做法] 将豌豆、芜青子、白术、土瓜根焙干，研成细末，调入桃仁，再研末拌匀使成药膏。

[用法] 先用温水洗净脸和手，然后再用药膏涂面和手，每日1～2次。

[功效] 防皱，活血润肤。可用于祛除面部皱纹。

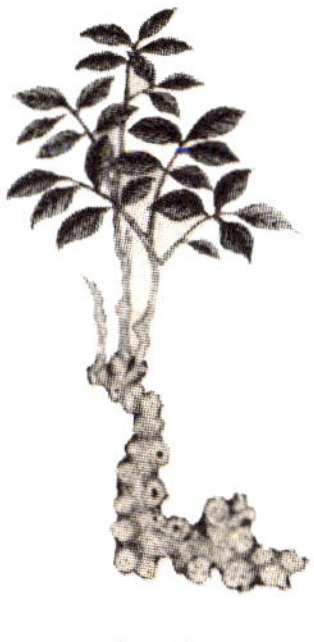

白术

麦麸红枣汤

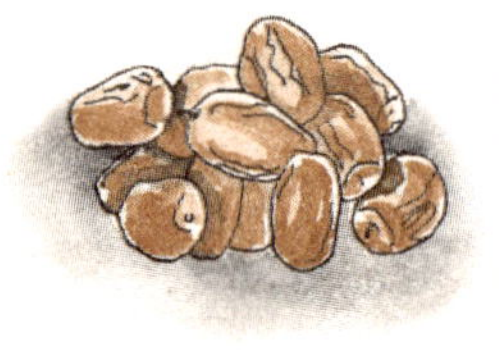
红枣

[材料] 小麦麸30克，红枣10颗，红糖适量。

[做法] 将小麦麸炒黄，然后加入适量的红糖拌和，用红枣煮汤冲服即可。

[用法] 每日2次，每次1剂。

[功效] 可祛除面部皱纹。

酒浸鸡蛋

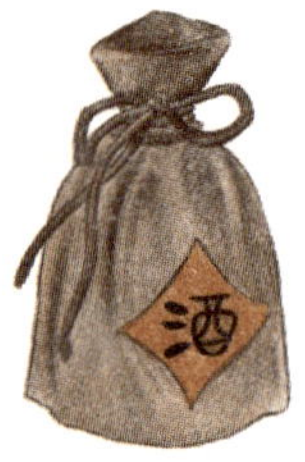

白酒

[材料] 生鸡蛋3个，白酒适量。

[做法] 用酒浸鸡蛋，密封4~5日即可。

[用法] 使用时取蛋清敷面。

[功效] 润肤，白面，减皱。

灵芝丸

[材料] 灵芝500克，蜂蜜、酒各适量。

[做法] 将灵芝晒干，捣细为末，蒸2小时又将其晒干，捣细，炼蜜为梧桐子大的丸，贮瓶备用。

[用法] 每日早晨及晚上以酒服20丸。

[功效] 益精气，悦颜色，减皱。可用于防皱抗衰。

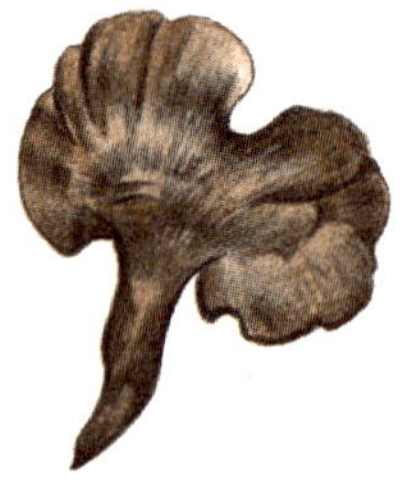
灵芝

松子粥

[材料] 松子仁、粳米、白糖各适量。

[做法] 松子仁、粳米一同煮粥，加入白糖调味。

[用法] 每日2次，每次1剂，早、晚服食。

[功效] 美肤祛皱。

栗皮方

[材料] 栗内薄皮、白蜜各适量。

[做法] 将栗内薄皮捣散，与白蜜调和。

[用法] 涂于面部。

[功效] 润肤去皱。

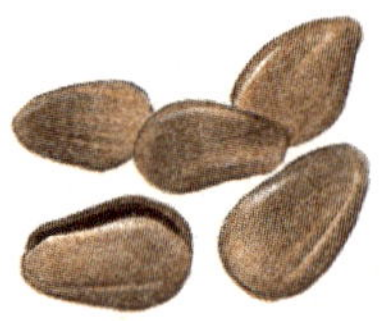
松子

固元膏

[材料] 阿胶、熟黑芝麻、核桃各100克，红枣150克，冰糖60克，黄酒200毫升。

[做法] 黑芝麻、核桃、冰糖、阿胶分别粉碎，红枣去核后粉碎，将上述材料加黄酒拌匀；先盖一层盖子密封，然后入蒸锅用大火蒸15分钟，转小火再蒸1.5小时即可。

[用法] 可做饭后甜点，分3次食完。

[功效] 美容效果佳，可缓解皱纹。

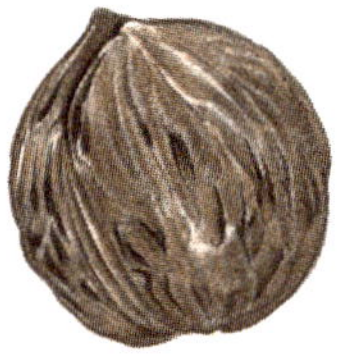

核桃

三白辛夷方

[材料] 白芷、白蔹、桃仁各50克，辛夷、冬瓜仁、白附子、细辛各15克。

[做法] 将上述药材研为细末，以鸡蛋清调丸揉如弹子大，或小孩手指大，阴干。

[用法] 洁面后，此方用温水于瓷器内磨汁涂面用，晨起洗净。

[功效] 可令皮肤光润不皱。适用于面部皱纹。

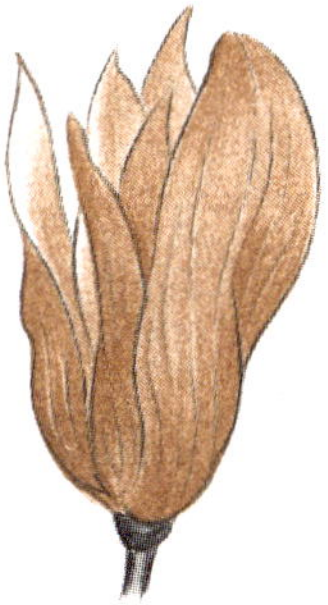

辛夷

人参精油

[材料] 人参精油5滴，杏仁油5克，琥珀酸（丁二酸）微量，糯米粉适量。

[做法] 将上数味药混合，加50毫升凉开水，再加适量糯米粉调制成糊状。

[用法] 涂敷于面部，30分钟后用温水洗去。每周1～2次。

[功效] 润肤抗皱。适用于面部皱纹。

牛奶面粉面膜

[材料] 牛奶适量，面粉1大匙。

[做法] 将牛奶倒入面粉中搅匀成糊状即可。

[用法] 洁面后，将本款面膜均匀的涂抹在脸上，避开眼、唇部皮肤，约20分钟后，用水彻底冲洗干净。每周使用2~3次。

[功效] 适用于面部皱纹。

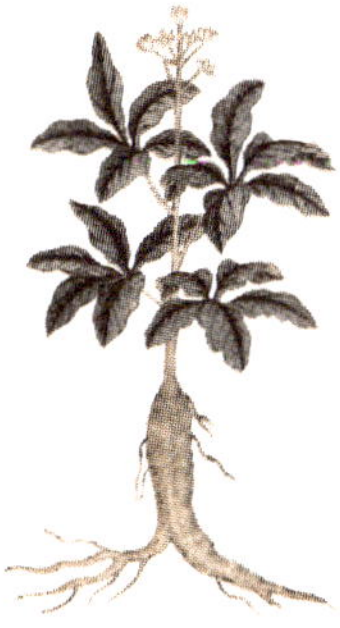

人参

香附川芎膏

[材料] 青木香、白附子、川芎、白蜡、零陵香、香附子、白芷各60克，茯苓、甘松香各30 克，羊髓（炼）500 克。

[做法] 将上10味药各研成细末，用水和酒各250克浸泡1夜，煮数小时，去渣煎成膏。

[用法] 每日早、晚洗面后涂搽面部。

[功效] 光泽颜面，祛皱。用于缓解面部皱纹。

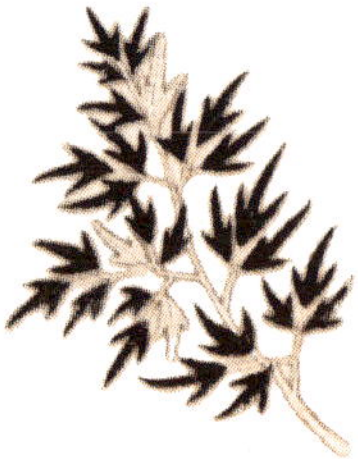

川芎

核桃补骨脂蜜

[材料] 补骨脂（炒香、捣为细末）150克，白蜜120克，核桃肉（研如泥）60克。

[做法] 先将白蜜与核桃末同煮如稀糊状，再加入补骨脂末，和为丸，如梧桐子大小，盛瓷器中保存。

[用法] 每日早、晚2次，每次服20克，空腹时用温开水送下。

[功效] 有细腻皮肤的功效。适用于预防面部皱纹。

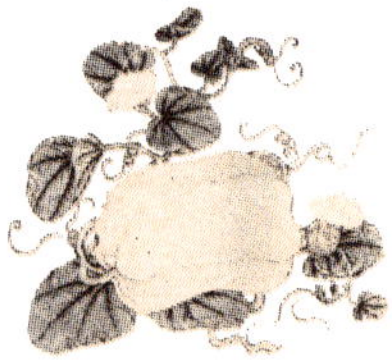

冬瓜

冬瓜瓤方

[材料] 鲜冬瓜瓤适量。

[做法] 鲜冬瓜瓤捣烂取汁。

[用法] 用汁擦患处，每日洗浴后擦数次。

[功效] 具有利小便、止烦渴、消热毒的作用。适用于缓解皮肤皱纹、面部黄褐斑点及酒渣鼻。

杏仁鸡蛋膏

[材料] 杏仁、鸡蛋清各适量。

[做法] 杏仁研成膏，与鸡蛋清和匀。

[用法] 于夜晚洗净脸后涂面，第二天早上用温开水洗净。

[功效] 润肤祛皱。

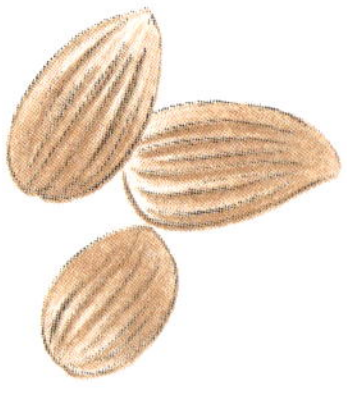

杏仁

密陀僧方

[材料] 密陀僧30克，鲜奶适量。

[做法] 密陀僧研为极细末，用鲜奶调如薄锡。

[用法] 用时略蒸，睡前趁热敷面，次日洗净。

[功效] 润肤祛皱。

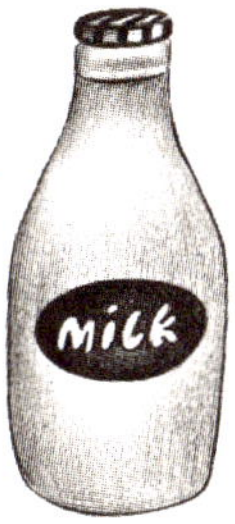

牛奶

猪蹄浆

[材料] 猪蹄1个。

[做法] 猪蹄处理干净，入锅，加适量的水和清浆水（由小米加工而成），然后用小火炖煮，等到皮酥骨烂，滤去杂质即成。

[用法] 白天用此胶浆洗脸面，晚上用此胶浆调和澡豆（洗养皮肤的一种粉剂，以豆粉为主，配合各种药物制成），涂在面上，第二天早晨用浆水洗去，连续使用。

[功效] 预防面部皱纹及皮肤干燥。

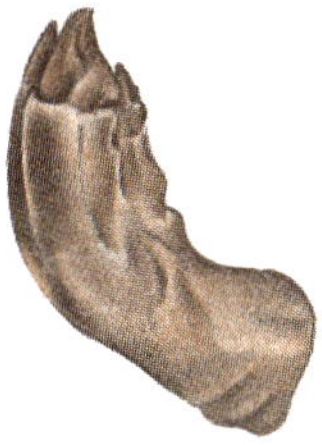
猪蹄

蛋清菊花面膜

[材料] 干菊花5克，珍珠粉1克，鸡蛋1个。

[做法] 将干菊花研成末；鸡蛋去壳，滤取蛋清。将干菊花粉、珍珠粉、蛋清搅拌均匀即可。

[用法] 洁面后，取少许此面膜涂抹于脸部及眼角处，20分钟后用温水洗净。每周食用2~3次。

[功效] 缓解面部皱纹。适用于混合性及油性皮肤。

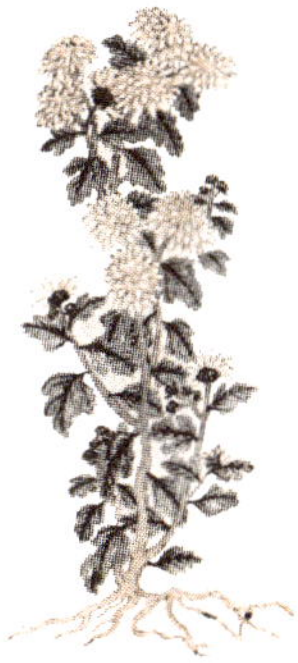
干菊花

专家小叮咛

爱美的女性，平时一定要注意多喝水，我们每天至少要补充2500毫升水，尤其是在夏、冬季节，更需多饮水，以保持皮肤的滋润和弹性。

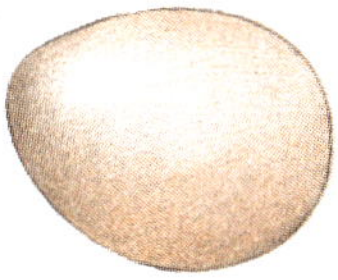
鸡蛋

减掉『游泳圈』

现在大多数的职场人都在办公室办公，经常都久坐不动，再加上饮食不规律，过食高热量、肥甘厚腻的食物就极易长出“游泳圈”（就是腰部长出赘肉，形如在腰部戴了游泳圈）这影响了整体的美感，让部分女性职场人很苦恼，但是我们可以在平时通过一些小偏方来改善。

清热消滞汤

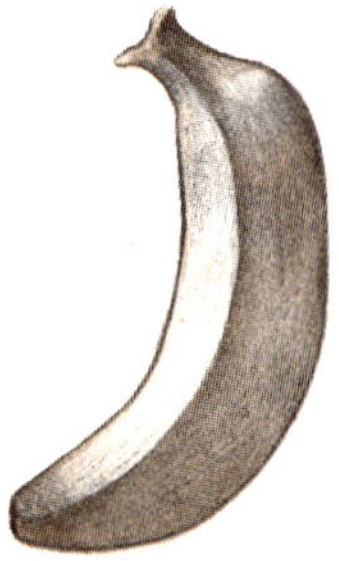
香蕉

[材料] 淘米水2碗，香蕉2根，芒硝15克，冰糖适量。

[做法] 将淘米水沉淀1小时，除去上层较清之水，留下层较浊之水约2碗；加入香蕉煮成汤，然后下入芒硝；最后用冰糖调味，待温后即可饮用。

[用法] 每日1次，每次1剂。

[功效] 本方营养价值高、热量低，膳食纤维含量也很高，非常适合需要减肥瘦腰的人群。

柚香低热量橙子汁

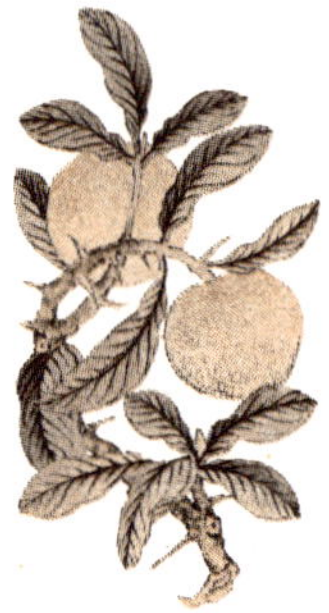
西柚

[材料] 西柚半个，橙子1个，柠檬少许。

[做法] 将西柚、橙子、柠檬分别去皮后切块，放入榨汁机中，加入适量凉开水，混合搅打均匀即可。

[用法] 每日1次，每次1剂。

[功效] 有助于减去腰间赘肉。

细腰身方

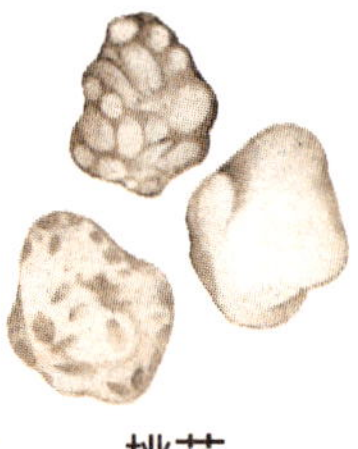
桃花

[材料] 桃花300克。

[做法] 采摘农历三月初的桃花，阴干，研细末，密闭贮存。

[用法] 每次3克，每日3次，饭前服。

[功效] 桃花可消肿去瘀，利大小肠，此方能令人细腰身并使人面色红润。

[备注] 本品不可久服，久服易损元气。

乌龙茶

［材料］乌龙茶3克，槐角18克，何首乌30克，冬瓜皮18克，山楂肉15克。

［做法］先将槐角、何首乌、冬瓜皮、山楂肉4味加适量清水煎沸 20分钟，取药汁冲泡乌龙茶即可。

［用法］每日1剂，不拘时饮服。

［功效］可消脂减肥。

山楂槐花饮

［材料］鲜山楂30克，鲜槐花5克，嫩荷叶10～15克，草决明10克，少量白糖。

［做法］用上述药材同煎煮，待山楂将烂时，用大勺将其碾碎，再煮10分钟。滤出汁液，加少量白糖。

［用法］代茶频饮。

［功效］可降脂减肥。

川芎荷叶饮

［材料］玫瑰花、茉莉花、川芎、荷叶各5克。

［做法］以上4味用沸水冲泡15分钟。

［用法］每晚代茶频饮。

［功效］可减肥降脂。

降脂饮

［材料］枸杞子、何首乌、草决明、山楂各15克。

［做法］上述药材放砂锅加水煎煮，取汁。

［用法］每日1剂，代茶频饮。

［功效］可瘦身减肥，减掉“游泳圈”。

专家小叮咛

需要特别强调的是，在减肥期间，每日食盐摄入量应保持在1~2克，当体重降至正常后可调整到每日3~5克，这样做有利于减少水潴留，使体重下降。

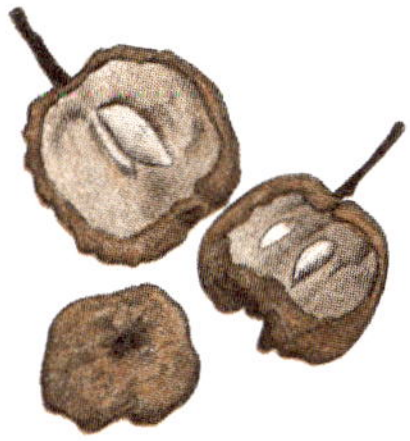

山楂

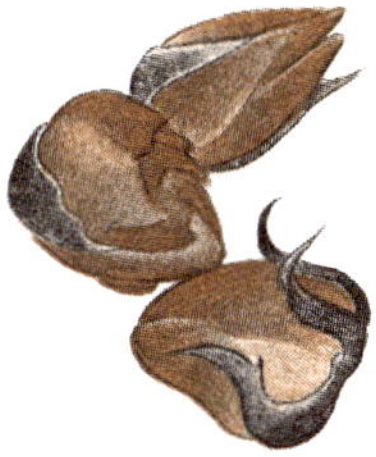

玫瑰花

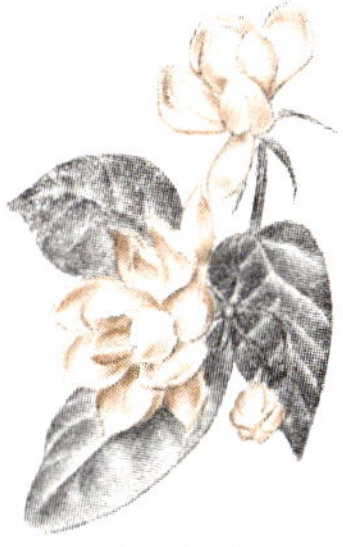

茉莉花

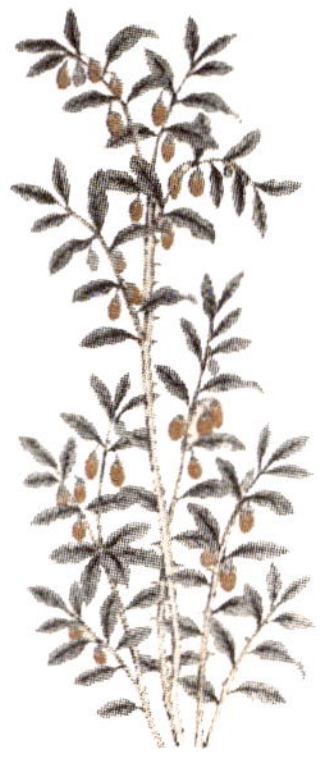

枸杞子

减肥瘦身

肥胖不仅会让人失去自信，还会带来很多的疾病。平时由于工作和学习压力大，很多人根本没有时间来合理调配生活，科学安排自己的饮食起居，故导致全身发胖。平时在工作、学习之余喝一杯蔬果汁，合理搭配饮食则可以轻而易举地消除脂肪淤积在小肚子上的烦恼，还免去了肥胖后再减肥的麻烦。

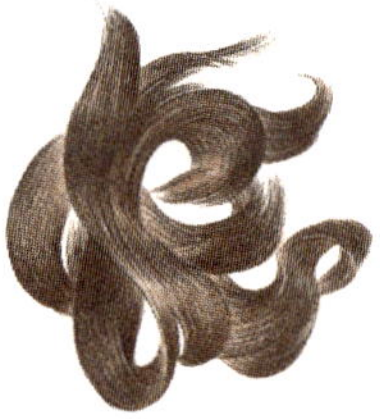

玉米须

玉米须茶

[材料] 玉米须、茶叶各适量。

[做法] 玉米须和茶叶放入杯中用沸水冲泡。

[用法] 代茶饮。

[功效] 减肥瘦身。

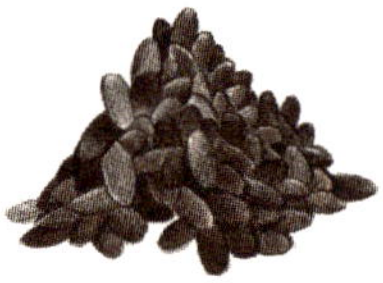

黑芝麻

芝麻丸方

[材料] 黑芝麻3000克，白蜜、酒适量。

[做法] 将黑芝麻淘净用甑蒸，上汽后取出晒干，撇去浮沫，再蒸，反复9次，以开水烫去皮，炒香为末，白蜜为丸如弹子大。

[用法] 每次温酒1匙化下1丸，每日3次。

[功效] 美容轻身，乌发润发。

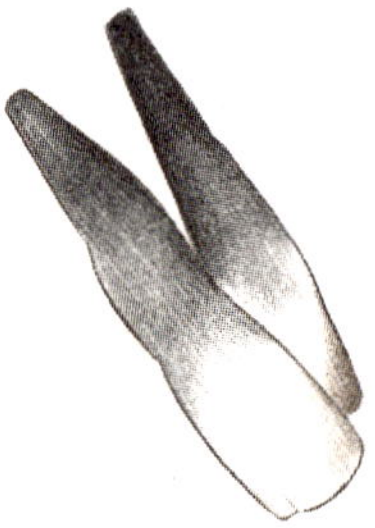

茭白

美腿瘦身香瓜汁

[材料] 香瓜50克，茭白25克，草莓、柠檬各20克，蜂蜜半小匙。

[做法] 将茭白、香瓜、柠檬、草莓分别洗净，切块后放入榨汁机中，加入凉开水、蜂蜜，混合搅打均匀即可。

[用法] 每日1次，每次1剂。

[功效] 具有促进内分泌与减肥的功效。

薏苡仁糖水

[材料] 薏苡仁200克，糖水适量。

[做法] 将薏苡仁洗净，浸泡2小时后煮半小时，再用锅焖5小时，最后加入糖水即可。

[用法] 代茶饮用。

[功效] 利湿减肥。

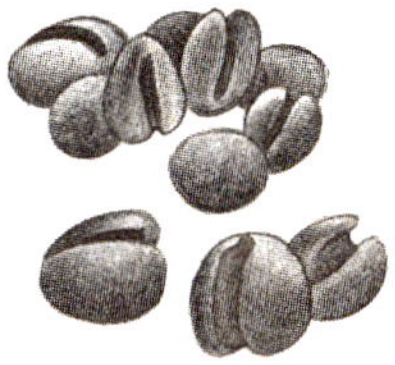

薏苡仁

燕麦片粥

[材料] 燕麦片50克。

[做法] 锅内放水，待水开时，加入燕麦片，煮至熟软。

[用法] 每日服2次。

[功效] 降脂减肥。适用于肥胖症。

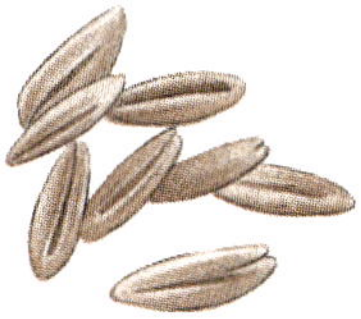

燕麦

冬瓜皮方

[材料] 冬瓜皮适量。

[做法] 冬瓜皮晒干，研细粉，用开水冲泡。

[用法] 每次30克，每日1次。

[功效] 消脂减肥。

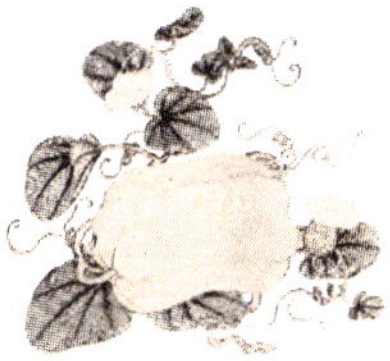

冬瓜

番泻叶红枣茶

[材料] 番泻叶、红枣各100克。

[做法] 红枣去核，焙干研粗末；番泻叶焙干、轻捣，二者混匀装瓶。

[用法] 每次5克，用开水冲泡5分钟，代茶饮。

[功效] 适用于肥胖症脾虚浊滞者。

纤体水果蔬菜汁

[材料] 胡萝卜10克，油菜20克，柠檬3个。

[做法] 全部材料洗净，柠檬去皮，加入适量凉开水一同加入榨汁机中混合搅打均匀即可。

[用法] 每日1次。

[功效] 排毒减肥。

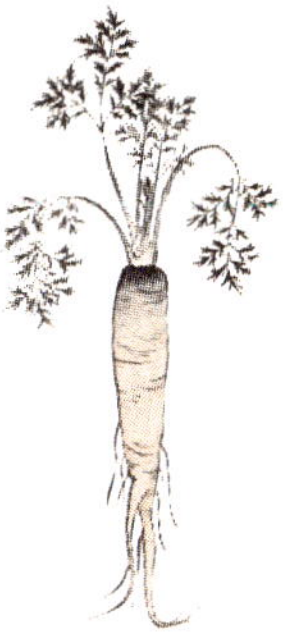

胡萝卜

纤体果乳汁

[材料] 菠萝半个，胡萝卜50克，芹菜、芦笋各20克。

[做法] 将芦笋、胡萝卜、菠萝分别去皮后切成小块，与芹菜、适量凉开水一同加入榨汁机中，混合搅打均匀即可。

[用法] 每日1次，每次1剂。

[功效] 菠萝几乎含有人体所需的所有维生素以及16种天然无机盐，可帮助消化吸收，从而有效地分解掉脂肪。

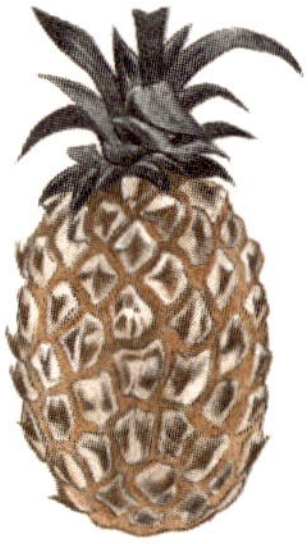

菠萝

三花川芎荷叶饮

[材料] 玫瑰花、茉莉花、代代花、川芎、荷叶各5克。

[做法] 以上5味药材用沸水冲泡10分钟。

[用法] 每晚代茶频饮。

[功效] 化痰除湿，减肥降脂。

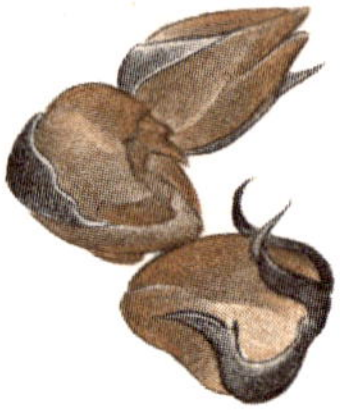

玫瑰

香瓜蜜桃瘦身汁

[材料] 香瓜、柠檬各半个，水蜜桃1个。

[做法] 香瓜削皮，用勺子挖去中间的籽，洗净后切块（如果是熟透的香瓜，也可保留中间的籽）；水蜜桃去薄皮，取果肉后切块；柠檬切块。将水蜜桃块、柠檬块、香瓜块放入榨汁机中，并倒入适量凉开水，充分搅打均匀即可。

[用法] 每日1次，每次1剂。

[功效] 瘦身养颜效果很好。

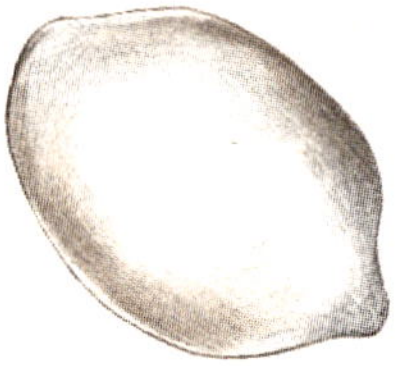

柠檬

红豆鲤鱼

[材料] 鲤鱼1尾（1000克以上），红豆100克，葱、姜、胡椒、盐各适量。

[做法] 鲤鱼清理干净，将红豆洗净，塞入鱼腹，再将鱼放入砂锅，另加葱、姜、胡椒、盐，灌入鸡汤，上笼蒸一个半小时即成。

[用法] 佐餐食用。

[功效] 行气健胃，醒脾化湿，利水消肿，减肥轻身。

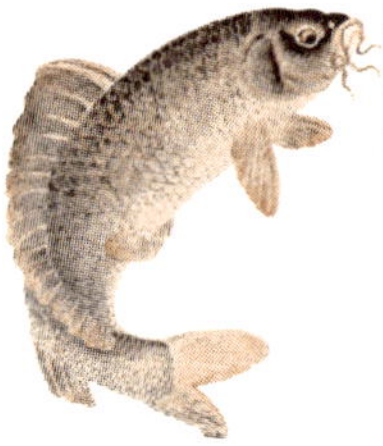

鲤鱼

枸杞子叶茶

[材料] 枸杞子叶15克。

[做法] 枸杞子叶加水略煎或滚水冲泡。

[用法] 代茶饮。

[功效] 减肥轻身。

猕猴桃瘦身梨汁

[材料] 猕猴桃50克，梨、苹果各1个，哈密瓜半个，柠檬1/4个。

[做法] 将猕猴桃、梨、哈密瓜、柠檬及苹果分别洗净，均去皮后切块，放入榨汁机中，加入凉开水混合搅打均匀即可。

[用法] 每日1次，每次1剂。

[功效] 本品热量低，营养丰富，是理想的减肥饮品。

五加皮酒

[材料] 五加皮30克，清酒800毫升。

[做法] 五加皮切细，用清酒浸渍10日。

[用法] 温服，每次1杯，每日3次。

[功效] 可减肥健身，延缓衰老

消脂减肥茶

[材料] 绿茶5克，大黄2克。

[做法] 将绿茶、大黄一同放入茶壶中，用沸水冲泡，10分钟后饮用。

[用法] 每日1剂，每日2次，大黄可连续冲泡。

[功效] 清热泻火，润肠通便。

番泻饮

[材料] 番泻叶1克，泽泻、山楂、决明子各12克。

[做法] 将上述药材以水煎煮，取药汁。

[用法] 每日1剂，每日2次。

[功效] 清胃热，利水湿，健脾运。适用于肥胖症。

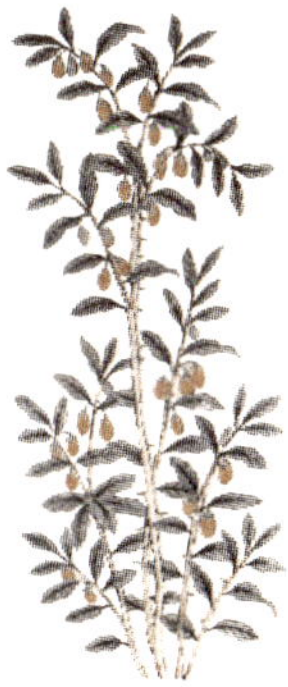

枸杞子

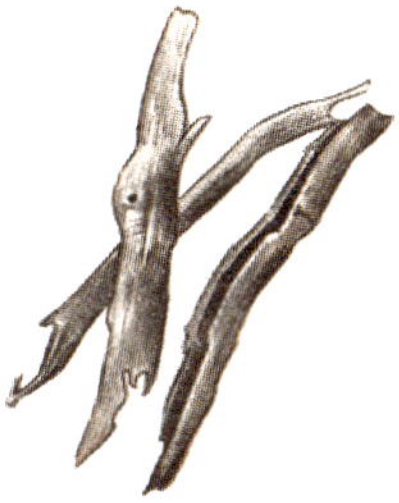

五加皮

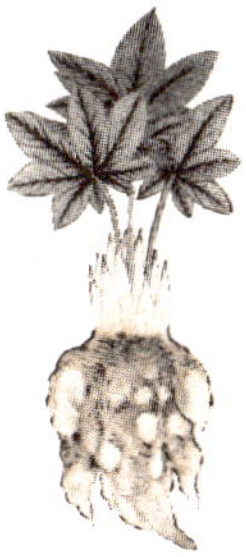

大黄

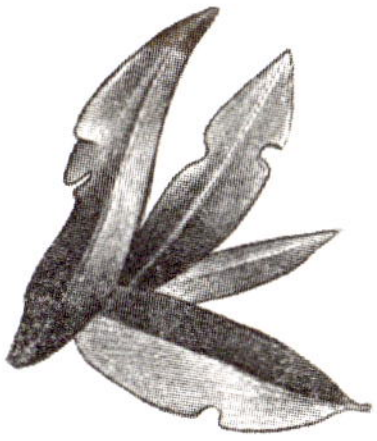

番泻叶

冬瓜粥

［材料］新鲜连皮冬瓜80克，粳米适量。

［做法］冬瓜洗净切小块，同粳米煮为稀粥。

［用法］每日2次，每次1剂，早、晚食用，10日为1个疗程。

［功效］祛湿降脂，减肥轻身。可有效改善肥胖症。

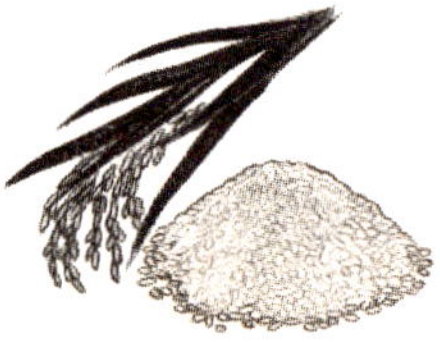

粳米

西红柿柠檬消脂蜜汁

［材料］西红柿2个，芹菜半根，柠檬1/4个，蜂蜜适量。

［做法］柠檬洗净，榨出汁；西红柿洗净，去蒂，切成块状；芹菜洗净，切段。西红柿块、芹菜段放进榨汁机内，加入250毫升凉开水，打匀后再加入柠檬汁、蜂蜜调味即可。

［用法］每日1次，每次1剂。

［功效］本方是一个独特的酸甜瘦身法。

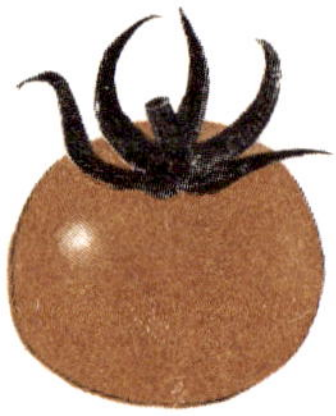

西红柿

海带决明茶

［材料］海带9克，决明子12～15克。

［做法］海带和决明子加水共煎煮。

［用法］吃海带饮汤。

［功效］减肥轻身。

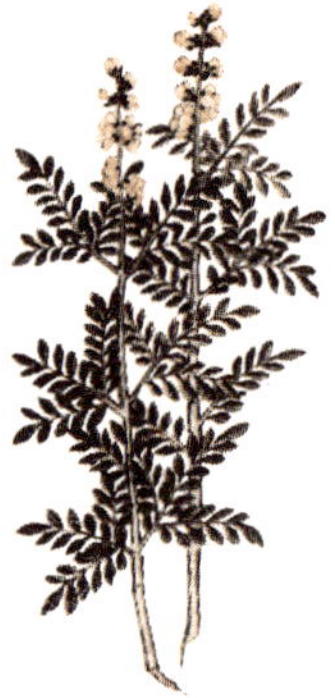

决明子

西瓜翠衣汁

［材料］西瓜皮200克，冬瓜皮100克，红豆25克。

［做法］将西瓜皮、冬瓜皮分别洗净；红豆用水泡发。将所有材料一起放入榨汁机中，加凉开水后搅打成汁。

［用法］每日1次，每次1剂。

［功效］能帮助排除体内废弃物，并减少脂肪的摄入量。

桑枝青柿饮

［材料］桑枝30克，青柿1个。

［做法］将桑枝和青柿用水煎煮。

［用法］每日1剂，每日2次。

［功效］减肥轻身。

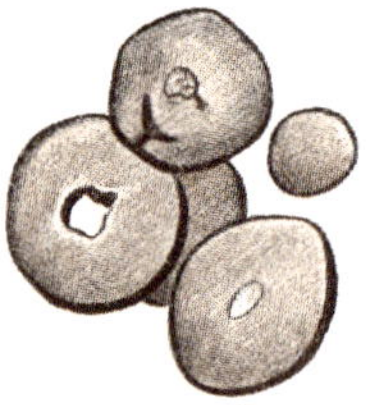

桑枝

排毒养颜

如今，越来越多的毒素充斥着我们的生活，例如，高脂肪食物、食物添加剂、空气中的有毒排放物以及嘈杂的生活环境、情绪紧张、工作压力过大、饮食太精致、作息不规律、内分泌失调，这种状况不但使我们体内积存各种难以排除的毒素，还让我们身体的自动排毒能力逐渐减弱。我们可以选择合适的偏方来为身体做调理。

柠檬小黄瓜橙子汁

[材料] 橙子1个，柠檬30克，小黄瓜1根，胡萝卜半根，蜂蜜适量。

[做法] 将小黄瓜洗净，去头和尾，切细条；将柠檬洗净，切成片；将橙子洗净，切碎；将胡萝卜洗净，切成片。将胡萝卜片、柠檬片、橙子碎末一同放入榨汁机中，最后加入小黄瓜条，待汁液完全榨出后倒入准备好的玻璃杯中，加入蜂蜜调味即可。

[用法] 每日1次，每次1剂。

[功效] 可排毒养颜。

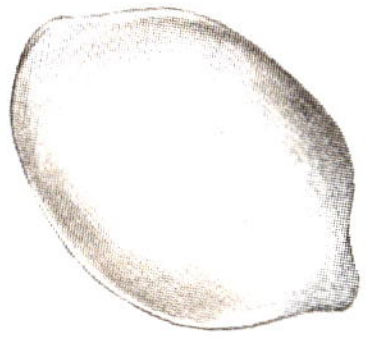

柠檬

樱桃饮

[材料] 樱桃500克，白糖250克。

[做法] 将樱桃捣碎绞取汁液，加热至沸，以白糖调味。

[用法] 每日1次，每次1剂。

[功效] 排毒养颜。

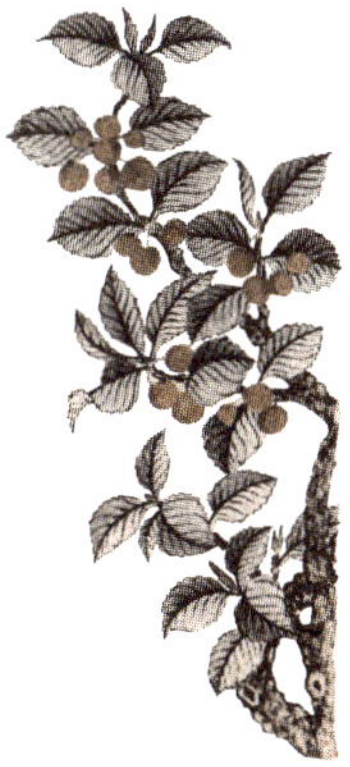

樱桃

苦瓜粥

[材料] 苦瓜、粳米各100克，冰糖20克，盐2克。

[做法] 将苦瓜去瓤，切小丁，与粳米一同入锅，加清水，用大火烧开，放入冰糖、盐，改小火熬煮成稀粥。

[用法] 代餐用。

[功效] 排毒养颜，清心明目。

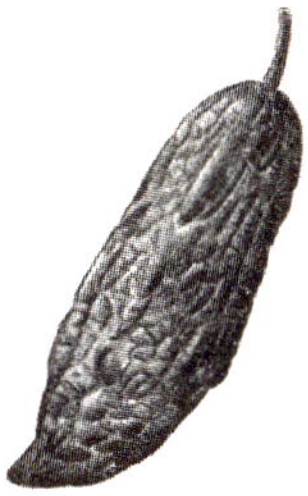

苦瓜

菊花茯苓散

[材料] 白菊花、茯苓各500克，白酒适量。

[做法] 农历九月初九采白菊花，再加入茯苓，二药共研细末，筛过则成为散。

[用法] 每次服6克，每日3次，温酒调服。

[功效] 红润面容，水嫩肌肤。

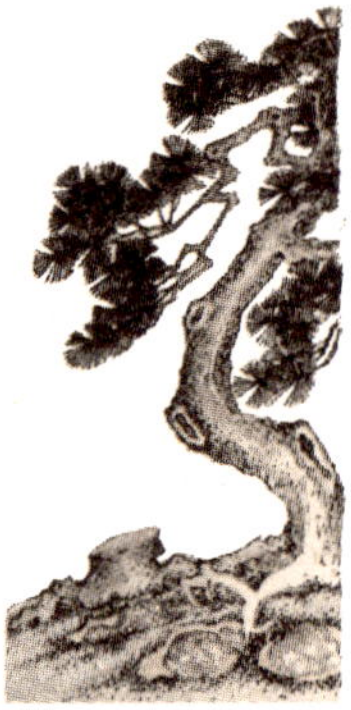
茯苓

芦笋苦瓜汁

[材料] 芦笋5根，苦瓜半根，蜂蜜1小匙，冰块适量。

[做法] 芦笋洗净，削皮后切小段；苦瓜去蒂，洗净，对半切开，去籽切块备用。芦笋、苦瓜同放入榨汁机中榨汁，倒入杯中，放入冰块和蜂蜜调匀即可。

[用法] 每日1次，每次1剂。

[功效] 可排毒养颜。

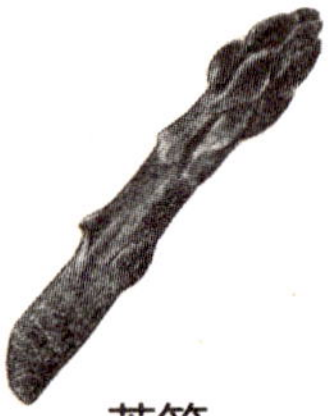
芦笋

豆腐粥

[材料] 豆腐150克，粳米100克，盐适量。

[做法] 将豆腐切细丁；粳米淘净，放入锅中，加清水浸泡5~10分钟后，小火煮粥，粥将熟时，加入豆腐丁、盐等，煮至粥熟即成。

[用法] 每日1次，每次1剂。

[功效] 清热解毒。

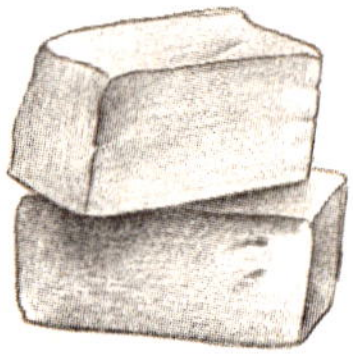
豆腐

香蕉芒果排毒汁

[材料] 芒果1个，香蕉1根，豆浆100毫升。

[做法] 芒果洗净后去皮，取果肉切块，放入榨汁机中；香蕉剥皮后切成小段，与芒果同入榨汁机中；最后将豆浆倒入榨汁机中，与其他材料一起搅打均匀即可。

[用法] 每日1次，每次1剂。

[功效] 可排毒养颜。

[备注] 本方冰镇后饮用风味更佳。

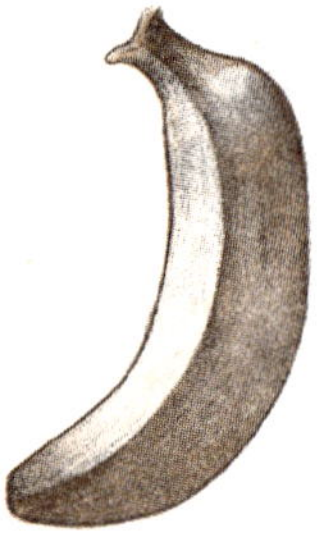
香蕉

海带黄瓜芹菜汁

[材料] 海带1片，黄瓜1根，芹菜1棵。

[做法] 将海带浸泡，切条；黄瓜充分浸泡洗净，切成小条；芹菜洗净，连叶切段。将所有材料依次放入榨汁机中榨成汁。

[用法] 每日1次，每次1剂。

[功效] 可排毒养颜。

红枣鸡蛋汤

[材料] 鸡蛋2个，红枣60克，红糖适量。

[做法] 红枣入锅，加水600毫升，用小火煮沸1小时。打入鸡蛋，不用搅拌，片刻加红糖即可。

[用法] 饮汤吃鸡蛋、红枣。

[功效] 补血润肤，美容驻颜。

白菜薏苡仁粥

[材料] 小白菜500克，薏苡仁60克，盐少许。

[做法] 先将小白菜洗净，切小段；将薏苡仁煮成稀粥，加入洗净的小白菜段，煮2～3沸即可食用。感觉味淡的可稍加点盐调味。

[用法] 每日1次，每次1剂，食粥。

[功效] 健脾利湿，排毒祛疣。

茼蒿圆白菜菠萝汁

[材料] 茼蒿、圆白菜、菠萝各100克，柠檬汁2小匙。

[做法] 茼蒿和圆白菜分别洗净，均匀地切成小片；菠萝去皮，切块。将上述材料放入榨汁机中榨汁，滤掉果菜渣，倒入杯中，加入柠檬汁调味即可。

[用法] 每日1次，每次1剂。

[功效] 此汁含有丰富的膳食纤维，可促进肠胃蠕动，利肠通便，能有效排除体内毒素。

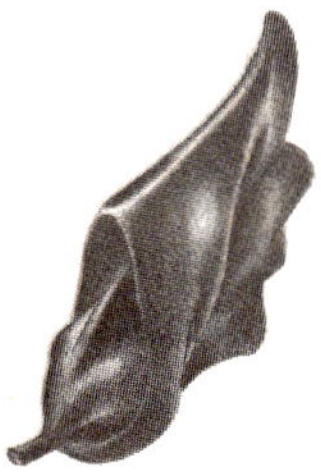

海带

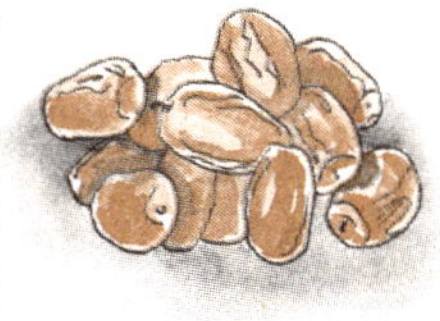

红枣

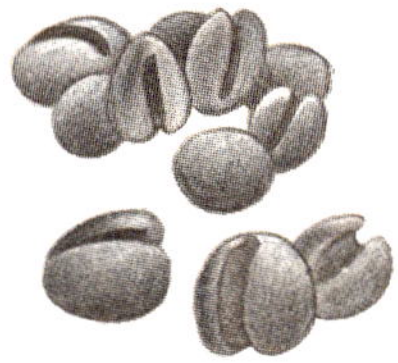

薏苡仁

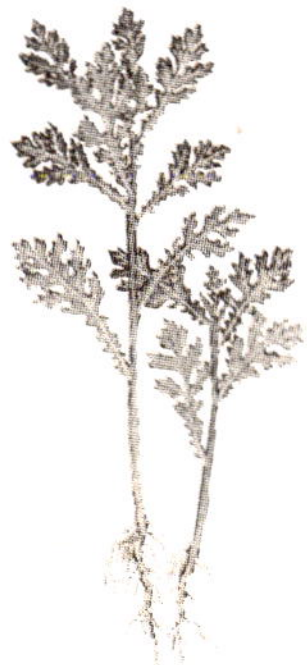

茼蒿

美白嫩肤

导致皮肤暗黄的原因较多，如内分泌失调、遗传因素、紫外线照射、精神压力过大、外伤性因素、营养不足、新陈代谢缓慢、抵抗力差、化妆品使用不当以及不良的清洁习惯等。上班族要想远离肤色暗黄，还是要先从自身身体开始调理。选择适当的偏方护肤效果会更显著。

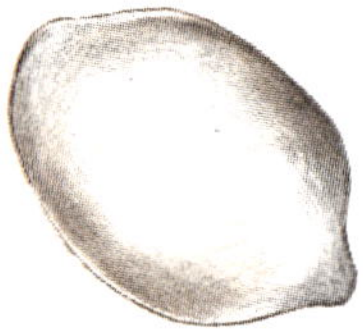

柠檬

圆白菜柠檬汁

[材料] 圆白菜1/4个，柠檬2个，蜂蜜1小匙。

[做法] 圆白菜洗净，切成条状；柠檬去皮，切小块，一同放入榨汁机中榨汁，最后加入蜂蜜调味即可。

[用法] 每日1次，每次1剂。

[功效] 嫩肤美白。

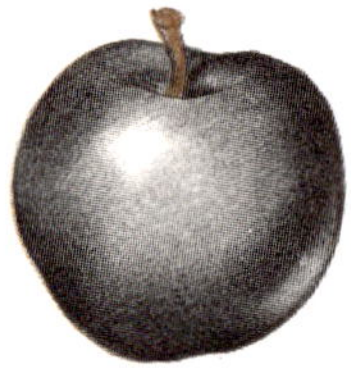

苹果

苹果桑果汁

[材料] 苹果1个，桑果酱50克。

[做法] 苹果洗净，切成小块。将苹果块、桑果酱及适量凉开水放入榨汁机中搅打成汁即可。

[用法] 每日1次，每次1剂。

[功效] 常喝可使皮肤白嫩。

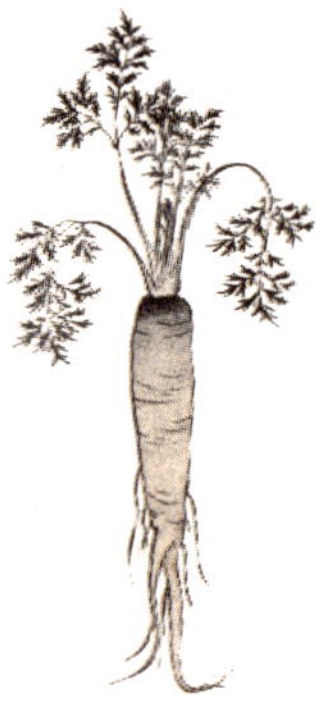

胡萝卜

粉嫩美肌橙子汁

[材料] 胡萝卜、橙子各50克，猕猴桃30克，枸杞子10克，珍珠粉1小匙。

[做法] 将枸杞子泡软；猕猴桃、胡萝卜、橙子分别去皮，切片；将猕猴桃片、胡萝卜片、橙子片放入榨汁机中，加入凉开水、枸杞子和珍珠粉，搅打均匀即可。

[用法] 每日1次，每次1剂。

[功效] 嫩肤美白。

牡蛎膏

[材料] 牡蛎90克，红薯根30克，蜂蜜适量。

[做法] 牡蛎和红薯根共研为末，蜜和之。

[用法] 睡前涂面，第二天早晨用温水洗净。

[功效] 清热化痰，散结，可令面白如玉。

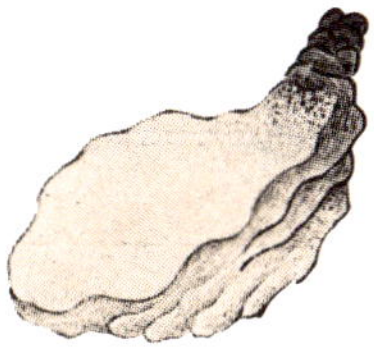

牡蛎

红薯方

[材料] 红薯1个。

[做法] 红薯切开，将渗出的白汁存于碗中。

[用法] 涂于面部。

[功效] 可使面部越来越娇嫩。

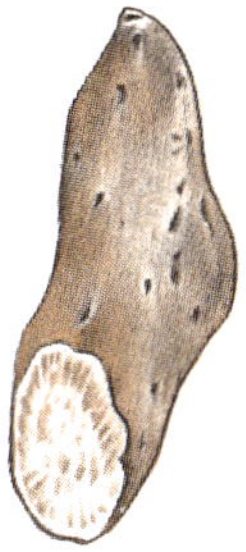

红薯

枸杞子煎

[材料] 枸杞子、酒各适量。

[做法] 枸杞子加水适量，慢火煎成膏，取出放入瓷器内。

[用法] 每次服半汤匙，以温酒调下。

[功效] 明目驻颜，润泽肌肤，美容。

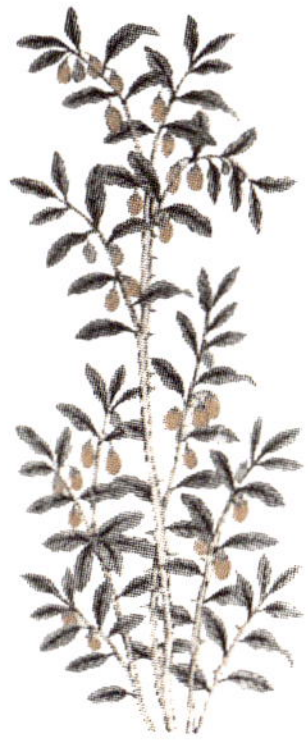

枸杞子

珍珠粉美颜蔬果汁

[材料] 豆腐30克，珍珠粉半小匙，西红柿、苹果各1个，蜂蜜少许。

[做法] 将豆腐、西红柿、苹果均切块，均放入榨汁机中，加入珍珠粉、蜂蜜、凉开水，混合搅打均匀即可。

[用法] 每日1次，每次1剂。

[功效] 嫩肤美白。

嫩肤方

[材料] 薏苡仁粉10克，蜂蜜少许。

[做法] 用薏苡仁粉煎茶，加蜂蜜服用。

[用法] 每次饭前30分钟至1小时内服用，连续服用6个月。

[功效] 皮肤光滑细嫩。

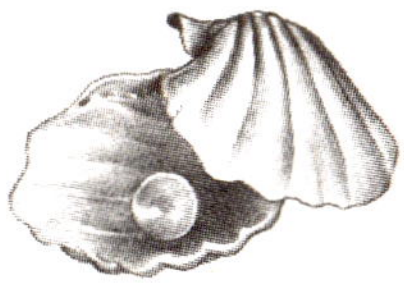

珍珠

芦荟蜂蜜茶

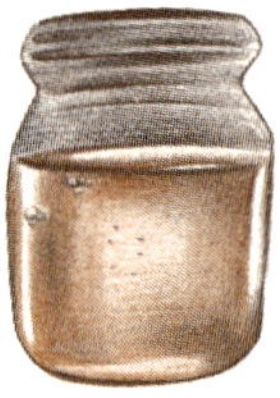

蜂蜜

[材料] 芦荟200克，蜂蜜4小匙。

[做法] 将新鲜芦荟洗净，用刀去除绿色部分的叶皮，留下透明的叶肉切小丁；将切成小丁的芦荟放入小锅中，加入200毫升清水煮沸后放温，依个人口味调入蜂蜜拌匀即可。

[用法] 每日1剂，代茶温饮。

[功效] 增强皮肤弹性，滋润皮肤，美白肌肤。

柠檬美白西瓜汁

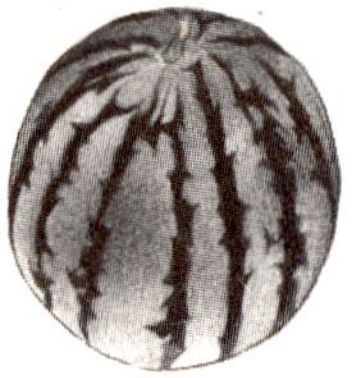

西瓜

[材料] 西瓜、菠萝各50克，油菜5克，柠檬半个。

[做法] 将油菜洗净，切段；西瓜及菠萝去皮后切块；柠檬洗净，切片。将所有处理过的材料放入榨汁机中，加入少许凉开水一起混合均匀即可。

[用法] 每日1次，每次1剂。

[功效] 具有抗氧化和美白的功效。

深层美白蔬果汁

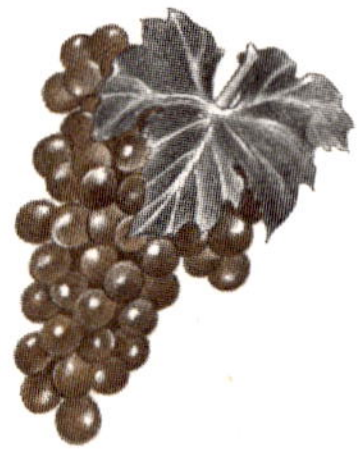

葡萄

[材料] 葡萄8颗，菠萝半个，莴笋10克，柠檬少许,蜂蜜半小匙，原花色素粉1小匙。

[做法] 将莴笋洗净，切丝；葡萄洗净；菠萝去皮，切块；柠檬去皮，切片。将上述材料放入榨汁机中，加入蜂蜜、原花色素粉及适量凉开水混合搅打均匀即可。

[用法] 每日1次，每次1剂。

[功效] 可以滋润肌肤、提亮肤色，使肌肤红润、细嫩、光洁。

美白柠檬蜜汁

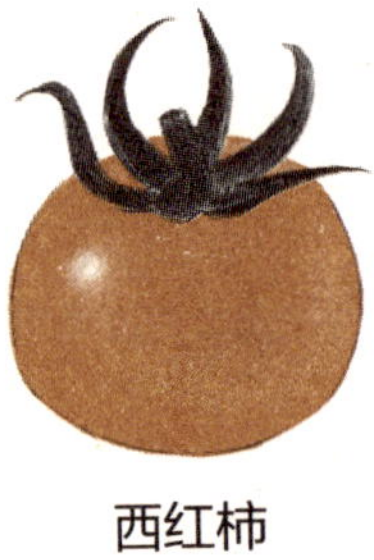

西红柿

[材料] 柠檬、西红柿各1个，蜂蜜1小匙，梅子粉少许。

[做法] 先将西红柿、柠檬分别洗净、去皮后切块，然后与适量水一同放入榨汁机中搅打均匀，倒入杯中，再加入梅子粉和蜂蜜搅匀即可。

[用法] 每日1次，每次1剂。

[功效] 嫩肤美白。

黑芝麻散

[材料] 黑芝麻、白蜜(枣膏)、低度白酒各适量。

[做法] 黑芝麻甑蒸，取出曝干，以水淘去沫，再蒸，反复3次；炒香为末，白蜜或枣膏为丸，如弹子大。

[用法] 每日2次，每次6克，温酒调下。

[功效] 补肝养血，润泽皮肤。

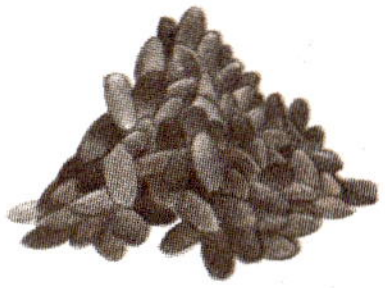

黑芝麻

落葵子膏

[材料] 落葵子、白蜜各适量。

[做法] 落葵子取蒸，曝干，搓去皮，取仁细研，和以白蜜。

[用法] 用时先以温水、香皂清洗面部，再涂此膏。

[功效] 清热凉血，润肤红颜。

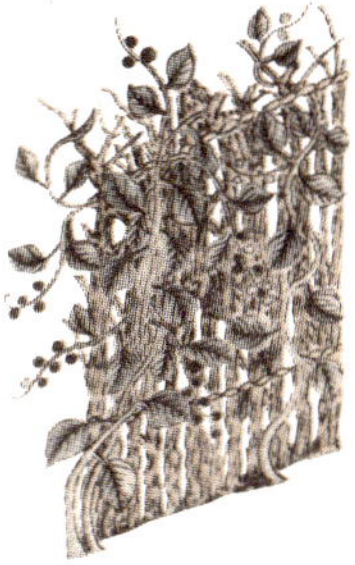

落葵

仙光散

[材料] 桃花、鸡血各适量。

[做法] 取桃花和鸡血，将桃花阴干成末，调和鸡血，密封贮存。

[用法] 每日取适量用于涂面部。

[功效] 活血通络、美容润肌。

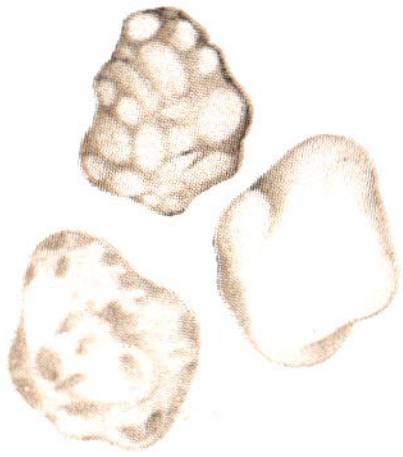

桃花

茯苓美颜方

[材料] 茯苓、低度白酒各适量。

[做法] 茯苓削如枣大方块，放在新瓮内，用好酒浸泡，然后用纸封起来，百日之后打开，其颜色如饧糖。

[用法] 每日吃1块，久服之。

[功效] 润泽肌肤，美白祛斑。

半夏散

[材料] 半夏、米醋各适量。

[做法] 半夏焙干，研为细末，用米醋调匀，贮瓶备用。

[用法] 用时涂敷面部，从早至晚频涂，3日后，用皂角汤洗下。

[功效] 散结行瘀，祛风白面，细面嫩容。

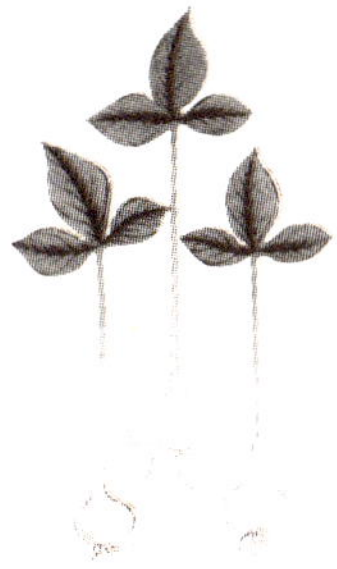

半夏

皮肤过敏

皮肤过敏简单地说就是皮肤对某种物质过敏。皮肤过敏多半是因为误触过敏原所致。在我们的生活环境中，过敏原很多，如被污染的空气和水源，植物散发的花粉，甚至进食一些含有过敏成分的食物也会导致皮肤过敏。春季是皮肤过敏的高发季节。对于皮肤过敏的上班族，用偏方进行调理，对皮肤过敏有很好的效果。

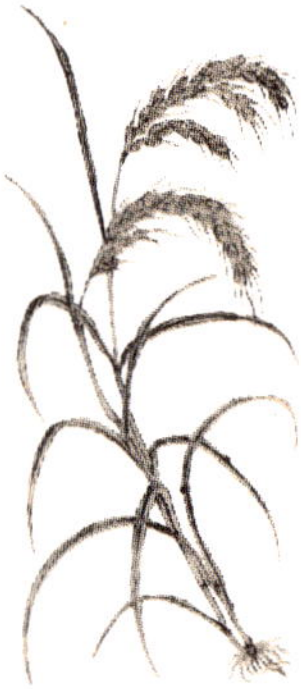

粳米

齿苋红豆粳米粥

[材料] 马齿苋30克，红豆2大匙，粳米半杯。

[做法] 马齿苋洗净，汆烫后晾干；粳米洗净；红豆洗净，入砂锅中，加水，大火煮沸，改小火煮至红豆熟烂，加粳米，继续煮至红豆、粳米熟烂，加马齿苋，拌匀，再沸即可。

[用法] 每日早、晚各服1次。

[功效] 食用于皮肤过敏。

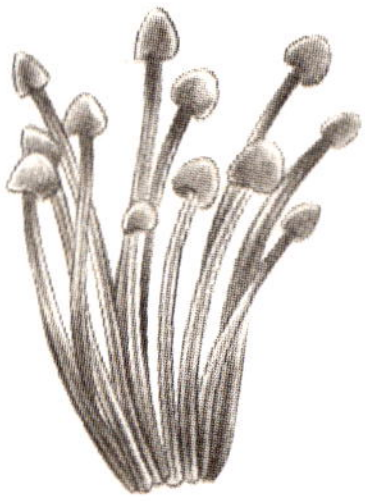

金针菇

金针豆芽羹

[材料] 金针菇150克，绿豆芽50克，盐2小匙，水淀粉1大匙，味精少许。

[做法] 金针菇洗净，去根，汆烫后切碎；绿豆芽洗净，汆烫后切碎备用。锅置火上，倒入适量清水烧开，再放入金针菇碎和绿豆芽碎烧开，加入盐、味精，用水淀粉勾芡即可。

[用法] 每日早、晚各服1次。

[功效] 适用于皮肤过敏。

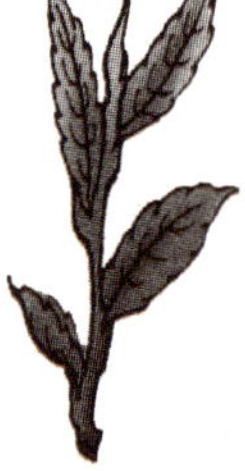

绿茶

浓绿茶

[材料] 绿茶适量。

[做法] 用热水冲泡茶即可。

[用法] 当皮肤过敏症状即将发作之际，赶紧泡1杯热浓的绿茶，饮后休息30分钟，再同样泡饮1杯。

[功效] 可解毒，对改善过敏有效。

头发早白

中医认为，因人体水不涵木，肝旺血燥，血热偏盛，毛根失其濡养，故头发花白或早白。而上班族工作劳心劳力，头发早白现象很普遍。上班族除进行相应的治疗外，可选用相应的老偏方进行养发，以预防和缓解头发早白现象。

核桃仁方

[材料] 核桃仁1000克，白糖适量。

[做法] 核桃仁放冷水中浸泡3日，取出后去掉皮尖。将白糖放入锅中，待溶化后倒入桃仁中以小火翻炒均匀，冷后即可食用。

[用法] 每日2次，每次10克。

[功效] 补肾、健脑、养发。

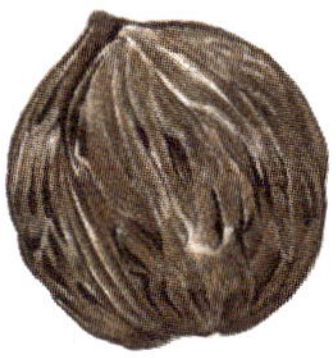

核桃

黑发粥

[材料] 核桃、粳米各适量。

[做法] 将核桃去壳研成膏，再用清水将粳米煮成粥，加入核桃膏搅匀即可。

[用法] 早、晚空腹食用。

[功效] 润肤养颜，乌须黑发。

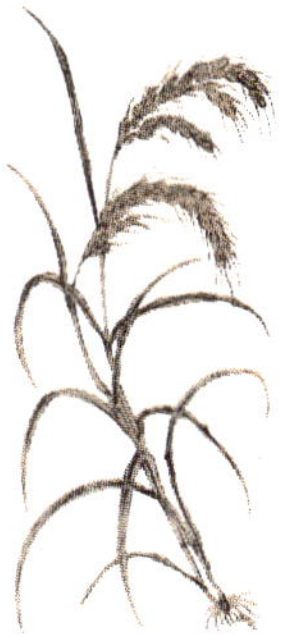

粳米

红枣杞子煲鸡蛋

[材料] 枸杞子30克，红枣10颗，鸡蛋2个。

[做法] 红枣、枸杞子、鸡蛋三者加水同煎，蛋熟后去壳再煮数分钟。

[用法] 食蛋饮汤。

[功效] 补益肝肾，对头发早白有效果。

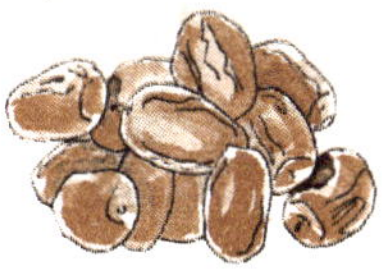

红枣

芝麻白糖方

[材料] 黑芝麻500克，白糖适量。

[做法] 将黑芝麻拣净，放入铁锅用小火炒香后凉凉，捣碎后装入瓦罐内备用。

[用法] 每次2汤匙，放入碗中，再加适量白糖，用温开水冲服。

[功效] 补阴血，养肝肾，乌须发，填精髓。

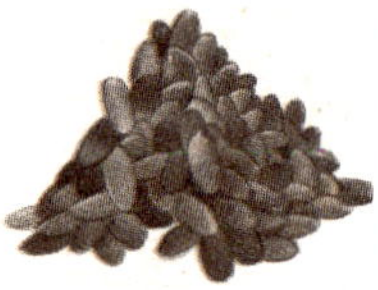

黑芝麻

黑豆雪梨汤

[材料] 黑豆30克，雪梨2个。

[做法] 雪梨切片，加适量水与黑豆一起放锅内，用大火煮开后改微火炖至烂熟。

[用法] 食梨饮汤。每日2次，连用30日。

[功效] 适用于肺阴亏损所致的毛发柔弱、色白、倦怠乏力易感冒者。

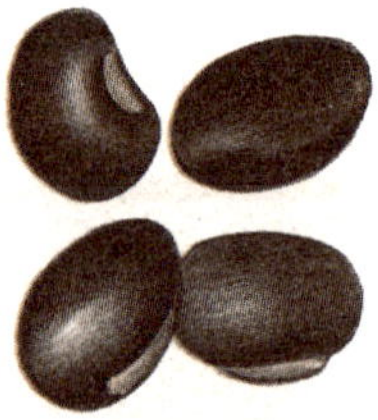

黑豆

何首乌淡菜汁

[材料] 淡菜100克，何首乌片10克。

[做法] 将淡菜洗净后，加何首乌片，放入锅中蒸，或者隔水炖，待熟即成。

[用法] 趁热饮汁，每日1剂，每日2~3次。

[功效] 连服1~2个月能使头发转黑。

[备注] 何首乌虽属药品，但药味不浓，饮汁后，何首乌可抛去，淡菜加豉油再煮，佐餐食用

雪梨

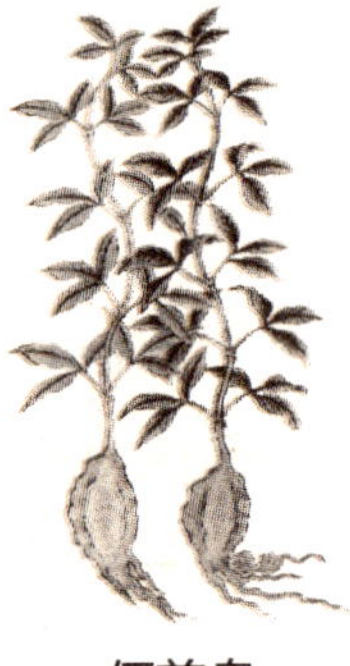

何首乌

专家小叮咛

头发早白者日常可多食用猪肝、牛肝、肉类、蛋类、番茄、米糠等富含B族维生素的食品。

女贞子黑芝麻煎

[材料] 女贞子500克，黑芝麻250克。

[做法] 将上述药材以水煎煮，取药汁。

[用法] 每次服用20毫升，每日2~3次，温开水送下。

[功效] 本方是辅疗阴虚血燥所致白发的良方。

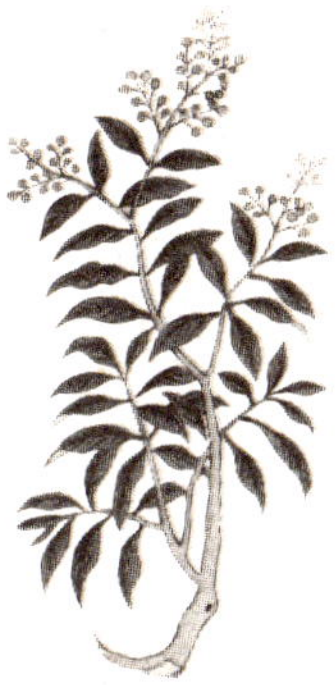

女贞子

桑椹亮发茶

[材料] 桑椹30克，冰糖10克。

[做法] 将桑椹与冰糖置于茶杯中，用沸水冲泡，每剂可反复冲泡3~4次。

[用法] 每日1次，每次1剂。

[功效] 滋补肝肾，生津润肠，护肤美颜，黑发乌须。适用于因肝肾阴虚而致的皮肤粗糙、颜面无华、须发早白、眩晕目暗等。

[备注] 脾胃虚寒泄泻者忌服。

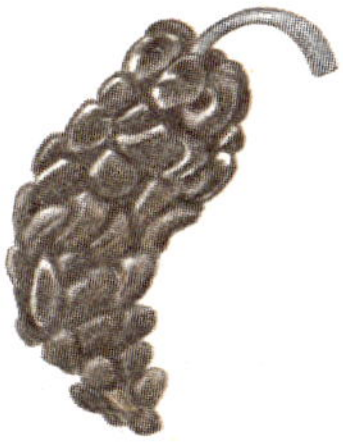

桑椹

腰果核桃奶汁

[材料] 核桃5个，腰果50克，椰奶200毫升，白糖适量。

[做法] 核桃取仁，与腰果一起用磨粉机磨成粉状。将制成的粉与白糖、椰奶一起搅打均匀即可。

[用法] 每日1次。

[功效] 滋养头发。

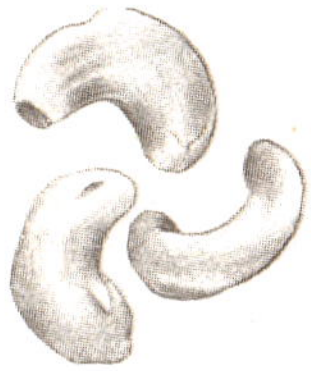

腰果

地黄杏仁丸

[材料] 干熟地黄2000克，杏仁（汤浸，去皮尖，双仁，研成膏状）500克，诃黎勒皮250克，蜂蜜适量。

[做法] 将熟干地黄和诃黎勒皮研为细末，加入杏仁搅匀，炼蜜和调，做成梧桐子大小的丸药。

[用法] 用温水送下，每次30粒，每日3次，饭前服。

[功效] 坚持服用可起到乌发的作用。

[备注] 服药期间忌食生葱、萝卜、大蒜。

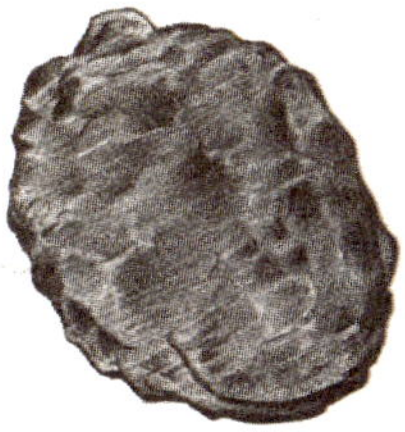

熟地黄

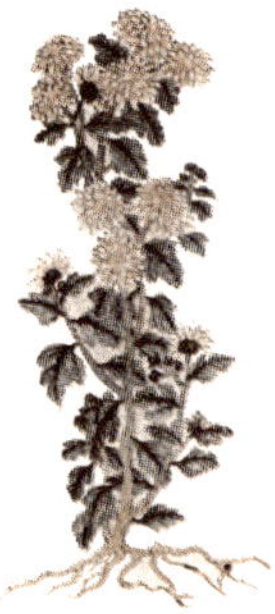

菊花

地黄丸

[材料] 生地黄、熟地黄各2500克。

[做法] 将生熟地黄研为细末，加蜜炼为丸剂，如绿豆般大小。

[用法] 每次服10克，每日3次，白酒送下。

[功效] 缓解头发早白。

菊花茯苓丸

[材料] 菊花、茯苓、黑芝麻各1000克，蜂蜜适量。

[做法] 将上述药材研为细末，加蜂蜜做成如绿豆大丸剂。

[用法] 吞服，每日3次，3个月为1个疗程。

[功效] 本方可使白发转黑，用以治疗高血压所致白发的效果佳。

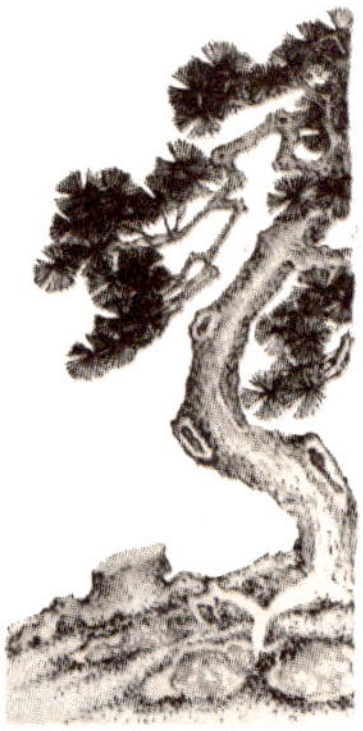

茯苓

兰草叶方

[材料] 兰草叶（5~6月采，晒干）300克，油少许。

[做法] 兰草叶入油浸泡，备用。

[用法] 每日用之涂发。

[功效] 亮泽头发。

诃子茶

[材料] 诃子适量。

[做法] 将诃子煎汤后去渣留汁。

[用法] 代茶饮用。

[功效] 敛肺涩精，乌须黑发。

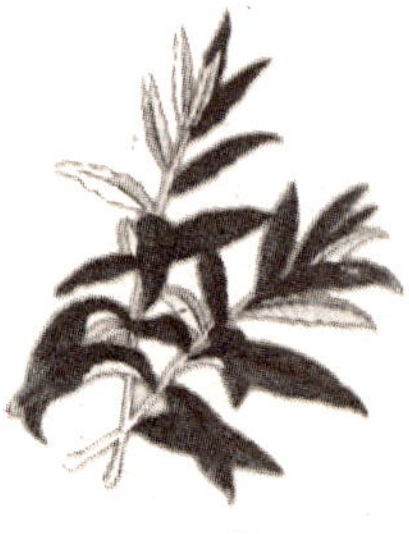

兰草

核桃膏

[材料] 核桃（鲜）3个，乳汁400毫升。

[做法] 将核桃和皮捣细末，和乳汁一同放于银石器内，用小火熬，用竹篾子搅成膏。

[用法] 用时洗净头发，以笔蘸点发上。

[功效] 养发美发。

猪胆汁洗发方

[材料] 猪胆1个，香油适量。

[做法] 取出胆汁倒入水中，余下猪胆以香油浸7日。

[用法] 以胆汁水洗发，头发干后抹乳香油。

[功效] 清热，润燥，解毒。有消炎、抑菌作用，可令头发光亮、柔软，减少细菌侵袭。

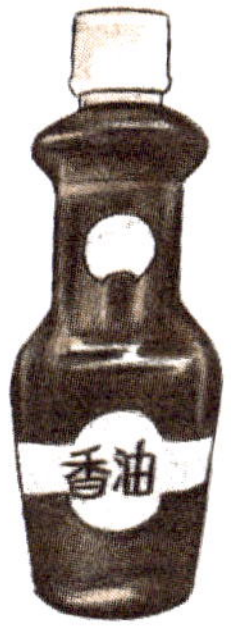

香油

美发藕方

[材料] 旱藕适量。

[做法] 把旱藕焙干后研成细末装瓶备用。

[用法] 每日10克，每日2次，早、晚服用。

[功效] 益气养血，黑发延年，美容养颜，滋养毛发。

美发方

[材料] 桂花、香油各适量。

[做法] 桂花与香油混匀蒸热即可。

[用法] 用于涂发。

[功效] 此品有利于润发。

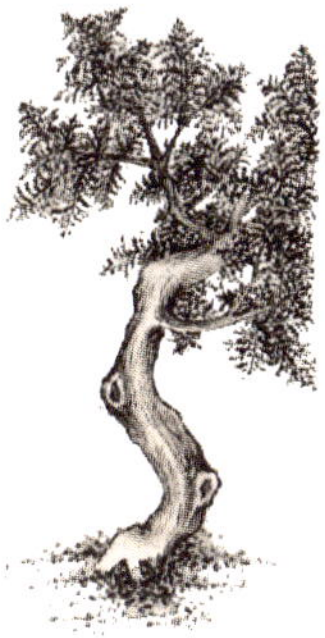

桂花

何首乌煮鸡蛋

[材料] 何首乌100克，鲜鸡蛋2枚，红糖适量。

[做法] 将前2味加水适量煎煮，蛋熟后去皮再煮半个小时，加红糖少许再煮片刻。

[用法] 吃蛋喝汤，每3日1 次。

[功效] 对头发早白有缓解作用。

何首乌黑芝麻方

[材料] 何首乌、黑芝麻各300克，红糖。

[做法] 何首乌、黑芝麻烘干研为细末，贮存瓶内，备用。

[用法] 每日2次，每次服10克，加红糖和开水冲服。早、晚服。

[功效] 养血乌发。

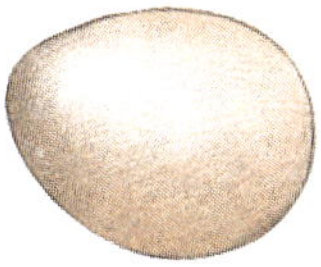

鸡蛋

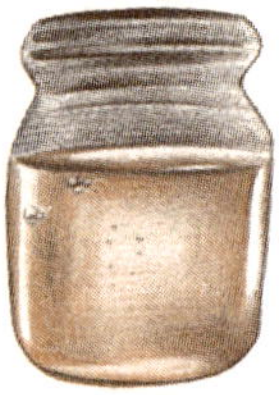

蜂蜜

桑椹芝麻丸

［材料］桑椹（或桑叶）、黑芝麻、蜂蜜各适量。

［做法］将桑椹或桑叶洗净，晒干，研末，与4倍的黑芝麻粉拌匀即成桑麻粉，贮存于瓶中。

［用法］用时取桑麻粉，加入蜂蜜，揉成面团，再分成小丸。每日早、晚各1丸。

［功效］乌发养发。

二子旱莲草方

［材料］女贞子520克，旱莲草、桑椹各300克，蜂蜜、酒、盐适量。

［做法］先将女贞子阴干，再用酒浸1日，蒸透晒干；旱莲草、桑椹阴干。将上3味药碾成细末，炼蜜成丸，每丸重10克。

［用法］每日早、晚各服1丸，淡盐开水送服。

［功效］坚持长期服用，可使白发转黑。

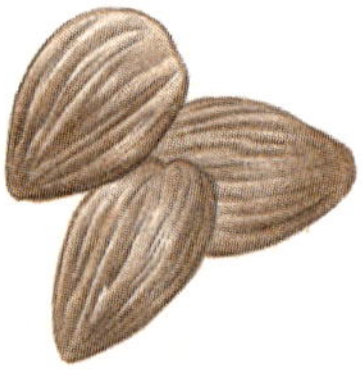

杏仁

乌发丸

［材料］莲子草500克，杏仁（汤浸，去皮尖，双仁，麸炒微黄）适量，干熟地黄1000克，酒适量。

［做法］将所有药材捣为细末，加水制成梧桐子大小的丸剂。

［用法］每日空腹以温酒服下，每次30丸，晚上再服1次。

［功效］有乌发的功效。

天冬熟地黄丸

［材料］天冬、熟地黄各200～250克，酒、蜂蜜适量。

［做法］将上药共研为细末，加蜜做成梧桐子大小丸剂。

［用法］每日饭前以酒服下30丸。

［功效］对辅疗须发早白有效。

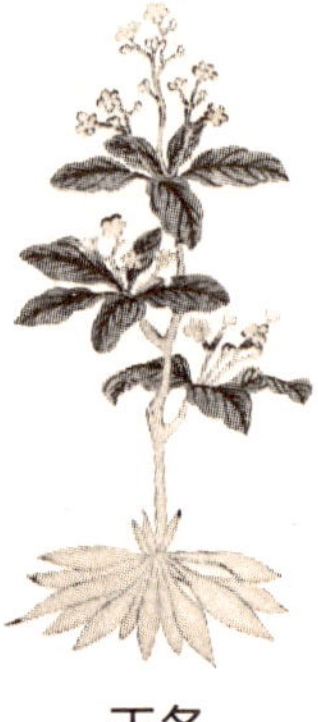

天冬

专家小叮咛

平时不要让头发过多暴露在强烈的太阳光下，出门时擦一些防紫外线的护发品。

呃逆

呃逆就是我们常说的打嗝，指气从胃中上逆，喉间频频作声，声音急而短促。它是一个生理上常见的现象，由横膈膜痉挛收缩引起。临床所见以偶发者居多，为时短暂，有的则屡屡发生，持续时间较长。在安静的办公室打嗝是件尴尬的事，巧用偏方可以避免这样的尴尬。

山药羊乳

[材料] 山药50克，羊乳500毫升，白糖适量。

[做法] 山药洗净去皮，切块，入锅炒至微黄，研为细末；将羊乳烧沸，加入山药末和白糖搅匀即可。

[用法] 每日1次，每次1剂。

[功效] 益气养阴，补肾健脾。适用于慢性胃炎、呃逆反胃。

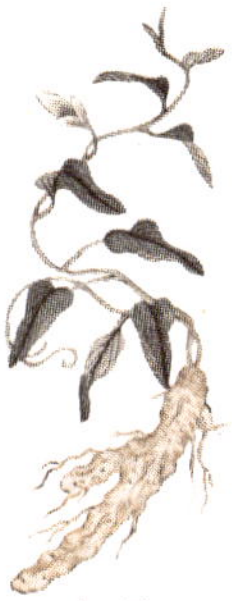

山药

丁香散

[材料] 丁香、柿蒂、高良姜、甘草各10克。

[做法] 以上各药研细末。

[用法] 水冲服，每次1克，每日2～3次。

[功效] 祛寒止呃。用于胃中寒冷，呃声沉缓有力，遇寒甚，得热减，兼有胃脘痞满、口味淡腻、舌苔白润、脉象迟缓之寒实证。

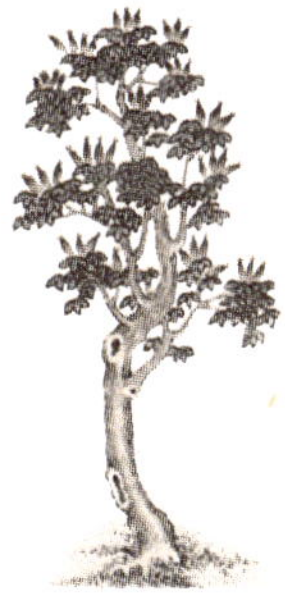

丁香

顺气降逆汤

[材料] 木香、沉香、川楝子各9克，乌药、枳壳各10克，丁香、郁金各6克，代赭石30克。

[做法] 将上述各药以水煎煮，取药汁。

[用法] 每日1剂，坚持服用，直至呃逆止。

[功效] 顺气降逆。适用于气机郁滞所致的呃逆。

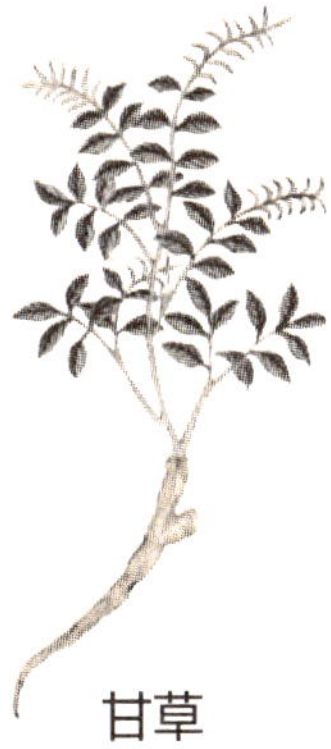

甘草

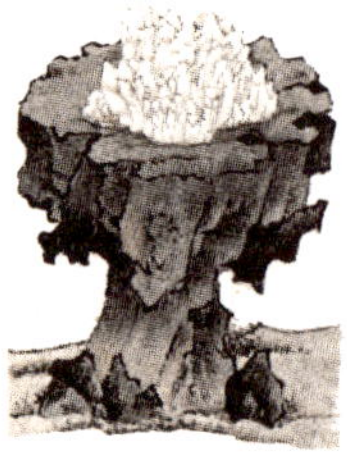

石膏

清呃汤

[材料] 生石膏、竹茹各20克，黄连、柿蒂各10克，橘皮、炒栀子各10克。

[做法] 将上述药材加水煎沸10分钟，滤出药液，再加水煎20分钟，去渣，两煎所得药液搅匀。

[用法] 分次服用，每日1剂。

[功效] 清热止呃。

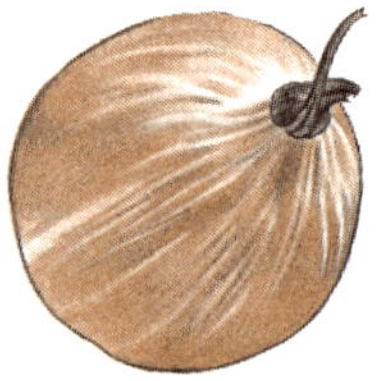

南瓜

南瓜蒂方

[材料] 南瓜蒂4个。

[做法] 南瓜蒂水煎。

[用法] 每日1剂，分4次服。

[功效] 适用于呃逆。

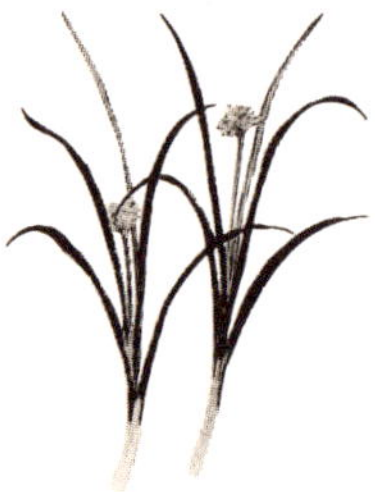

韭菜

韭菜子方

[材料] 韭菜子适量。

[做法] 韭菜子研末。

[用法] 每次3克，每日3次，温开水送服。

[功效] 适用于顽固性呃逆。

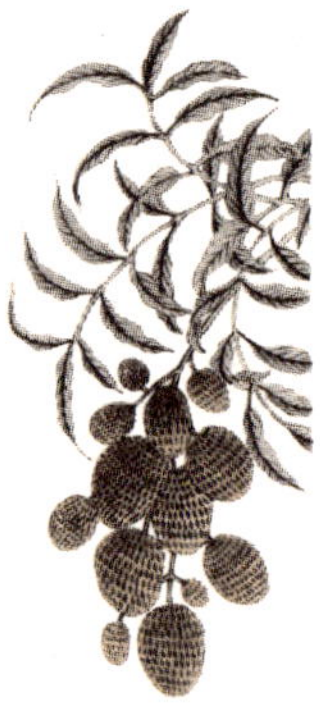

荔枝

荔枝方

[材料] 荔枝7个。

[做法] 荔枝连壳烧灰研成细末。

[用法] 用白开水送服。

[功效] 适用于呃逆不止。

黄杨木方

[材料] 黄杨木30克。

[做法] 黄杨木水煎。

[用法] 代茶饮。

[功效] 虚证、实证均可服用，适用于呃逆。

老刀豆方

[材料] 老刀豆适量。

[做法] 老刀豆炒熟，研成细末。

[用法] 每次7～8克，用温开水送服。

[功效] 适用于呃逆连声者。

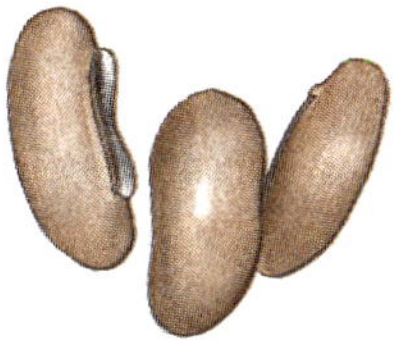

刀豆

竹叶石膏汤

[材料] 竹叶两把，石膏500克，麦冬1升，半夏半升，粳米半升，炙甘草、人参各60克。

[做法] 麦冬去心；半夏洗干净。以上各药材一起加水煎煮，取6升，去渣，放入粳米，煎煮至米熟，汤成，去米。

[用法] 每次温服1升，每日3次。

[功效] 清降泄热止呕。

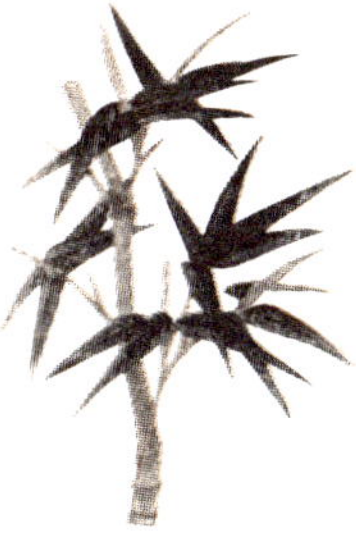

竹叶

灯心草

[材料] 灯心草适量。

[做法] 灯心草烧灰，每次6克。

[用法] 开水冲服，每日2次。

[功效] 适用于顽固性呃逆。

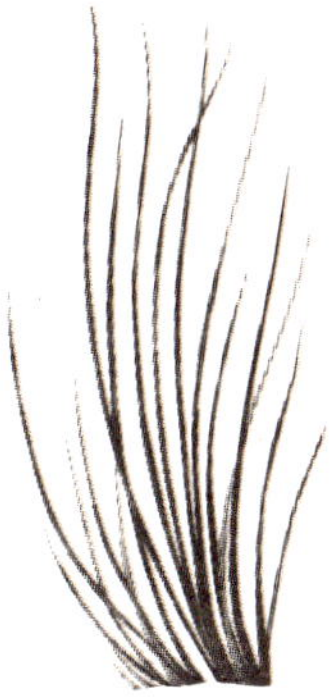

灯心草

白虎汤加味

[材料] 生石膏40克，粳米20克，甘草6克，知母、竹茹、柿蒂各10克。

[做法] 石膏先煎20分钟，后入诸药。

[用法] 每日1剂，每日2次。

[功效] 适用于胃火上逆而致的呃逆。

柿蒂方

[材料] 柿蒂12个，红糖适量。

[做法] 柿蒂水煎。

[用法] 调红糖温服。

[功效] 适用于呃逆不止。

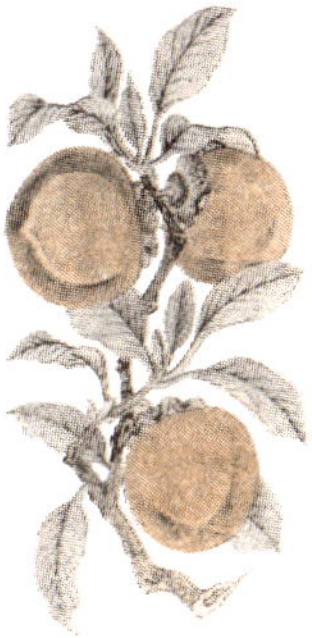

柿子

四汁方

[材料] 甘蔗汁、藕汁、荸荠汁、韭菜汁各50毫升，白糖10克。

[用法] 上述诸汁和匀，加白糖煮后趁热服。

[功效] 可缓解呃逆，症见呃声洪亮、口臭烦渴、面赤烦躁等。

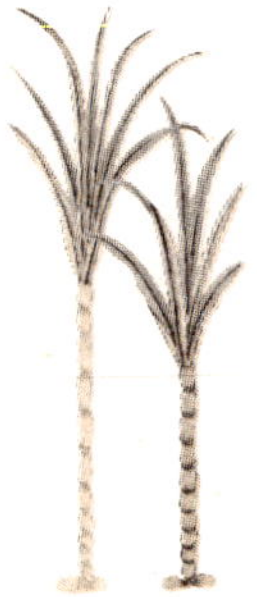

甘蔗

柿蒂酒

[材料] 柿蒂7枚，黄酒适量。

[做法] 柿蒂烧炭研末，用黄酒调和。

[用法] 每日1剂，连服2天。

[功效] 温补脾肾，和胃降逆。对脾肾阳虚型呃逆有一定疗效。

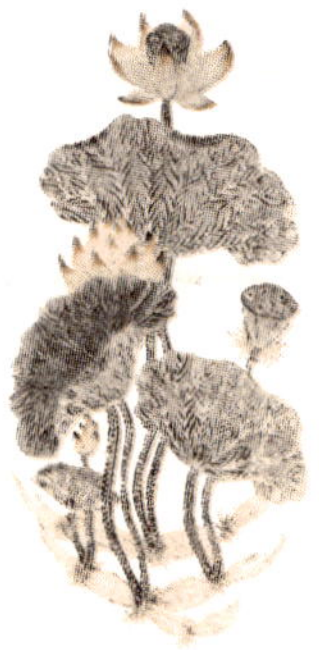

莲藕

醋麦面丸

[材料] 小麦面150克，茶叶5克，米醋适量。

[做法] 将小麦面用醋拌作弹丸大小，隔水蒸熟，用时以茶水送服。

[用法] 每日1次，每次1丸，连续服用。

[功效] 温补脾肾，和胃降逆。适用于呃逆、食少困倦、腰膝无力等。

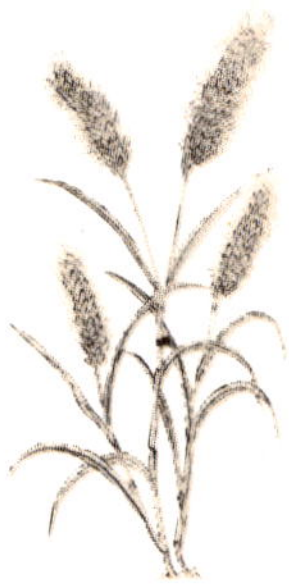

小麦

桂圆干粉

[材料] 桂圆干7个，代赭石20克。

[做法] 将桂圆干连核放入炉火中，煅炭存性，研为细末；代赭石烧煅后煎汤。

[用法] 用代赭石汤送服桂圆干粉，分4次1日服下。

[功效] 温阳健脾，降逆止呃。

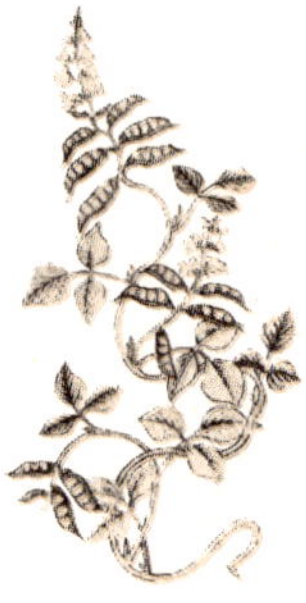

扁豆

扁豆方

[材料] 扁豆50克。

[做法] 扁豆炒熟后研细末。

[用法] 开水送服，1次服完。

[功效] 适用于呃逆声音低微，多伴神疲乏力等症状者。

姜枣炖麻雀

［材料］麻雀3只，生姜10克，陈皮3克，红枣5颗。

［做法］将麻雀收拾干净，放入锅中，加入生姜、陈皮、红枣，炖熟即可。

［用法］食麻雀，喝汤。

［功效］本方可缓解呃声低弱、气不接续之呃逆。

青萝卜丝食醋方

［材料］青萝卜1根，食醋适量，白糖2勺。

［做法］将青萝卜擦丝，擦出1小茶碗，放入白糖2小勺，放入适量醋与萝卜丝拌匀。

［用法］将小茶碗中的萝卜、糖与醋食下。

［功效］本方可使胃肠痉挛受抑，从而使呃逆自行停止。

芦根方

［材料］芦根适量。

［做法］芦根煮浓汁。

［用法］代茶饮。

［功效］适用于呃逆。

枇杷叶方

［材料］枇杷叶适量。

［做法］枇杷叶水煎浓汁。

［用法］代茶饮。

［功效］适用于呃逆。

生姜汁

［材料］生姜、蜂蜜各适量。

［做法］生姜捣汁1盅，加蜂蜜1匙。

［用法］趁温热时服。

［功效］适用于呃逆许久不愈者。

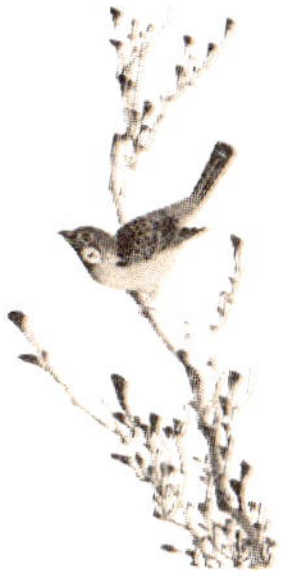

雀

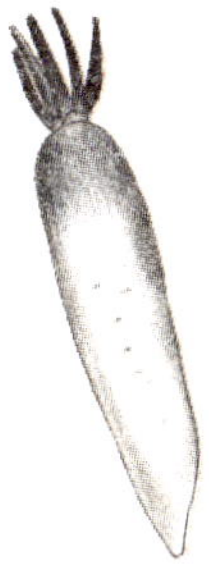

萝卜

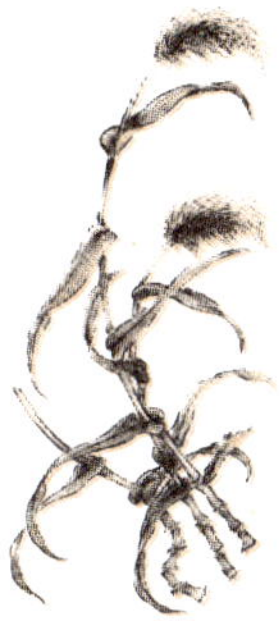

芦根

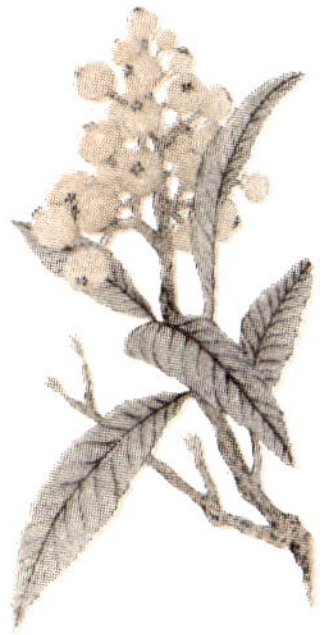

枇杷

脂溢性皮炎

脂溢性皮炎主要症状为头皮糠状脱屑或头、面等处出现鲜红色或黄红色斑片，表面覆有油腻性鳞屑或痂皮。中医认为，本病的发生是由于血燥、风邪郁久、血虚阴伤，或过食辛辣、肥甘、酒类，以致脾胃运化失常，生湿生热，湿热蕴积肌肤而成。

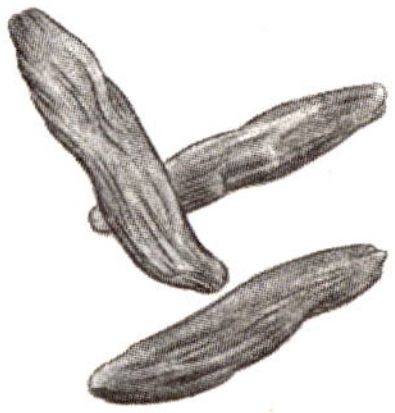

麦冬

清脾除湿饮

[材料] 赤茯苓、白术、苍术、黄芩、玄明粉、麦冬、栀子、泽泻、枳壳各9克，生地黄30克，生甘草6克，连翘15克，茵陈12克，灯心草、竹叶各3克。

[做法] 将上述药材以水煎煮，取药汁。

[用法] 每日1剂，分2~3次服用。

[功效] 清脾利湿，清热解毒，适用于脂溢性皮炎。

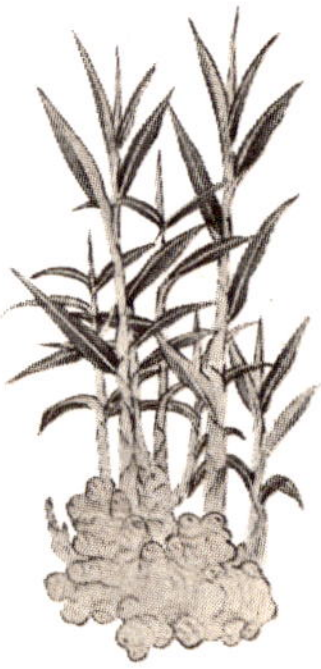

姜

生地黄粥

[材料] 生地黄汁50毫升，粳米60克，姜3片。

[做法] 将粳米煮沸后，加入生地黄汁和姜，待粳米熟后即成。

[用法] 每日1剂，分2次服食。

[功效] 解毒消暑，滋肺养胃。适用于脂溢性皮炎。

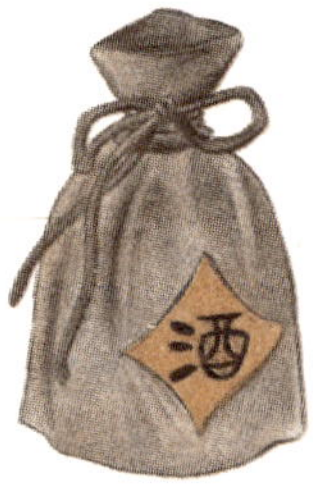

酒

白鲜皮生地酒

[材料] 白鲜皮15克，鲜生地黄30克，白酒150毫升。

[做法] 以上3味共浸泡5日后去渣取汁，备用。

[用法] 涂擦头部。

[功效] 清热解毒，祛风除湿。适用于头部脂溢性皮炎。

降湿胃苓汤

[材料] 苍术、厚朴、陈皮各6克，泽泻、防风、白术、栀子、柴胡、山楂各10克，黄芩、野菊花各12克，生甘草3克。

[做法] 将上述药材水煎煮，取汁。

[用法] 每日1剂，分2次服用。

[功效] 清热除湿，理气消导。适用于湿热蕴阻型脂溢性皮炎。

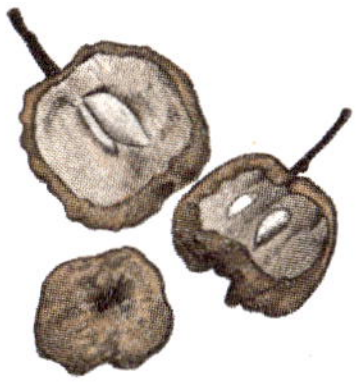
山楂

红豆百合饮

[材料] 绿豆30克，红豆15克，百合13克。

[做法] 将绿豆、红豆、百合洗净，加入清水500毫升，微火煎至300毫升即可。

[用法] 每次服50～100毫升，每日早、晚各1次。

[功效] 润肺养肤，和血通脉。可缓解脂溢性皮炎症状。

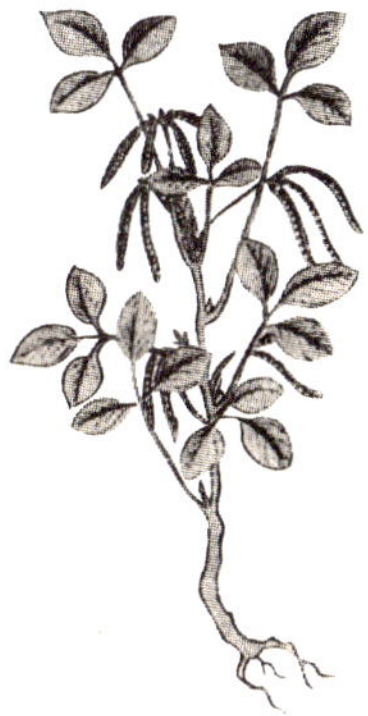
绿豆

苦参菊鲜洗方

[材料] 苦参、野菊花、白鲜皮各30克，硫黄10～15克。

[做法] 将上述药材加水煎煮，去渣备用。

[用法] 用药汁温洗患处。

[功效] 疏风清热，解毒止痒。适用于脂溢性皮炎。

大黄细辛酊剂

[材料] 生大黄60克，细辛、山柰各14克，川椒7克，冰片2克，90%的酒精1350 毫升。

[做法] 把前4味研粗末，先用酒精600毫升浸泡1个月后，过滤，药渣再加酒精750毫升，浸泡半个月后过滤，合并2次滤液，加入冰片，瓶装备用。

[用法] 用时以温水洗净患部油污，干后蘸上药液外搽，每日3 次。

[功效] 活血祛风止痒。适用于脂溢性皮炎。

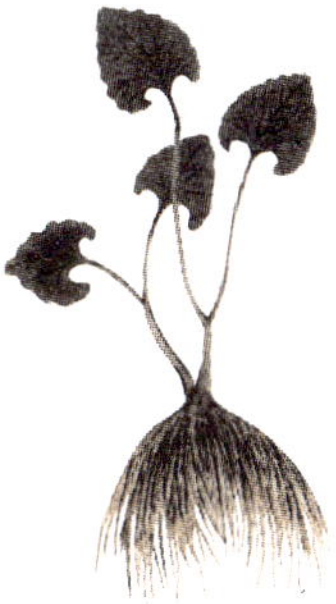
细辛

透骨草洗方

[材料] 透骨草、侧柏叶各120克，皂角60克，明矾9克。

[做法] 将上述药材加水2000毫升，煮沸10分钟，待温后即成。

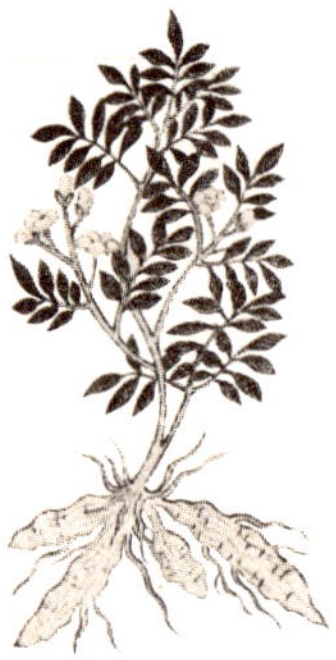

苦参

[用法] 温洗头部或全身沐浴，每次洗浴15分钟，每周洗浴2次。

[功效] 燥湿，除脂，止痒。适用于脂溢性脱发和脂溢性皮炎。

苍耳子王不留行洗方

[材料] 苍耳子、王不留行各30克，苦参15克，明矾9克。

[做法] 将上述药材加水1500毫升，煎沸去渣，倒入盆中备用。

[用法] 温洗头皮，每次15分钟，每日1剂，可洗2次，隔3日再用1剂。

[功效] 祛风止痒。适用于头部脂溢性皮炎。

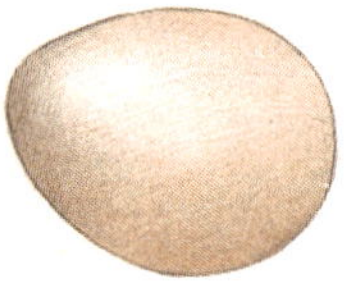

鸡蛋

白芷芒硝洗方

[材料] 白芷150克，芒硝90克，鸡蛋3个。

[做法] 将白芷加工研碎，加水2000毫升，煎煮去渣，待稍冷后加入鸡蛋和芒硝，搅匀备用。

[用法] 温洗头部。

[功效] 祛风止痒，去屑洁发。适用于头部脂溢性皮炎。

花椒硫黄膏

[材料] 花椒（炒熟）60克，轻粉（微煅）、硫黄（微煅）、枯矾、铜绿（炒）各30克，麻油适量。

[做法] 将以上前5味共研细末，用麻油调成膏状，备用。

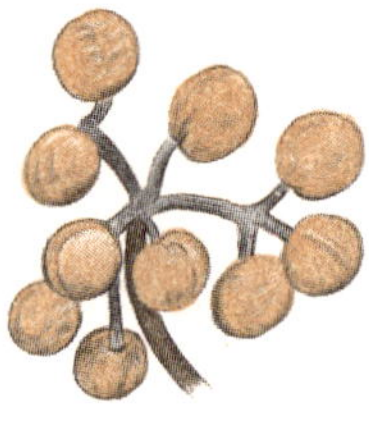

花椒

[用法] 涂抹于患处，每日2次。

[功效] 解毒杀虫，收湿止痒。适用于脂溢性皮炎。

牙黄牙垢

人称牙齿是脏腑之门。牙齿洁白、整齐、坚固，不仅给人增添美感，而且能预防和减少消化系统类的疾病，增进身心健康。但是现代有很多上班族大量吸烟、喝茶，或者懒于漱口刷牙，忽视口腔卫生，造成齿垢沉积，影响牙齿的美观。以下方剂可以帮牙齿变得更美观。

杏仁膏

［材料］盐120克（烧过），杏仁30克（浸去皮及尖）。

［做法］将杏仁和盐研成膏，备用。

［用法］每日刷牙。

［功效］用此药膏刷牙，不但使牙齿白净，还有防龋功效。

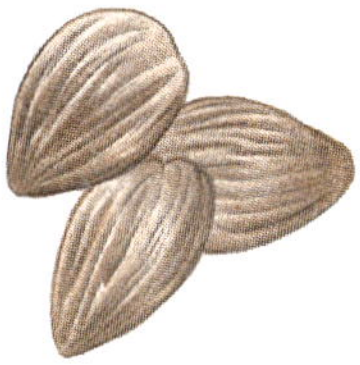

杏仁

白矾方

［材料］白矾适量。

［做法］白矾研细，备用。

［用法］每日用牙刷蘸此粉刷牙。

［功效］可除烟黄，洁白牙齿。

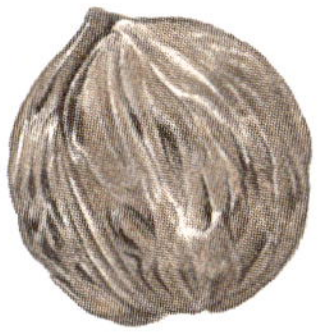

核桃

食醋漱口

［材料］醋适量。

［用法］含半口醋，在口里漱2～3分钟，然后吐出，再用牙刷刷洗，最后用清水漱净。

［功效］经常使用，可除烟垢，洁牙齿。

坚齿方

［材料］核桃、贝母各等份。

［做法］核桃去壳、烧透，与贝母研为细末。

［用法］每日多次擦于牙齿上。

［功效］使牙齿坚固洁白。

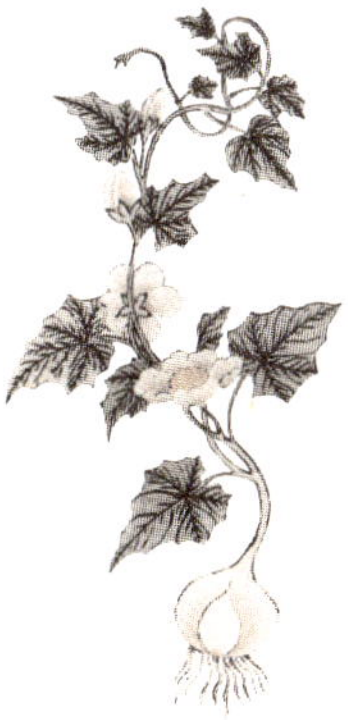

贝母

带状疱疹

现代医学研究表明，此病是因为病毒由呼吸道感染侵入体内，潜伏到脊神经后根神经节或其他发病部位的神经细胞中发生的。中医称为“缠腰火龙”、“缠腰火丹”，民间俗称“蛇丹”、“蜘蛛疮”。工作的时候痒痛难忍，根本没法认真投入到工作中去，通过偏方可以辅助治疗。

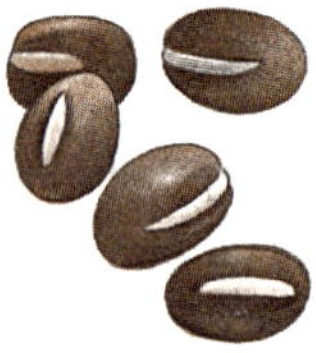

红豆

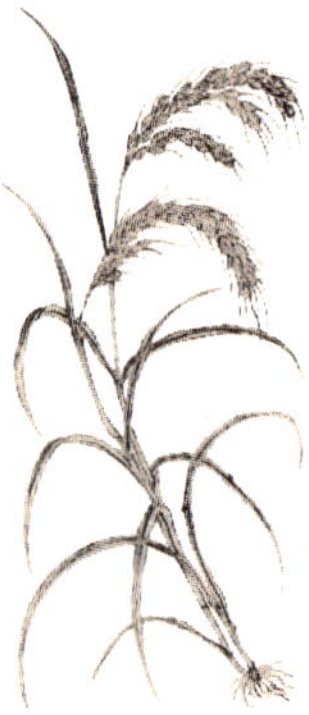

粳米

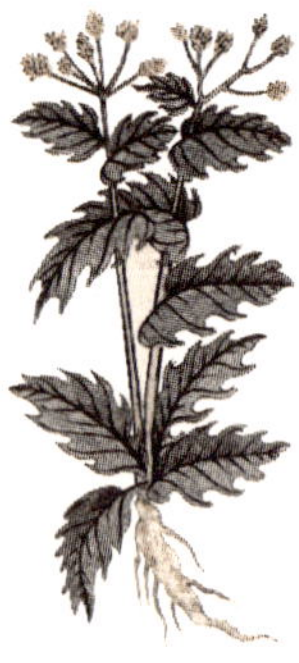

王不留行

红豆粥

[材料] 红豆50克，粳米100克，白糖适量。

[做法] 将红豆、粳米淘洗干净加水浸泡一段时间，再一起放入锅中加适量水煮成粥，最后加白糖调味即可。

[用法] 代主食食用。

[功效] 清热利湿，活血消肿。适用于肝胆湿热和脾虚湿蕴型带状疱疹患者。

[备注] 本方趁热食用为佳。

半边莲方

[材料] 鲜半边莲适量。

[做法] 半边莲洗净，捣烂如泥。

[用法] 半边莲泥敷于患处，然后用纱布、胶布固定。药干后，用冷水湿润一下。每日换药1～2次。

[功效] 适用于带状疱疹。

王不留行子方

[材料] 王不留行子适量。

[做法] 将王不留行子用小火炒至稍黄，研为细末，用凉开水调成糊状。

[用法] 每晚睡前敷于患处。

[功效] 适用于带状疱疹。

马齿苋方

[材料] 马齿苋200克。

[做法] 马齿苋切碎，捣成泥。

[用法] 敷于患处。每日2次，每次1剂。

[功效] 清肝利胆，利湿清热。

一点红方

[材料] 一点红（鲜草）、凡士林各适量。

[做法] 将一点红洗净，捣烂，加入适量的凡士林调成膏状，备用。

[用法] 将此膏均匀敷于患处，每日1次。

[功效] 适用于带状疱疹。

菊花叶方

[材料] 菊花叶适量。

[做法] 菊花叶捣汁。

[用法] 涂于患处。

[功效] 适用于带状疱疹。

挖耳草方

[材料] 鲜挖耳草适量。

[做法] 将挖耳草用口嚼烂。

[用法] 敷于患处。

[功效] 适用于带状疱疹。

大蒜方

[材料] 大蒜500克，醋65克。

[做法] 将大蒜洗净切碎，放入醋中浸泡约24小时，捞出大蒜留取汁液即可。

[用法] 外涂于患处，每日5~6次。

[功效] 适用于带状疱疹。

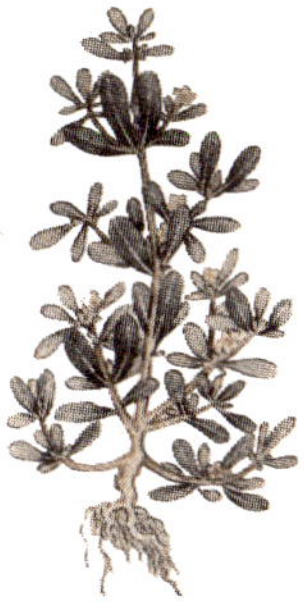

马齿苋

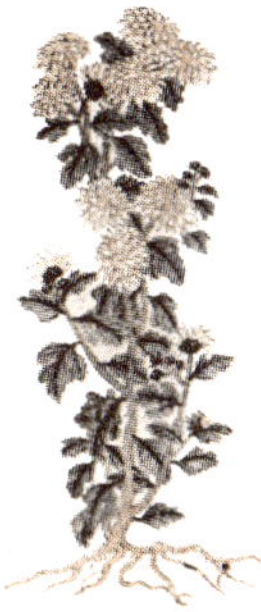

菊花

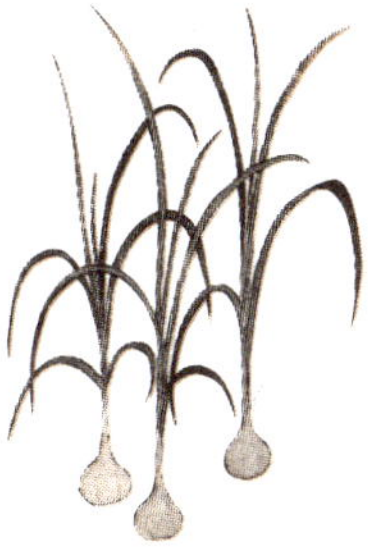

蒜

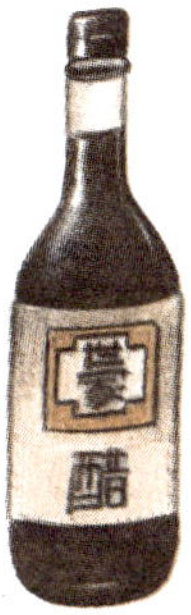

醋

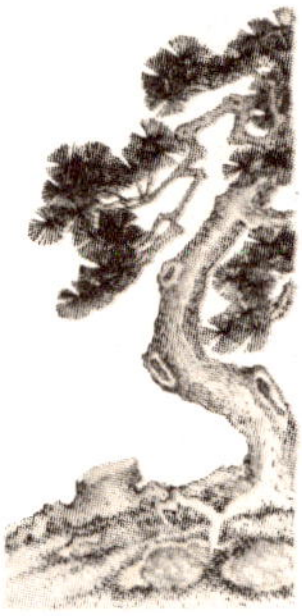
茯苓

茯苓茶

[材料] 茯苓20克。

[做法] 将茯苓加水煎煮。

[用法] 代茶饮。

[功效] 利水渗湿，健脾补中。适于脾虚湿蕴的带状疱疹患者。

地黄柴汤

[材料] 山栀子、泽泻、黄芩各9克，生地黄、柴胡、车前子、龙胆草、甘草、川木通各6克，当归3克。

[做法] 将上述中药材一起加水煎煮2次，分别去渣留汁。

[用法] 将2次药汁混合后分成2份，早、晚饭后30分钟各服用1次。

[功效] 清热祛湿，疏肝消炎。可用于神经性头痛、急性结膜炎、急性中耳炎、急性盆腔炎、尿道炎、胆囊炎、带状疱疹、高血压等病。

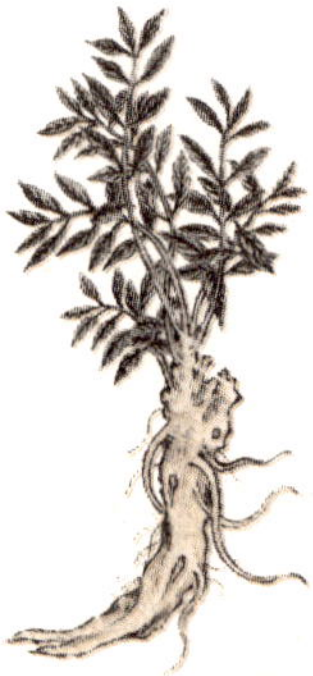
黄芩

无花果方

[材料] 新鲜无花果叶数片，醋适量。

[做法] 将无花果叶洗净擦干，切碎，捣烂， 置于瓷碗中，加入适量醋， 调匀成泥状。

[用法] 敷于患处，药干后更换。

[功效] 用于带状疱疹。

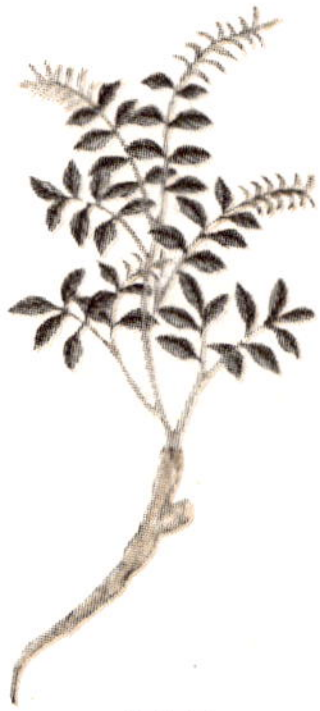
甘草

仙人掌米泔水方

[材料] 鲜仙人掌、炒粳米粉、米泔水各适量。

[做法] 将鲜仙人掌去皮去刺，放入石臼中捣烂，再放入炒粳米粉、米泔水各适量，捣和均匀使成黏胶状，备用。

[用法] 敷于患处，外盖纱布，然后用绷带固定，每隔3～4小时换药1次。

[功效] 清热解毒，行气活血。适用于火毒炽盛、局部灼热疼痛明显的带状疱疹。

马齿苋泥

[材料] 马齿苋200克。

[做法] 将马齿苋切碎，捣成泥备用。

[用法] 将马齿苋泥敷于患处，每日2次。

[功效] 清肝利胆，利湿清热。对缓解带状疱疹有一定疗效。

化斑解毒汤

[材料] 玄参、知母、石膏、黄连、升麻、连翘、人中黄、牛蒡子各等份，甘草1.5克，淡竹叶20片。

[做法] 将上药以水煎煮，取药汁。

[用法] 每日1剂，分2次服用。

[功效] 清热解毒、活血化斑。适用于带状疱疹患者。

黑芝麻糖酒

[材料] 黑芝麻、黄酒、白糖各适量。

[做法] 黑芝麻微炒，研末；每次用黑芝麻与黄酒各3汤匙，调匀，加入碗中用水炖，水开15分钟后，加适量白糖调味即可。

[用法] 晨起空腹或饭后2小时服用，每日2次。

[功效] 可减轻疱疹症状。

化带解毒汤

[材料] 马齿苋、大青叶各15克，黄连、苦参、泽泻、黄芩、牡丹皮、柴胡各10克，金银花30克。

[做法] 将上药以水煎煮，取药汁2次。

[用法] 每日1剂，每日2次，早、晚分服。

[功效] 可祛湿止痛，有效改善带状疱疹症状。

雄黄冰片方

[材料] 雄黄15克，冰片9克。

[做法] 取以上2味共研细末，再用冷开水调成糊状。

[用法] 洗净患处，再将药糊敷于患处，每日敷药2~3次。

[功效] 清热解毒，除湿止痛。适用于带状疱疹。

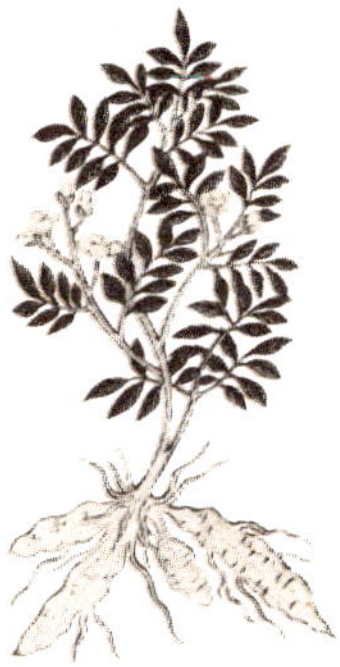

苦参

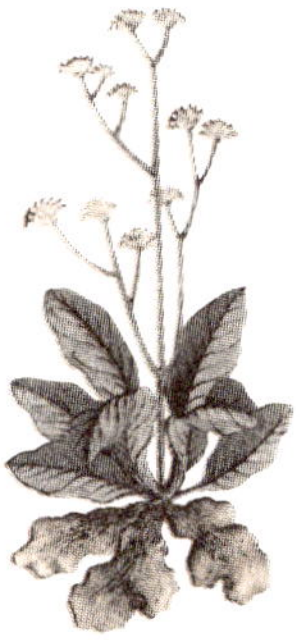

泽泻

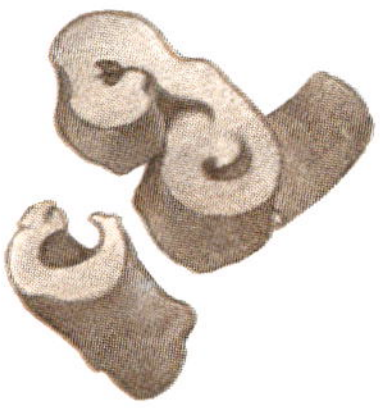

牡丹皮

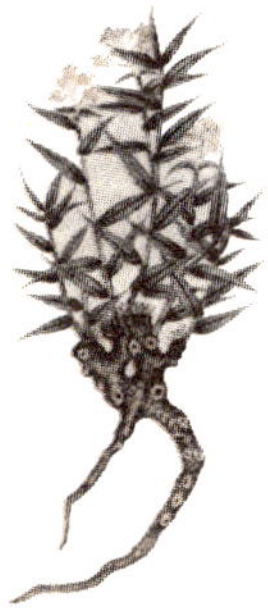

柴胡

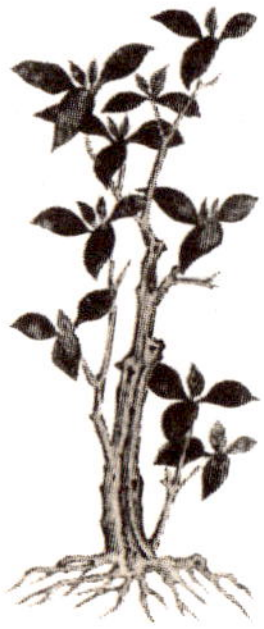

木香

五香粉

[材料] 木香、降香各100克，乳香、丁香、香附各150~200克。

[做法] 将上述药物研碎成末，过筛，即可装瓶备用。

[用法] 用时先清洗脐部，然后将五香粉填满脐窝，再外贴伤湿止痛膏，每日1次。7日为1个疗程。

[功效] 可活血行气。

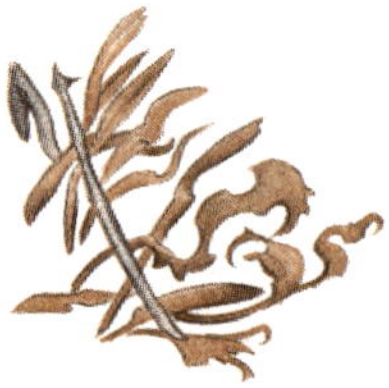

金银花

金银花紫草茶

[材料] 金银花10克，紫草5克。

[做法] 金银花、紫草洗净，入茶杯用沸水冲泡。

[用法] 代茶频饮。可冲泡3~5次。

[功效] 可治疗带状疱疹。

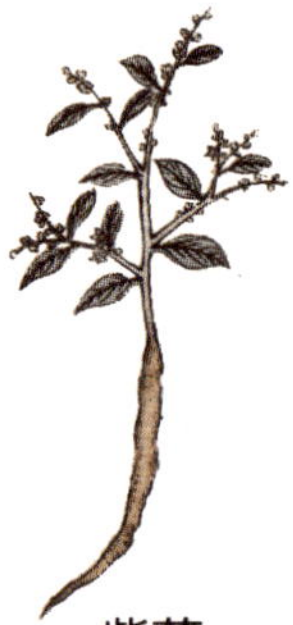

紫草

当归方

[材料] 当归适量。

[做法] 将当归研为细末。

[用法] 每次0.5~1克，每4~6小时服1次。

[功效] 适用于带状疱疹。

仙人掌方

[材料] 仙人掌适量，糯米粉少许。

[做法] 仙人掌去刺，捣烂，拌入糯米粉。

[用法] 外敷于患处。每日换药1~2次。

[功效] 适用于带状疱疹。

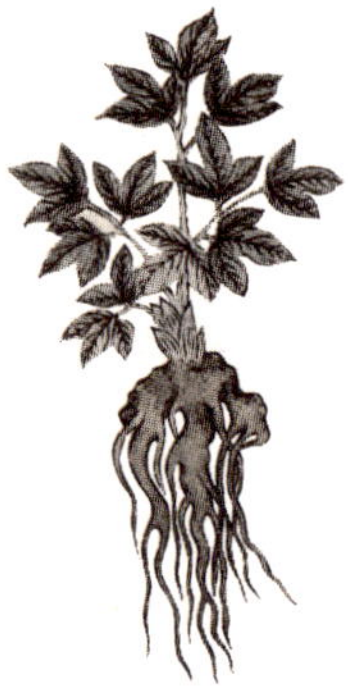

当归

专家小叮咛

◎饮食宜清淡，宜吃易于消化的食物，宜多吃蔬菜水果，多食豆制品、鱼、蛋、瘦肉等富含蛋白质的食物，多喝水。

◎忌吃油腻、辛辣刺激性食物，海鲜及蛋类、家禽也尽量不要吃。

湿疹

湿疹是一种常见的皮肤炎性皮肤病，特点为表皮局部有剧烈瘙痒、多形损害、皮损处渗出潮湿。中医认为，湿疹是由于机体正气不足、风热内蕴、外感风邪、风湿热邪相搏、浸淫肌肤而致。饮食不节也是一个重要的致病原因。所以上班族就可在日常生活中用对症方剂进行调养。

泻心汤

[材料] 大黄10克，黄连、黄芩各0克。

[做法] 将以上药用水煎煮。

[用法] 每日1剂，顿服数日。

[功效] 清热除湿。适用于湿热壅盛的急性湿疹患者。

芦根鱼腥草饮

[材料] 鲜芦根100克，鱼腥草10克。

[做法] 将鲜芦根洗净切段，与鱼腥草同煮取汁250毫升。

[用法] 每日1剂，每日2次。

[功效] 清热解毒，排脓，抗湿疹感染。适用于湿疹感染病患。

竹节菜粥

[材料] 竹节菜（干品30克）50克，粳米100克。

[做法] 竹节菜加水煎汤，去渣后入粳米，再加水煮稀粥。

[用法] 每日早、晚分2次，温热顿服。

[功效] 清热利湿除风。适用于皮肤湿疹、阴部瘙痒等症。

乌梢蛇汤

[材料] 乌梢蛇1条，猪脂、盐、姜各少许。

[做法] 将蛇切片煮汤，加猪脂、盐、姜少许调味即成。

[用法] 吃肉喝汤，每日1剂，每日2次。

[功效] 祛风，除湿，解毒。适用于湿疹及风湿痹痛。

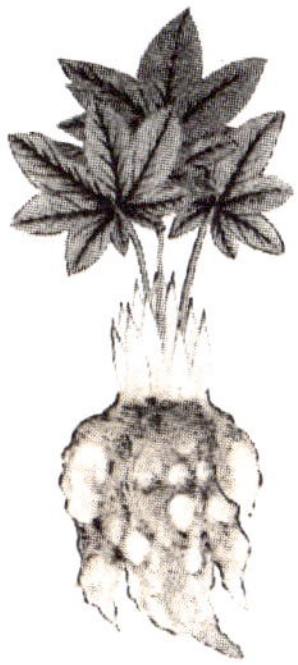

大黄

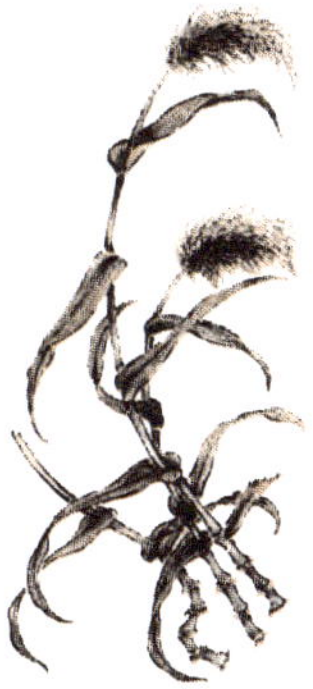

芦根

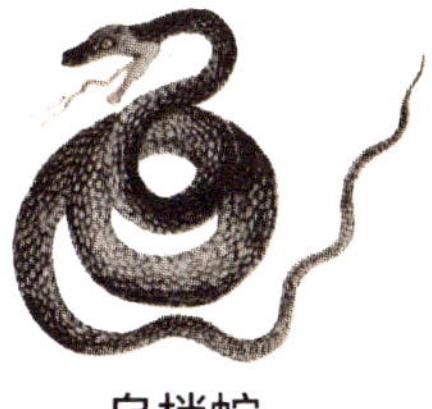

乌梢蛇

豆腐菊花羹

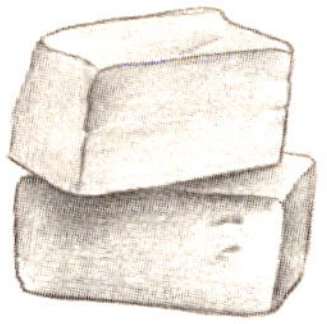

豆腐

[材料] 豆腐100克，野菊花10克，蒲公英10克，盐、水淀粉各适量。

[做法] 野菊花、蒲公英加水煎煮，取汁约200毫升，然后加入豆腐、盐同煮沸，用适量水淀粉勾芡、搅匀即成。

[用法] 佐餐食用。

[功效] 清热解毒。适用于湿疹、皮肤瘙痒及湿疹的恢复。

仙鹤草洗剂

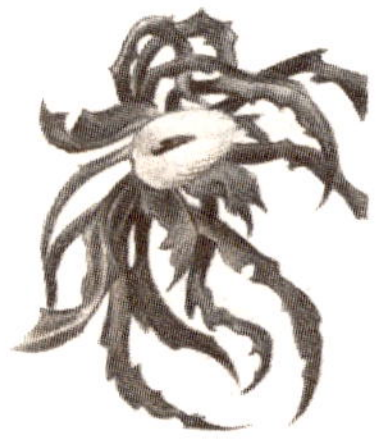

蒲公英

[材料] 鲜仙鹤草250克（干品50~100克）。

[做法] 上药加水适量，用砂锅煎煮，用毛巾或软布条浸药液烫洗患处。

[用法] 每日早、晚各1次，每次20分钟。

[功效] 本方适用于渗出型湿疹。

[备注] 每次烫洗必须重新煮沸药液，烫洗后应保持患处干燥，勿接触碱性水液。

野菊花洗剂

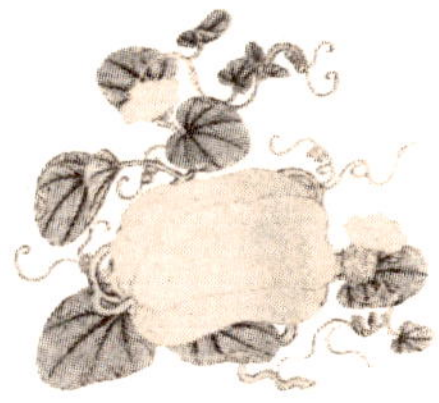

冬瓜

[材料] 野菊花全草250克，陈石灰粉适量。

[做法] 野菊花全草切碎置铝锅中，加水2000毫升，小火煎至800毫升，过滤备用。

[用法] 趁热熏洗患处10分钟后，立即用洁净的陈石灰粉扑之，每日2次。

[功效] 适用于湿疹。

冬瓜莲子羹

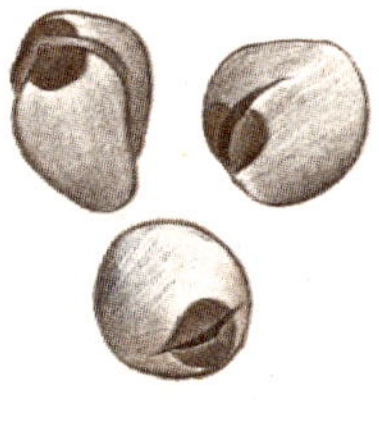

莲子

[材料] 冬瓜300克（去皮、瓤），莲子200克（去皮、心），白糖适量。

[做法] 先将莲子泡软，与冬瓜同煮成羹，待熟后加白糖调味即可。

[用法] 每日1次，每次1剂，连服1周。

[功效] 对湿疹有辅助治疗作用。

荆芥七叶一枝花方

[材料] 荆芥30克，七叶一枝花15克，防风15克，大青叶15克，苦参15克。

[做法] 取以上5味药材加水适量，煎煮至沸，去渣取汁，倒入盆中，备用。

[用法] 趁热熏洗患处，每日1~2次。

[功效] 祛风止痒。

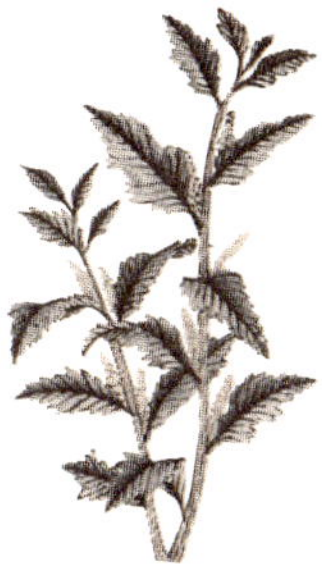

荆芥

沙苑子浴汤方

[材料] 沙苑子、茺蔚子、洋桃、马鞭梢、漏芦、苦参各250克，盐120克。

[做法] 将以上6味药材及盐共研粗末，加水5000毫升煎煮去渣，备用。

[用法] 饭后洗浴，隔夜1浴，浴后盖被发汗。

[功效] 可祛风止痒。

[备注] 注意避风。

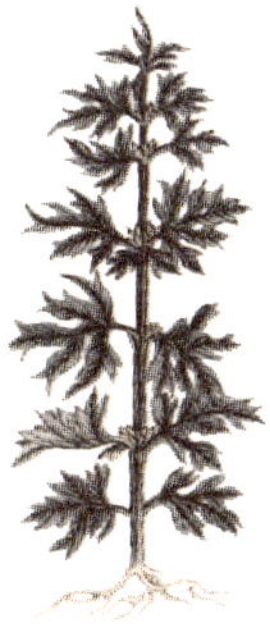

茺蔚子

豆腐菊花羹

[材料] 豆腐100克，野菊花10克，蒲公英15克，盐、味精、水淀粉各适量。

[做法] 野菊花、蒲公英洗净后加水煎煮，取汁约200毫升，加入豆腐、盐、味精同煮沸，再用适量水淀粉勾芡即成。

[用法] 佐餐食用。

[功效] 可清热解毒，辅助治疗荨麻疹。

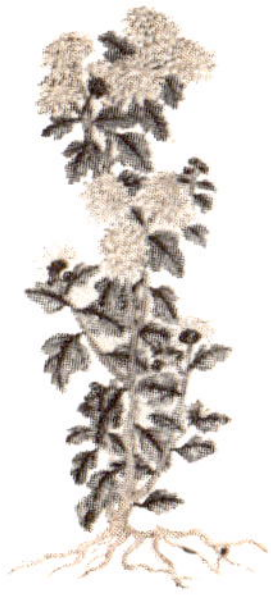

菊花

专家小叮咛

◎注意休息，生活有规律。经常参加体育锻炼，增加皮肤抵抗力。注意卫生，保持皮肤清洁。

◎如身体皮肤有破损或有湿疹，应避免用力搔抓，因搔抓后可继发感染而形成脓肿。

汗臭

出汗本来是健康人调节体温、排泄废物的一个重要手段。但当汗液和人体脱落的皮屑和皮脂等代谢物黏附在衣服和鞋帽上往往会引起细菌生长，结果就形成了让我们在办公场合非常尴尬的汗臭。以下方剂可帮助我们远离尴尬的情境。

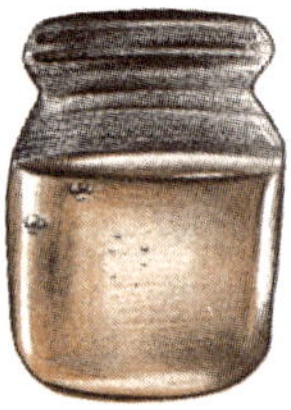

蜂蜜

十香蜜

[材料] 沉香90克，零陵香、丁香、麝香各45克，甲香3克，熏陵香、甘松香各6克，檀香3克，藿香、紫丁香各15克，蜂蜜适量。

[做法] 将上10味过筛，用蜜和匀，用熏衣瓶装。

[用法] 放于衣柜或者衣服口袋。

[功效] 本方可令衣香。

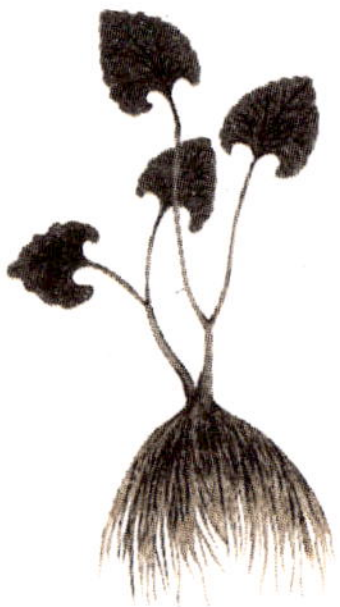

细辛

八香白芷丸

[材料] 沉香、麝香、白檀香、青木香、零陵香、白芷、甘松香、藿香、细辛、川芎、槟榔、豆蔻各30克，香附子15克，丁香1 克，蜂蜜适量。

[做法] 将以上14味药捣筛为末，炼蜜为丸，如梧桐子大。

[用法] 日久含之，咽津味尽即止。

[功效] 本方服后令人身体百处皆香，且爽口。

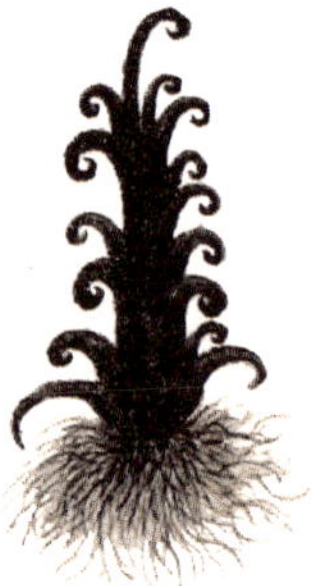

甘松香

七香绛囊

[材料] 甘松香21克，檀香、沉香、麝香各1.5克，零陵香10克，藿香24克，丁香3克。

[做法] 将甘松香捣碎研细，然后依次加入余下的药材，研细研匀，最后加入麝香，和匀，装入绢袋内，备用。

[用法] 佩戴于内衣中。

[功效] 芳香除臭。适用于汗臭。

面神经麻痹

面瘫又称面神经麻痹，是指原发于面部神经周围，以面部表情肌群运动功能障碍为特征的损害。患者以男性居多，且多发于20～40岁之间，发病无明显的季节性。在日常中，可以选择对症偏方进行调理。

黄豆独活附子酒

[材料] 黄豆200克，独活50克，白附子10克，米酒1000毫升。

[做法] 先将黄豆炒熟，与后两味药材共捣碎，加入米酒内煎数沸，去渣备用。

[用法] 每日早、晚饮酒各1次，每次10毫升。

[功效] 祛风通络。

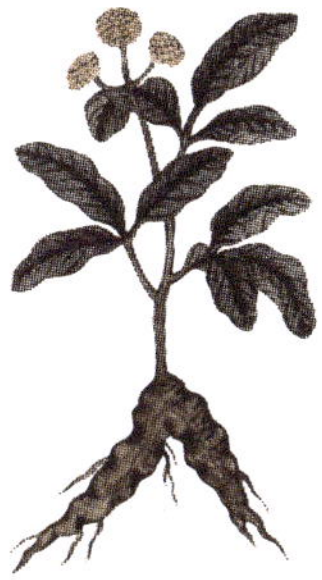

独活

芎菊粥

[材料] 川芎10克，菊花6克，粳米250克。

[做法] 川芎洗净切片；鲜菊花洗净，去杂质；粳米淘洗干净。粳米放炖锅内，放入川芎、鲜菊花，加水800毫升。将炖锅置于大火上烧沸，再用小火煮40分钟即成。

[用法] 每日1次，每次吃粥80克。

[功效] 疏风清热，活血行气。用于面神经炎。

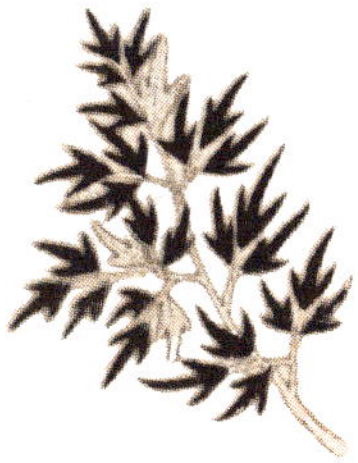

川芎

姜粉蜂蜜外敷方

[材料] 生姜粉20克，蜂蜜100克。

[做法] 将姜粉、蜂蜜调成糊状。

[用法] 敷药时，用压舌板将药轻轻地在患处涂一薄层，用纱布覆盖，再用胶布固定。每日换药1次，一般敷2次见效。

[功效] 适用于面神经麻痹患者。

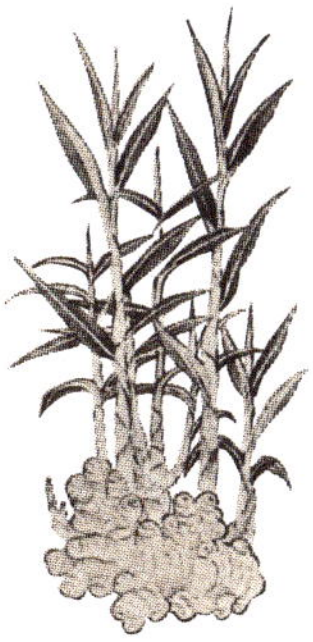

姜

头皮瘙痒及头皮屑

肝火旺盛、中气不足或体质特异的人，都有头皮痒、头皮屑多等问题，在办公室相当令人烦恼。即使将三千烦恼丝都剃光，头皮屑还是生生不息，稍微用手一抓，犹如飞雪，即使每晚洗头，也无法改变这种情况，且不抓又奇痒难耐。以下方剂对头皮瘙养、头皮屑有很好的疗效。

啤酒去头皮屑方

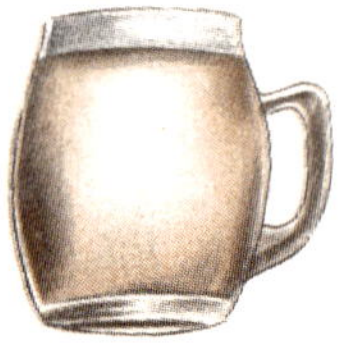

啤酒

[材料] 啤酒适量。

[做法] 先将头发用啤酒弄湿，过10分钟后用清水冲洗。

[用法] 每天早、晚各1次，7日为1个疗程。

[功效] 去屑效果明显。

苦茶油渣洗头方

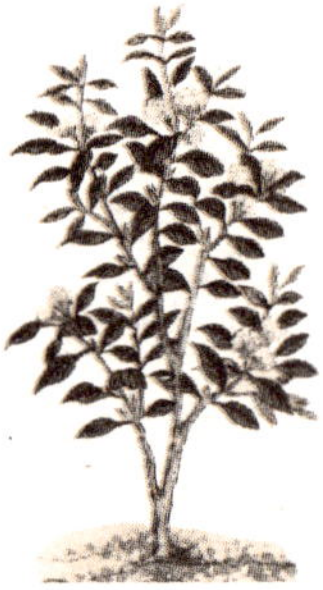

苦茶

[材料] 苦茶油渣（即苦茶榨油之后剩下的茶渣）适量。

[做法] 将苦茶油渣用纱布包扎起来直接当成肥皂搓洗头发。也可以先将苦茶油渣加水煮沸，再将渣过滤掉，以油渣汁液洗头，洗完后冲水擦干。

[用法] 每日1次，晚上使用。

[功效] 坚持洗1个星期即可使烦人的头屑明显减少。

桑根汁洗头方

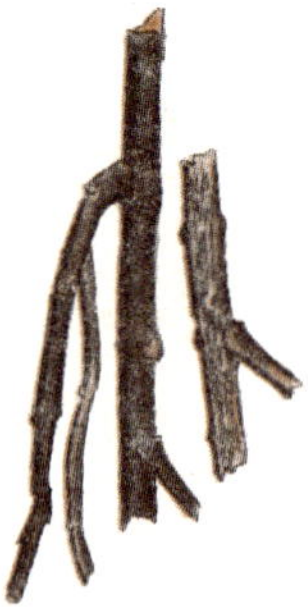

桑根

[材料] 桑根10克。

[做法] 将桑根加半杯水煎煮10分钟，取药汁。

[用法] 将药汁涂擦在头皮上，过几小时后洗头。

[功效] 对头皮痒和头屑多的症状有较好疗效。

专家小叮咛

受头屑困扰的上班族，可摄入一些碱性食物及富含维生素B_2、B_6的食物，有利于阻止头皮屑的再生。